Lentils
Diet
Recipe

맛있게 먹고 예쁘게 빼자

렌틸콩 다이어트 레시피

양해림, 홍성란 지음

청림Life

29년 다이어트 삽질을 '쫑'내며

혹시 헬스장을 자세히 살펴본 적이 있나요? 그곳에는 뚱뚱한 사람보다 날씬한 사람들이 더 많아요. 이미 충분히 날씬한 몸매를 갖고 있음에도 불구하고 땀을 뻘뻘 흘리며 열심히도 가꾸고 있지요. 운동을 하는 곳에는 왜 뚱뚱한 사람보다 날씬한 사람이 많을까요? 뚱뚱한 사람들이 게으르기 때문일까요? 아니요, 제 생각은 좀 다릅니다.

뚱뚱한 사람인 제가 헬스장에 가지 않는 이유는 다른 사람의 시선 때문이에요. 아주 사소한 것까지 모두 신경이 쓰이고 눈치가 보입니다. 운동복으로 주는 옷이 꽉 맞아 뱃살 라인이 다 드러나는 것도, 러닝머신에서 뛸 때 다른 사람보다 더 쿵쿵 소리가 나는 것도, 사이클에 앉았다 일어날 때 의자의 쿠션이 다른 사람보다 천천히 복귀되는 것도, 움직일 때마다 출렁이는 살도 모두모두 다른 사람들이 보고 비웃을 것만 같습니다. 헬스장에서 운동을 하는 사람들이 주변을 관찰할 만큼 그렇게 한가하지 않다고 말할지 모르겠지만 그것은 본인이 아니기에 말할 수 있는 것입니다. 뚱뚱한 저는 사람이 많은 곳에서 무엇인가 한다는 것이 특히, 살 빼는 것과 관련된 일들을 한다는 것 자체가 창피하고 무섭습니다. 참, 이상하지요. 뚱뚱하니깐 살을 빼는 것은 너무나 당연한데 저는 그것이 알려지는 것이 그렇게 창피하다니요.

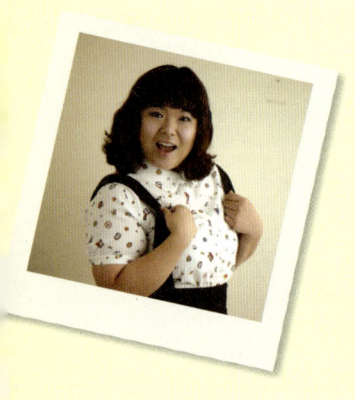

그래서 아무도 모르게 다이어트를 시도하고 '짠~' 하고 날씬해진 모습으로 밖에 나오고 싶었어요. 하지만 아니더군요. 혼자서 숨어서 하는 다이어트는 절대 살이 빠지지 않았어요.

혼자 하는 다이어트가 실패하는 이유는 간단합니다. 밖으로 나오지 않으니 운동을 하며 다이어트를 할 수 없고, 그러니 오로지 먹는 것으로 다이어트를 해야 하죠. 저 역시 그랬어요. 그런데 어느 날 제 단짝 친구가 원푸드 다이어트를 하고 다이어트 약을 먹고, 다이어트 보조 식품을 사들이는 저에게 말하더군요.

"왜 먹는 걸로 찐 살을 먹는 걸로 빼려고 하니?"

그때 저는 충격을 받았어요.

'아! 그러네. 먹는 걸로 찐 살을 먹는 걸로 빼는 건 정말 모순이구나.'

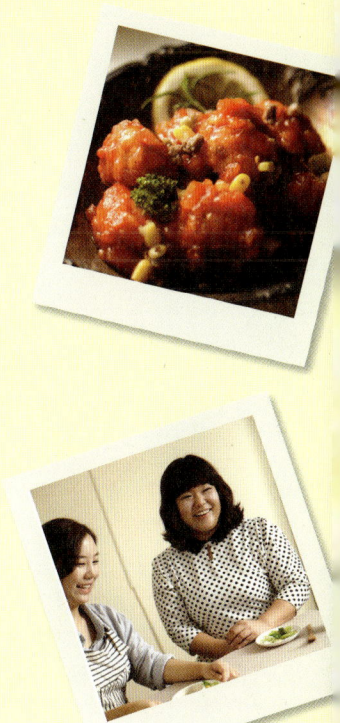

　그래서 제가 한 것은 단식이었어요. 그런데 아시죠? 단식은 절대, 절대로 지속할 수 없어요. 굶으며 평생 살 수 없잖아요. 먹지 않으면 죽는데…. 그럼 어떻게 살을 빼야 할까요? 저는 이번 렌틸콩 다이어트를 하면서 깨달았습니다. 아무거나 먹어서 찐 살은 약이나 다이어트 제품이 아닌 건강한 먹거리로 뺄 수 있다는 것을요. 물론 운동도 함께 하면 좋지요.

　렌틸콩 다이어트는 제게 29년 다이어트 실패 인생을 바꿔주었어요. 맛있게 먹었는데도 살이 빠지는 것이 렌틸콩 다이어트의 특징이었거든요. 렌틸콩을 먹을수록 과자, 인스턴트 식품, 패스트푸드 등이 먹고 싶지 않았어요. 그러자 자연스럽게 살이 빠졌고요.

　또 신기한 것은 렌틸콩을 먹으니 움직이기 싫어했던 제가 스스로 헬스장을 찾게 되었어요. 움직이는 것이 귀찮지 않고 매사에 의욕이 넘쳤어요. 또 다른 사람의 시선이 의식됐던 공공장소, 헬스장이 전혀 부담스럽지 않았어요. 이런 변화는 몸무게 1~2kg의 감량과는 맞바꿀 수 없는 것이었어요.

　저는 아직도 뚱뚱해요. 완벽한 다이어트 성공을 위해서는 갈 길이 멀어요. 앞으로 얼마의 시간을 식이조절과 운동을 해야 하나 생각해보면 까마득하기도 해요. 그런데 이제 겁먹지 않아요. 전 여러분에게 이 책을 통해 이것을 말씀드리고 싶었어요.

　겁먹지 말고, 창피해하지 말고 세상으로 나오라고. 아무도 몰라도 저는 알고 있어요. 저는 여러분의 다이어트를 진심으로 응원해요. 할 수 있어요! 한 번 사는 인생, 뚱뚱하게 살아봤으니 이제는 우리 날씬하게 살아보자고요!

2014년 가을
약해림

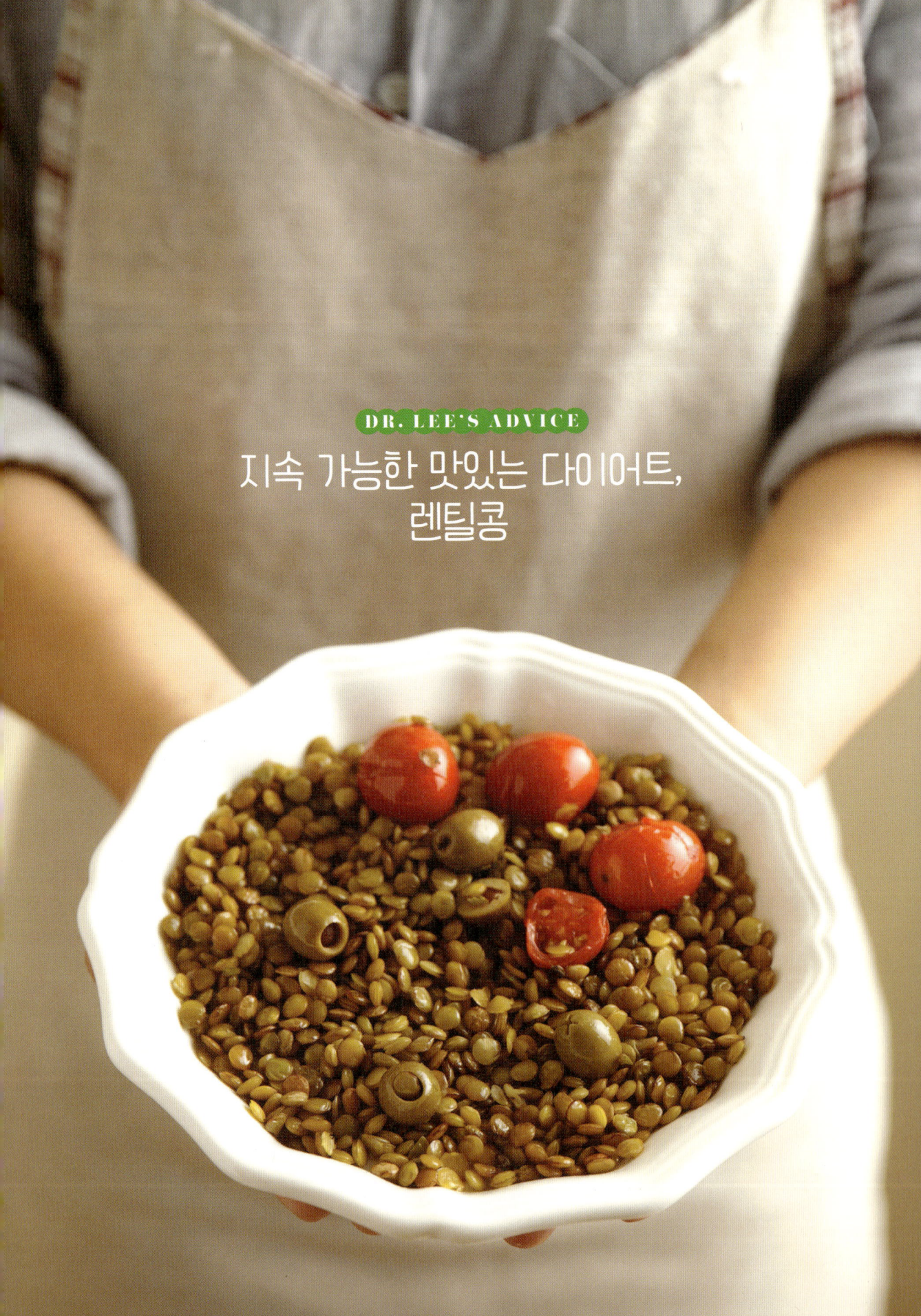

DR. LEE'S ADVICE

지속 가능한 맛있는 다이어트,
렌틸콩

인류가 재배한 가장 오래된 곡물

세계적으로 가장 유명한 렌틸콩 요리는 인도의 달Daal과 네팔의 달 바트Daal bhaat이다. 달은 렌틸콩, 생강, 카레 가루, 카옌고추의 일종과 쿠민미나리과에 속하는 식물의 씨앗으로 향신료의 일종과 함께 조리해 밥과 함께 먹는 음식으로 인도에서는 우리가 밥을 먹듯 거의 매 끼 먹는 일상식이다. 또한 달 바트는 네팔의 대표 음식으로 달과 다른 반찬 등을 밥과 함께 먹는 상차림을 말한다.

이런 이유로 국내에서는 인도를 렌틸콩의 원산지로 알고 있는 경우가 많지만 가장 먼저 재배를 시작한 곳은 좀 더 서쪽에 위치한 메소포타미아 문명권인 지금의 중동 지역이다. 렌틸콩은 BC 9,500~BC 8,000에 재배가 시작되었다고 알려져 있다. 이는 인류의 역사상 가장 오래된 재배 작물로 꼽는 밀과 그 시기가 비슷하다. 그래서 학계에서는 오랜 시간 동안 인류가 가장 먼저 재배를 시작한 곡물이 밀인지 렌틸콩인지에 대해 논란이 있었다. 결과적으로 밀이 먼저, 그 다음이 렌틸콩으로 결론이 났다.

렌틸콩은 색에 따라 브라운, 그린, 레드로 구분하는데 어떤 색이든 그 영양 성분과 효과는 같다. 렌틸콩 색의 차이는 도정의 차이로 브라운은 도정 전 렌틸콩이며, 그린은 1회 도정을 한 것, 레드는 완전히 도정한 알갱이인데 쌀로 치면 흰쌀에 해당한다. 일반적으로 이렇게 3가지로 나뉘지만 도정의 정도에 따라 다른 색상이 존재할 수 있다.

인도뿐 아니라 중동, 유럽 등지에서도 아주 오래 전부터 렌틸콩을 재배하고 식용으로 즐겨 사용하였다. 렌틸콩 잎(좌)과 1885년 유럽에서 그린 렌틸콩 그림(우).

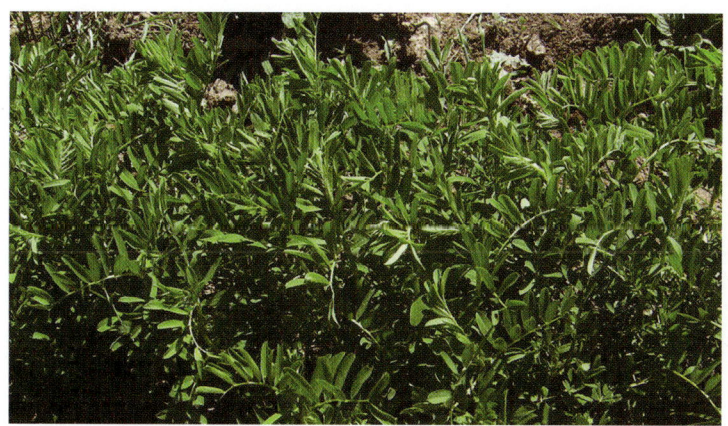

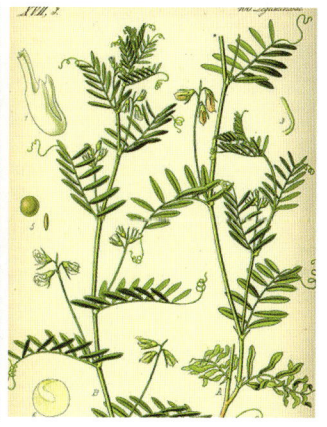

다이어트에 효과적인 식이섬유의 보고

렌틸콩은 유럽, 미국 등 서양에서는 대표적인 건강 식재료로 오래전부터 애용되어 왔다. 이탈리아와 헝가리에서는 새해에 렌틸콩을 먹으며 부자가 되기를 희망하는 풍습이 있었고, 영국의 엘리자베스 여왕은 간식으로 렌틸콩을 삶아 먹는다고 알려져 있을 정도다. 또 미국 건강전문지 『헬스Health』는 렌틸콩을 요구르트, 올리브유, 낫토, 김치와 함께 세계 5대 건강식품으로 선정한 바 있다.

말린 렌틸콩 100g에는 식이섬유 30g을 포함하여 탄수화물 60g, 단백질 26g, 지질 1g 등 각종 비타민과 무기질이 함유되어 있다. 열량은 353kcal이다. 다른 두류의 영양소와 비교하면 탄수화물, 단백질, 그리고 지질의 함량에 따른 칼로리 차이가 나타난다(아래 표 참조).

렌틸콩은 녹두, 동부, 완두콩, 잠두, 팥과 탄수화물, 단백질, 지질 등은 비슷하나 식이섬유가 상대적으로 많이 함유되어 있다. 또한 밤콩, 검정콩, 서리태, 그리고 대두노란콩보다는 탄수화물과 식이섬유의 함량은 높고, 단백질과 지질의 함량은 낮다.

두류 영양소 함량

단위: 말린 것 100g / [ ] : 추정치, { } : 대체 값, – : 결측된 영양소와 수치가 애매한 경우

식품명 \ 영양소	에너지(kcal)	탄수화물(g)	식이섬유(g)	단백질(g)	지질(g)
렌틸콩(브라운)	353.0	60.0	30.0	26.0	1.0
강낭콩	354.0	63.9	[19.3]	21.2	1.1
녹두	335.0	62.0	17.49	22.2	1.5
동부	333.0	60.3	[15.78]	22.2	2.1
완두콩	343.0	67.1	[24.57]	20.7	1.3
잠두	348.0	55.9	9.30	26.0	2.0
팥	334.0	64.4	{17.60}	21.6	0.3
쥐눈이콩	358.0	41.2	–	38.9	6.9
밤콩	373.0	30.6	{17.10}	35.0	17.2
검정콩	382.0	31.1	17.10	35.2	18.2
서리태	378.0	30.5	17.10	34.3	18.1
대두(노란콩)	400.0	30.7	17.10	36.2	17.8

출처 : 농업진흥청 국립농업과학원 『2011 표준식품 성분표』 ㈜교문사, 2012.
한국영양학회 『2009 식품 영양소 함량 자료집』 도서출판 한아름기획, 2009.
http://nutritiondata.self.com

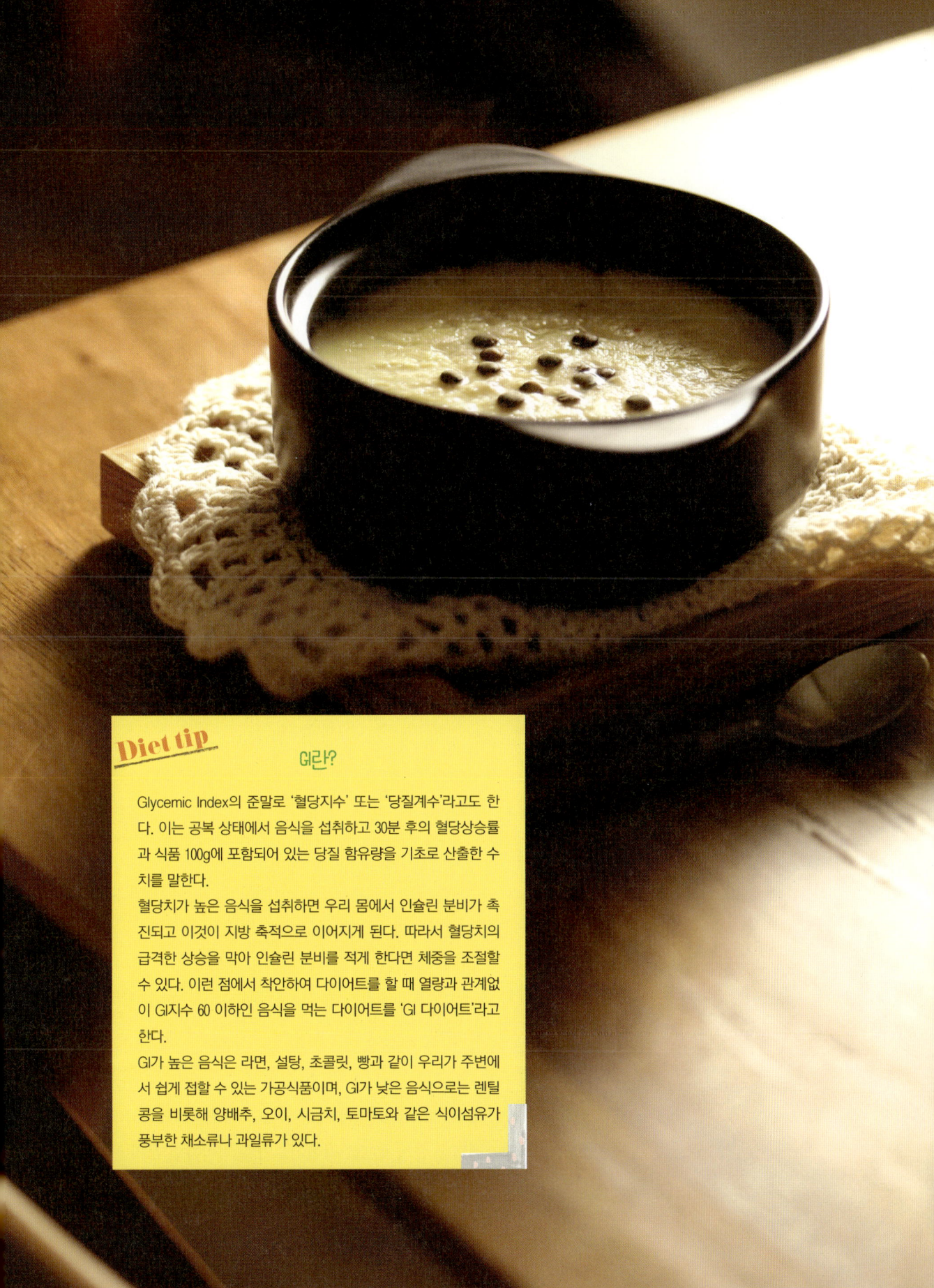

Diet tip

GI란?

Glycemic Index의 준말로 '혈당지수' 또는 '당질계수'라고도 한다. 이는 공복 상태에서 음식을 섭취하고 30분 후의 혈당상승률과 식품 100g에 포함되어 있는 당질 함유량을 기초로 산출한 수치를 말한다.

혈당치가 높은 음식을 섭취하면 우리 몸에서 인슐린 분비가 촉진되고 이것이 지방 축적으로 이어지게 된다. 따라서 혈당치의 급격한 상승을 막아 인슐린 분비를 적게 한다면 체중을 조절할 수 있다. 이런 점에서 착안하여 다이어트를 할 때 열량과 관계없이 GI지수 60 이하인 음식을 먹는 다이어트를 'GI 다이어트'라고 한다.

GI가 높은 음식은 라면, 설탕, 초콜릿, 빵과 같이 우리가 주변에서 쉽게 접할 수 있는 가공식품이며, GI가 낮은 음식으로는 렌틸콩을 비롯해 양배추, 오이, 시금치, 토마토와 같은 식이섬유가 풍부한 채소류나 과일류가 있다.

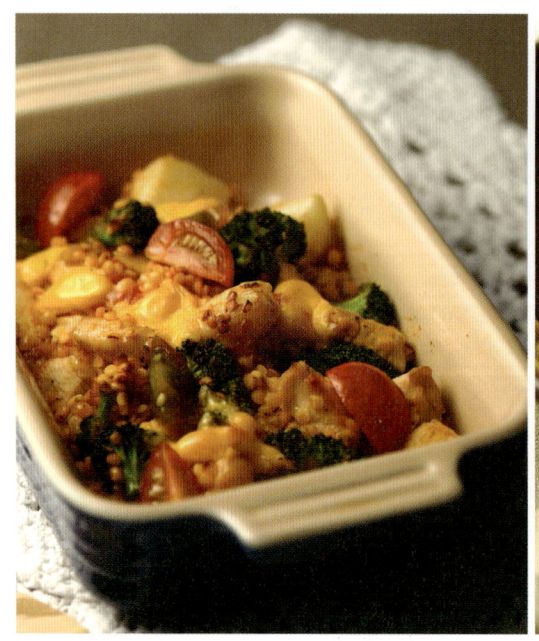
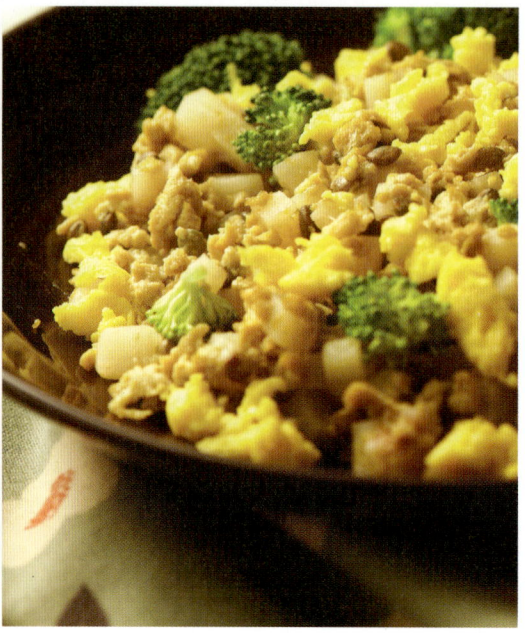

앞의 표를 보면 다른 콩들과 비교하여 렌틸콩의 가장 큰 특징은 식이섬유의 함량이 높다는 것이다. 식이섬유가 많은 식품은 씹는 활동과 침 분비를 증가시키고 위장에서 천천히 소화되어 오랫동안 포만감을 느끼게 한다.

특히 렌틸콩은 수용성 식이섬유인 펙틴 등의 함유량이 높은데, 이는 물과의 친화력이 높아 체내에서 쉽게 용해되거나 점성이 강한 겔을 형성해 다른 영양소의 흡수를 방해한다. 또한 체내에서 장이 활발하게 움직이도록 자극하여, 음식물이 장을 통과하는 시간을 단축시킨다.

렌틸콩의 GI지수는 29로 매우 낮은데 이것 역시 식이섬유가 많이 들어 있기 때문이다. GI 측면에서 보면 식이섬유가 많이 들어 있는 식품은 포도당의 흡수를 느리게 해줌으로써 혈당이 천천히 상승하도록 도와준다. 이에 따라 비만, 변비, 당뇨병, 혈중 콜레스테롤의 감소 등 생활습관병 예방에 도움이 된다.

식이섬유의 함량은 껍질을 그대로 섭취할 수 있는 브라운 렌틸콩이 가장 높으며 그린, 레드 렌틸콩 순서이므로 다이어트가 목적이라면 브라운 렌틸콩을 추천한다.

평생 먹을 수 있는 맛 좋은 다이어트 식품

인도 등지에서는 렌틸콩을 주식으로 먹을 만큼 그 맛이 질리지 않고 영양학적으로 훌륭하다. 이런 점은 많은 사람들이 다이어트를 하며 실패를 하거나 요요를 겪게 되는 이유인 다이어트 지속성 부분에서 매우 긍정적이라고 할 수 있다. 우리가 평생 쌀밥을 먹는 것처럼 오랜 시간을 지속적으로 먹을 수 있는 음식을 다이어트식으로 고른다면 감량한 체중을 평생 건강하게 유지할 수 있을 것이다.

렌틸콩은 그 맛이 담백하고 특유의 냄새가 없다. 계속 씹으면 미세하게 고소하고 단맛이 느껴지는 것이 어찌 보면 쌀과 비슷하다. 또한 요리를 할 때 어떤 요리에 넣어도 맛이 튀지 않고 어우러져 다양한 조리가 가능하다. 실제 해외에서는 렌틸콩을 넣은 샐러드를 한 끼 식사로 먹기도 하며, 토마토 수프에 렌틸콩을 함께 넣어 끓여 주식으로 먹기도 한다. 또한 렌틸콩만 올리브유에 살짝 볶아 발사믹식초를 뿌려서 먹는 간단한 조리법도 애용된다.

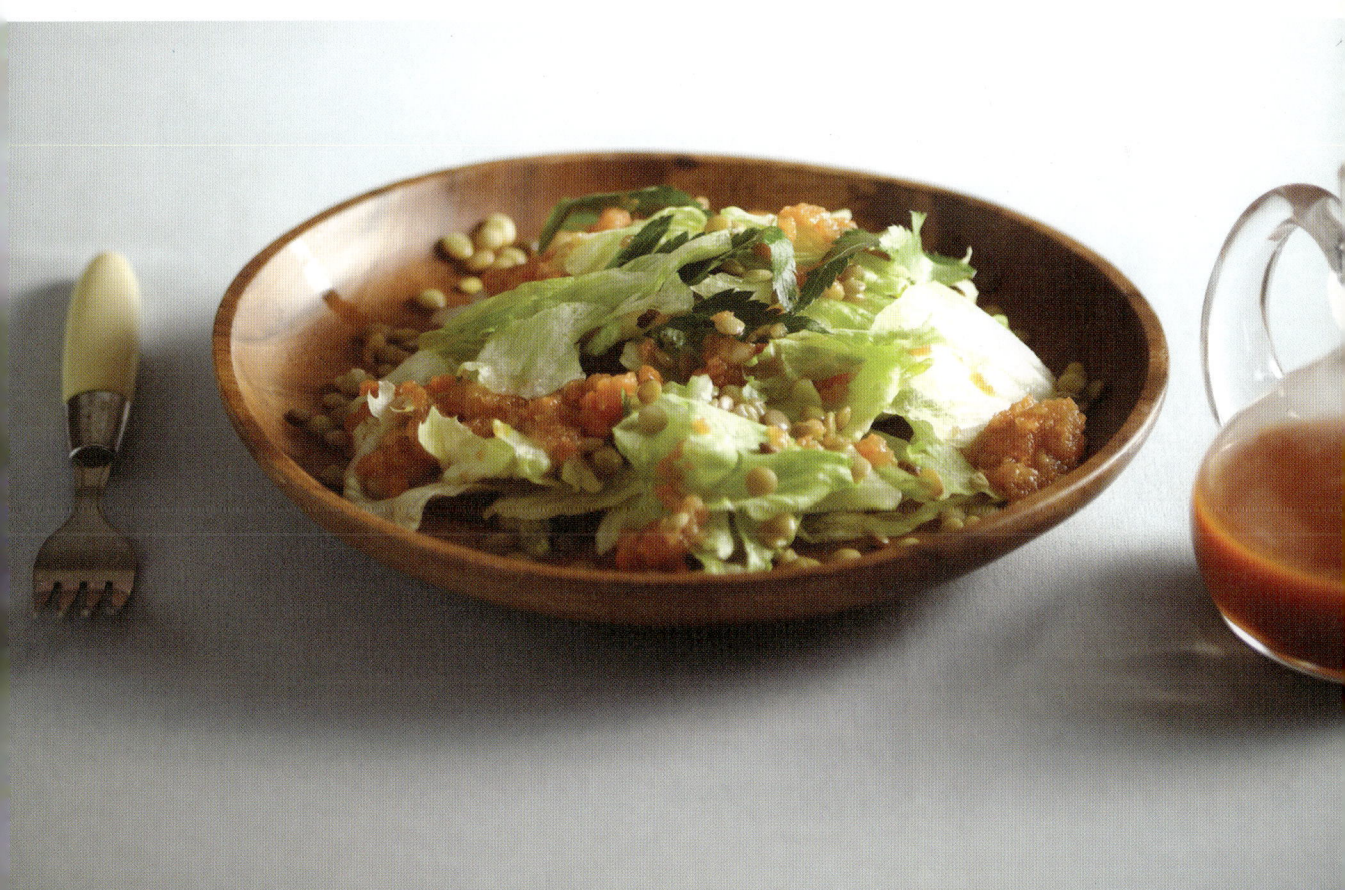

각종 성인병에 탁월한 효과

렌틸콩은 앞서 말한 것처럼 식이섬유가 풍부하고 식물성 단백질, 비타민, 그리고 무기질이 있어 꾸준히 섭취하면 당뇨, 고지혈증, 고혈압 등 생활습관병 예방에 도움이 된다. 양해림 씨 역시 렌틸콩을 먹으면서 유독 뱃살이 빠지고 당뇨, 콜레스테롤, 혈압 수치가 모두 정상치로 돌아왔다. 이는 매우 자연스러운 현상이다.

양해림 씨는 평소 빨리 먹고, 과식을 하며, 맵고 짠 음식, 영양을 고려하지 않은 패스트푸드를 자주 섭취해 콜레스테롤과 당뇨의 수치가 높았다. 즉 평소 식이섬유 섭취량이 낮았다. 그랬던 양해림 씨가 렌틸콩을 섭취하기 시작하면서 식이섬유 섭취량이 증가한 것이다. 그 결과 음식을 섭취하는 속도 자체가 늦어졌으며, 포만감 등으로 식욕을 조절할 수 있어 전체적으로 먹는 양을 줄이게 되었다. 마지막으로 이런 과정이 에너지대사에 긍정적으로 작용하여 활동량 증가와 기초대사량 상승으로 연결되어 에너지 소비에도 큰 역할을 했다. 그 결과 체중 감량은 물론 콜레스테롤과 당뇨 수치가 정상치로 돌아올 수 있었다.

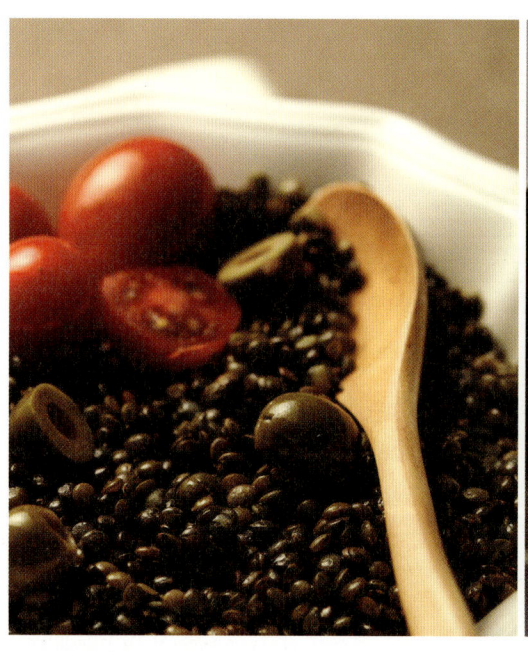
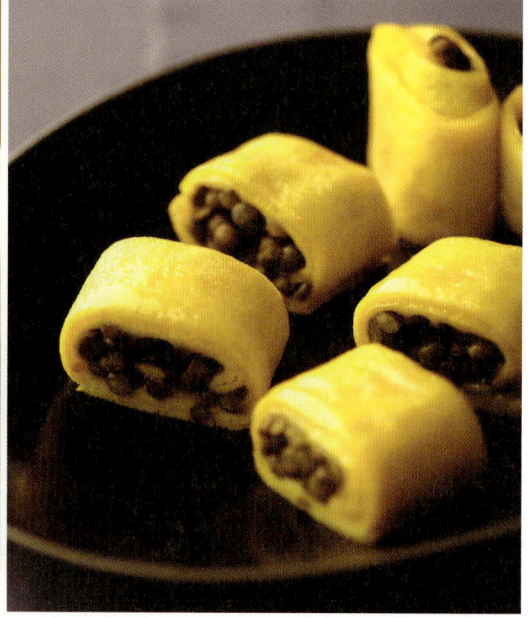

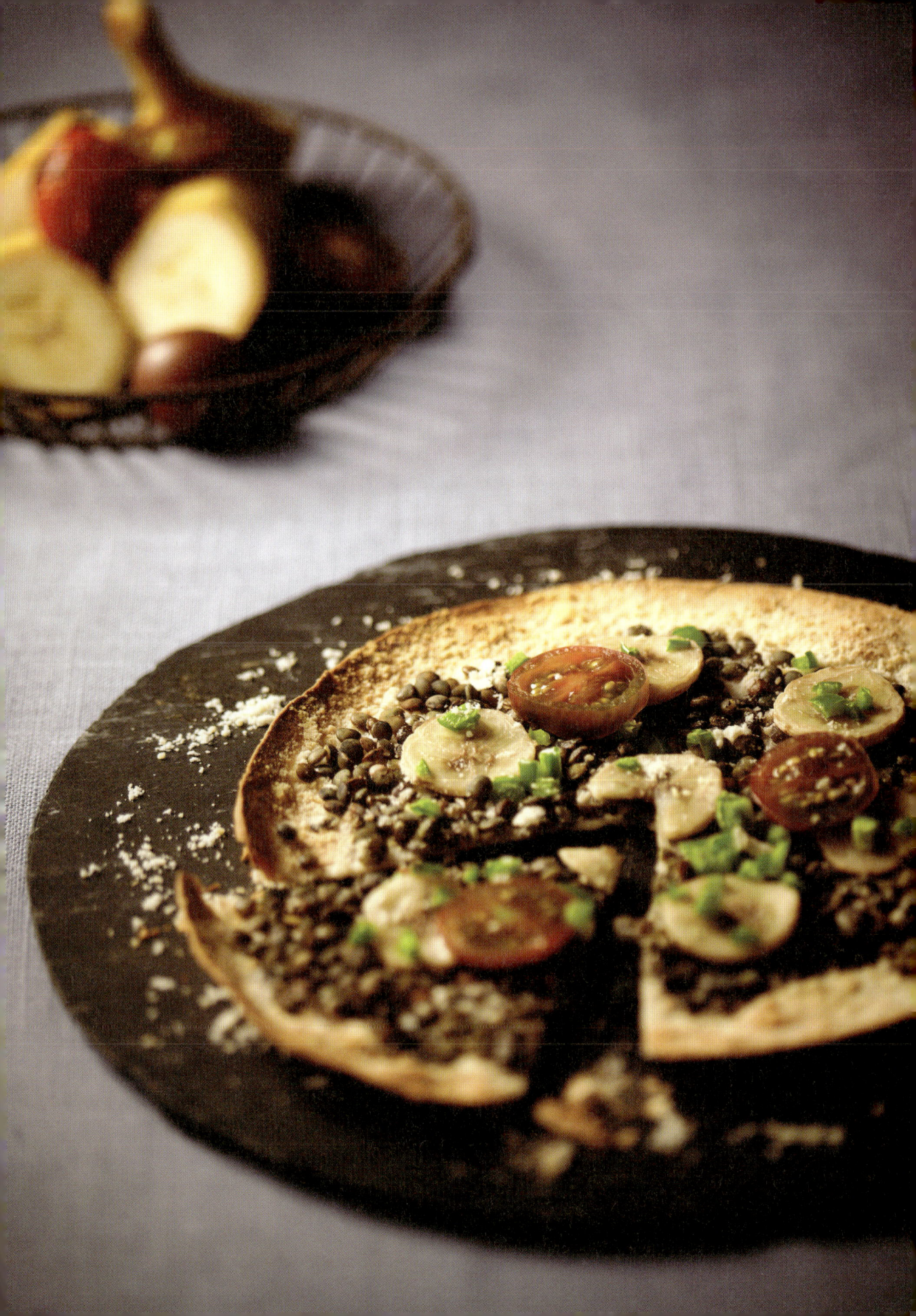

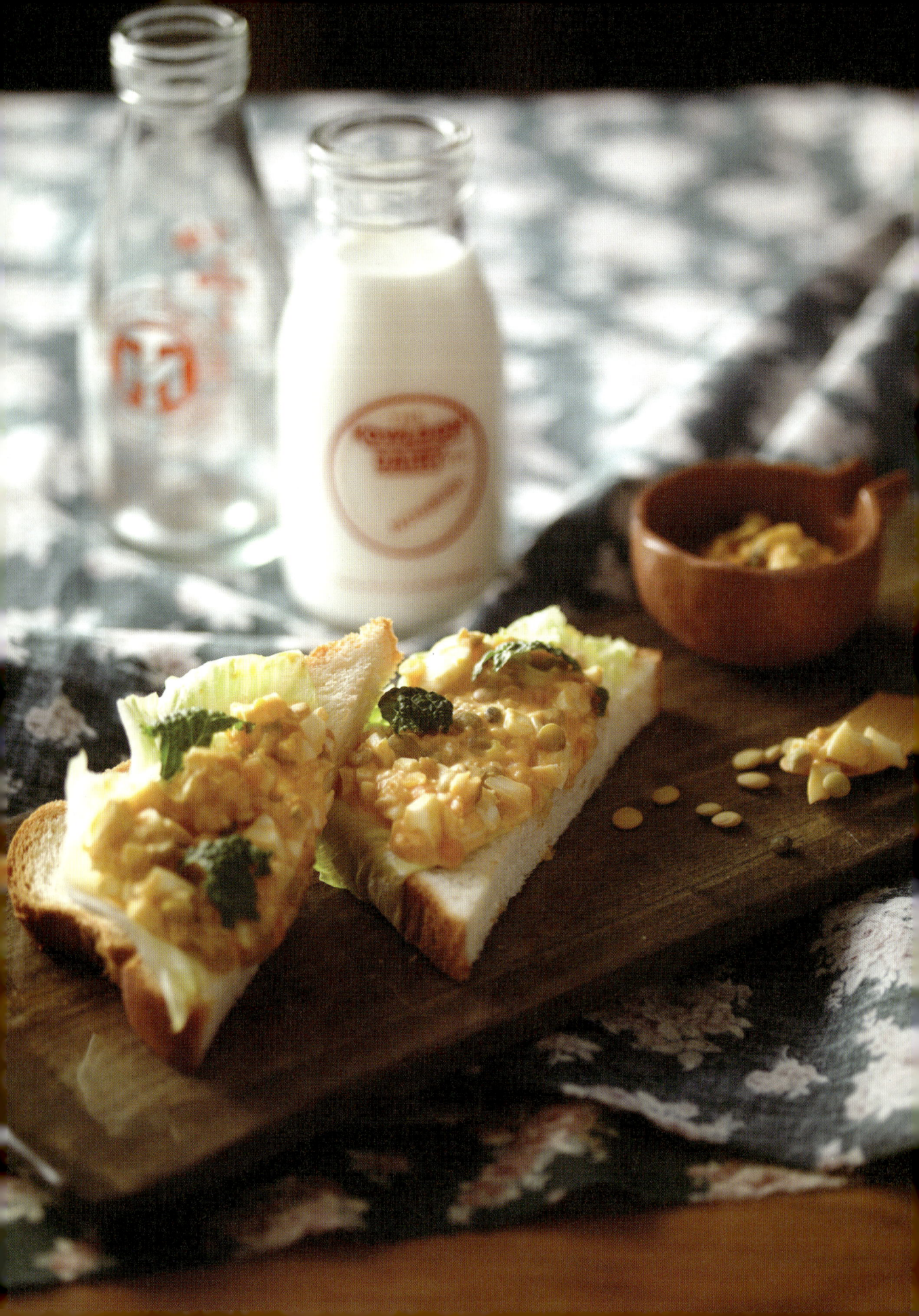

효과적인 렌틸콩 섭취 방법

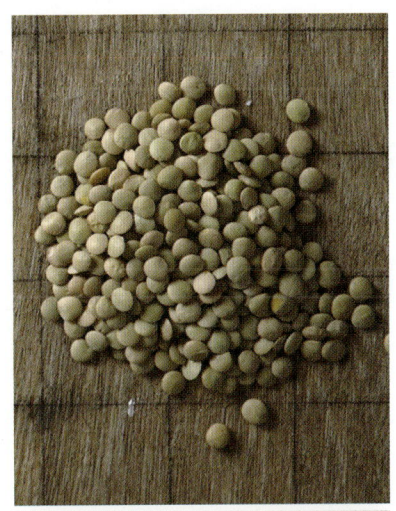

영양소와 식이섬유가 풍부한 렌틸콩은 다이어트에 좋은 식재료이지만 너무 많이 먹으면 복통이 일어날 수 있다. 이는 평소 식이섬유 섭취량이 낮은 사람의 경우 더욱 심한데 배 속에 가스가 차고 장이 꼬이는 느낌의 통증이 발생할 수 있다.

평소 채소나 과일의 섭취가 매우 낮았다면 렌틸콩 섭취를 단계적으로 늘려갈 것을 추천한다. 처음 섭취할 때는 약 20g눈대중으로 성인 밥숟가락 기준 1숟가락부터 시작하여 복통 등 특별한 증세가 보이지 않는다면 점차적으로 양을 늘리도록 한다. 하지만 대부분 렌틸콩을 먹을 때 천천히 씹어 먹으면 복통 등의 불편감은 거의 나타나지 않는다. 식이섬유소의 함량이 높아지면 다량의 수분 섭취가 필요하다. 만일 렌틸콩을 먹고 물을 많이 먹지 않으면 변이 매우 단단해져 배변이 어려워지므로 충분한 양의 수분을 함께 섭취하도록 한다.

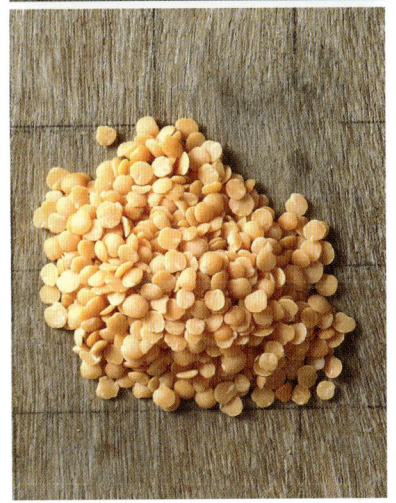

렌틸콩이 우수한 식재료이지만 과도하게 많이 섭취하면 오히려 건강을 해치고 체중이 증가할 수 있다는 것을 유의하자. 영양학적으로는 식이섬유를 많이 섭취하면 칼슘, 아연, 철분 등의 중요한 무기질의 흡수를 방해할 수 있기 때문이다.

과거에는 렌틸콩을 구입하는 것이 쉽지 않았지만 최근에는 대형 마트나 인터넷 쇼핑몰을 통해 손쉽게 구할 수 있다. 렌틸콩을 구입하면 밀폐 용기에 담아 서늘한 곳에 보관하도록 한다. 이렇게 보관하는 경우 약 1년 정도까지 보관이 가능하다.

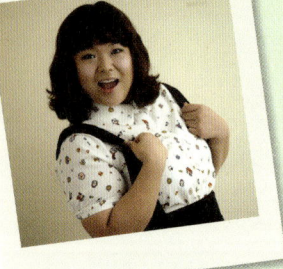

해림이의 50일 렌틸콩 다이어트 다이어리

29년 동안 온갖 다이어트를 해봤다. 그러나 결과는 비만에 고혈압, 당뇨 등
각종 성인병 종합선물세트가 되었다. 렌틸콩을 만나 50일 동안 12kg 감량에 성공했다.
세상의 거의 모든 다이어트를 해본 나로서 어떤 다이어트보다 편하고
효과적이었던 렌틸콩 다이어트 비법을 공개한다.

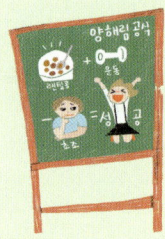

렌틸콩 다이어트를 시작한 1~2주

9시	기상 후 아침식사, 생수 1잔+바나나 1개 또는 사과 1개
10시~13시	운동 가기, 지하철 이용(좌석에 앉지 않기, 계단 이용하기)
	1시간 30분 동안 유산소 운동을 중심으로 한 저강도 운동
13시~14시	점심식사, 저염식(밥 1/2공기)
14시~20시	촬영, 업무 미팅 등 개인 생활
20시~21시	저녁식사, 렌틸콩카레+밥 1/2공기+양파초절임
21시~23시	산책, 걸으며 데이트하기, 청소하기, 빨래하기 등 집안일로 운동
02시	취침

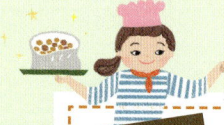

해림이의 일기

렌틸콩 적응 시기.

아침에 일어날 때 몸이 가볍고 만성 두통이 완화되는 등 생체리듬이 좋아졌다.

라면, 햄버거 등 렌틸콩 음식이 아닌 MSG 가득한 음식을 먹고 싶은 욕구와 싸우느라 무던히도 애를 썼다. 배가
자주 고파 간식으로 고구마, 자몽 등을 먹었다.

고구마는 삶아서 얇게 썰어 1분 정도 전자레인지에 돌려 고구마칩처럼 만들어 먹었다. 고구마를 먹다 보면 한도
끝도 없이 먹게 되니 한 번에 고구마 반 개만 칩으로 만들어 하루 종일 아껴 먹었다.

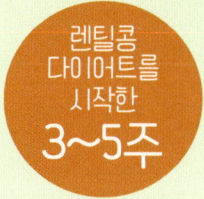

8시	기상 후 아침식사, 생수 1잔+렌틸콩셰이크
10시~13시	운동 가기, 지하철 이용(좌석에 앉지 않기, 계단 이용하기)
	1시간 30분 동안 유산소 운동을 중심으로 한 저강도 운동
	운동을 마치자마자 렌틸콩셰이크 마시기
13시~14시	점심식사, 저염식(밥은 1/2공기, 외식을 하게 되면 렌틸콩밥을 챙겨 감)
14시~20시	촬영, 업무 미팅 등 개인 생활
20시~21시	저녁식사, 렌틸콩밥 1/2공기+렌틸콩스크램블+양파초절임
21시~23시	걸으며 데이트하기, 청소하기, 빨래하기 등 집안일로 운동
01시	취침

해링이의 일기

렌틸콩 적응 완료.

취침 시간과 기상 시간의 변화가 왔다. 회사를 그만두고 아침 9시 이전에 일어난 것은 처음. 깨어 있으면 먹고 싶으니 예전보다 일찍 자게 되었고 덕분에 일찍 일어나게 되었다. 렌틸콩 맛에 빠져 배고플 때도 삶은 렌틸콩을 간식으로 먹었다. 한 숟가락씩 그냥 먹기도 하고 발사믹식초를 뿌려 먹기도 했다. 5주차에 다이어트 우울증으로 잠시 정신이 나갔었다. 약 3일간 렌틸콩을 먹지 않고 족발, 중국음식 등을 먹으며 예전 식습관으로 돌아갔다. 그러나 곧 극복하였고 바로 렌틸콩 다이어트로 복귀하였다.

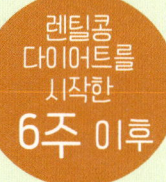

8시	기상 후 아침식사, 생수 1잔+렌틸콩셰이크
10시~13시	운동 가기, 지하철 이용(좌석에 앉지 않기, 계단 이용하기)
	1시간 30분 동안 유산소 운동과 근력 운동
13시~14시	점심식사, 저염식(밥 1/3공기, 외식을 하게 되면 렌틸콩밥을 챙겨 감)
14시~20시	촬영, 업무 미팅 등 개인 생활
20시~21시	저녁식사, 렌틸콩토마토수프+양파초절임
21시~23시	걸으며 데이트하기, 청소하기, 빨래하기 등 집안일로 운동
01시	취침

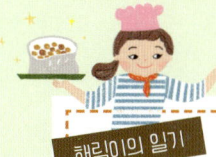

해링이의 일기

렌틸콩과 저염식이 생활화.

식탐이 사라지고 적게 먹어도 배부른 현상이 나타났다. 두통이 사라졌다. 무릎 관절과 발바닥 통증도 사라져 저강도 운동에서 근력 운동을 할 수 있게 되었다. 운동을 마치고 식사량 조절을 위해 미리 먹어야 했던 렌틸콩셰이크를 먹지 않아도 식사 시간에 폭식하지 않았다. 점심식사 때 먹는 밥의 양도 1/3공기로 저절로 줄었다. 식사를 마치면 다음 식사 때까지 간식이 생각나지 않았다. 가장 신기한 것은 음식을 천천히 씹어 먹는 습관이 생겼다는 것. 이러다 나 완전히 날씬해질 것 같다.

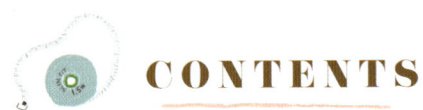

CONTENTS

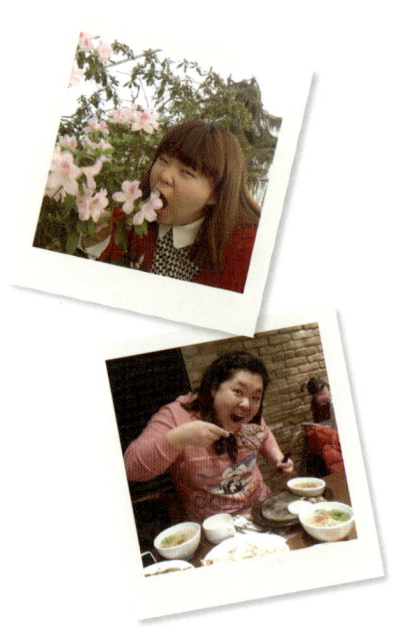

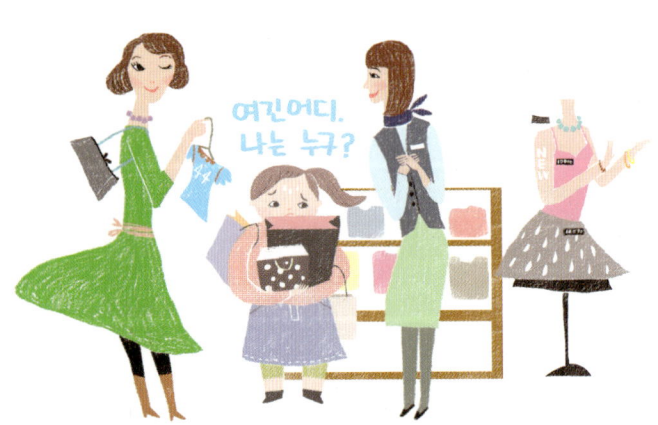

여긴어디, 나는 누구?

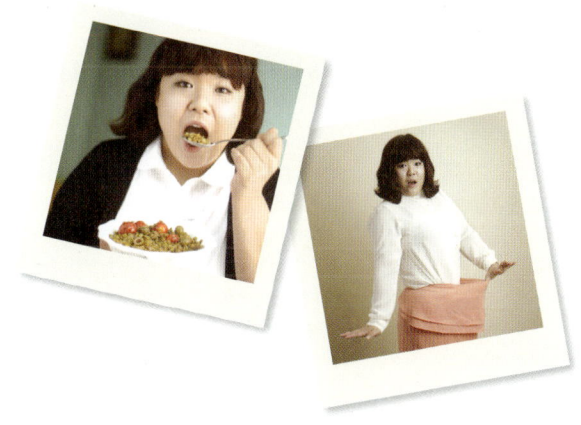

PART 2 렌틸콩으로 나도 이제 진짜 다이어터

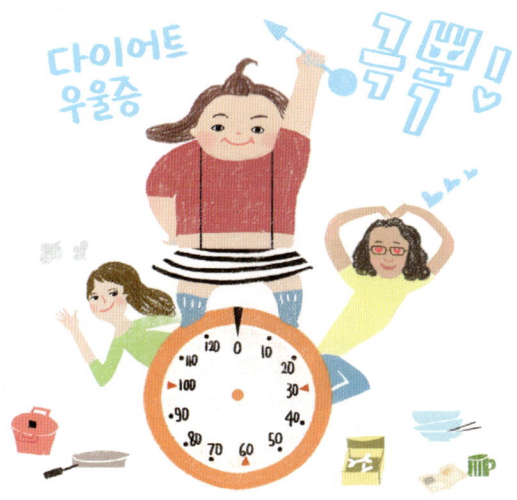

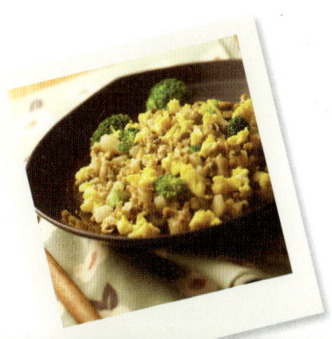

PART 3 렌틸콩 다이어트 레시피 51

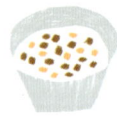

*각 요리별 추천 렌틸콩을 다음과 같이 색으로 표기하였다.
브라운 ● 그린 ● 레드 ●

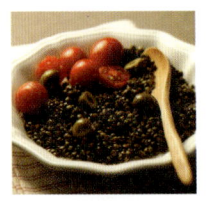
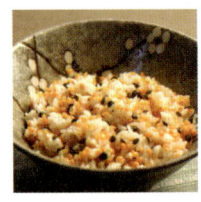
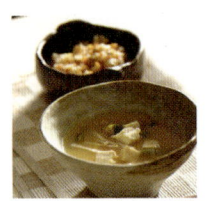
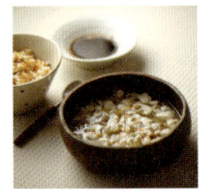
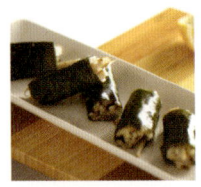
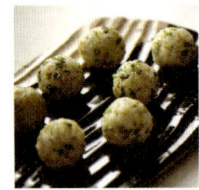
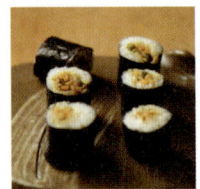
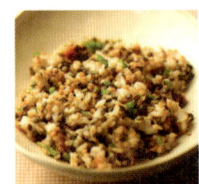
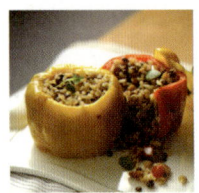
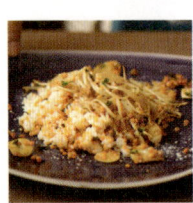

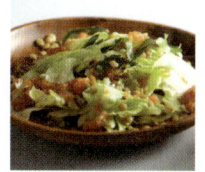
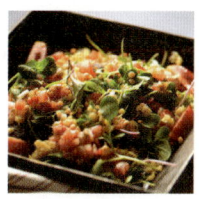
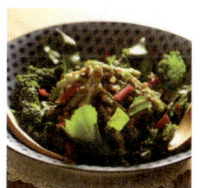
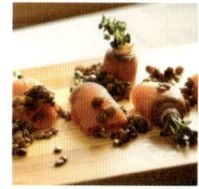
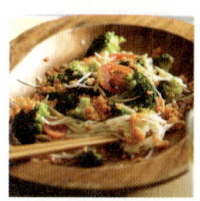
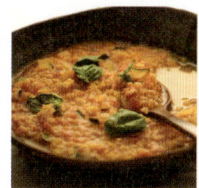
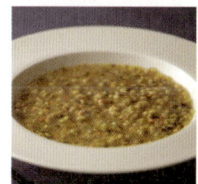
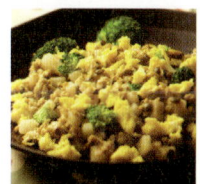
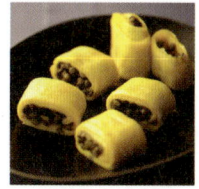
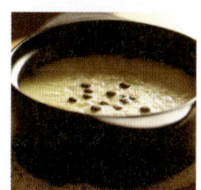
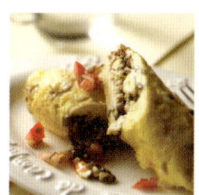
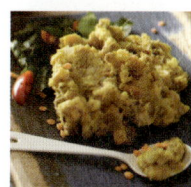
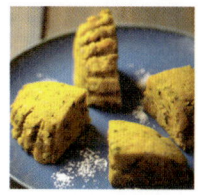
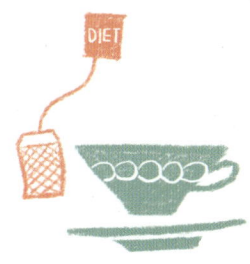

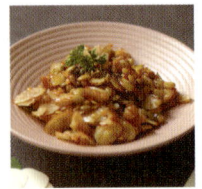
렌틸콩시리얼과 저지방 우유
390kcal
// **160**

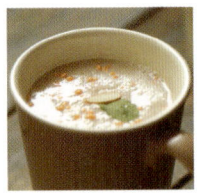
렌틸콩셰이크
160kcal
// **162**

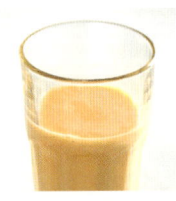
렌틸콩해독주스
210kcal
// **164**

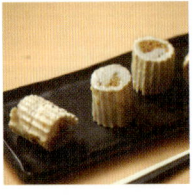
렌틸콩닭가슴살말이
350kcal
// **166**

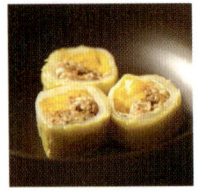
렌틸콩배추말이
285kcal
// **168**

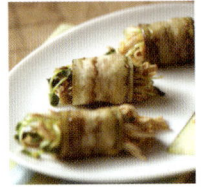
렌틸콩가지말이
250kcal
// **170**

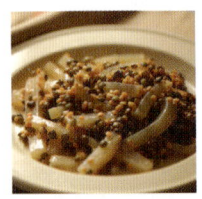
렌틸콩곤약볶음
140kcal
// **172**

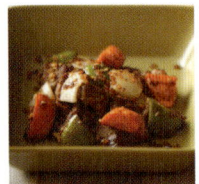
렌틸콩소고기볶음
240kcal
// **174**

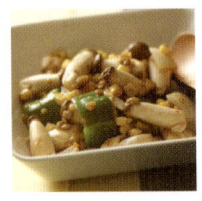
렌틸콩새송이볶음
303kcal
// **176**

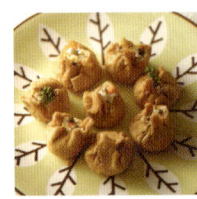
렌틸콩두부유부쌈
370kcal
// **178**

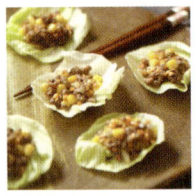
렌틸콩양상추쌈
316kcal
// **180**

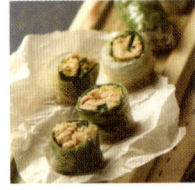
렌틸콩케일쌈
319kcal
// **182**

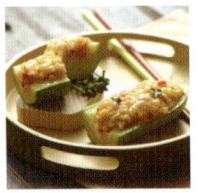
렌틸콩애호박찜
328kcal
// **184**

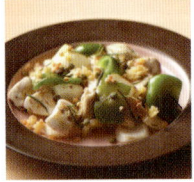
렌틸콩닭가슴살구이
284kcal
// **186**

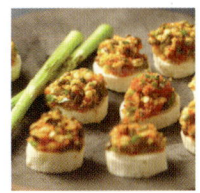
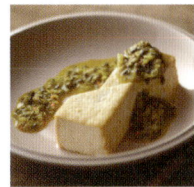
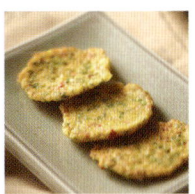
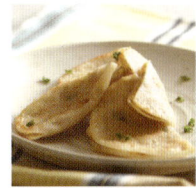
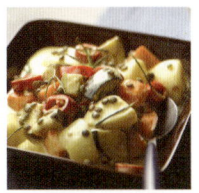
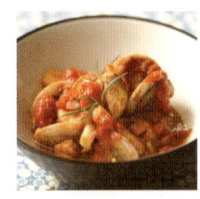
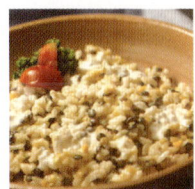
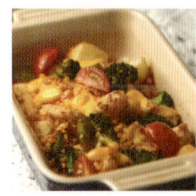
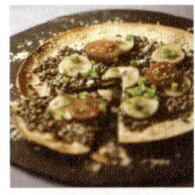
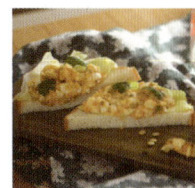
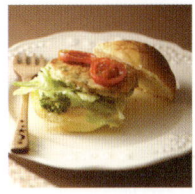
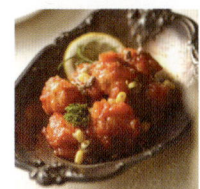
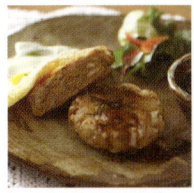

Lentils
Diet
Recipe

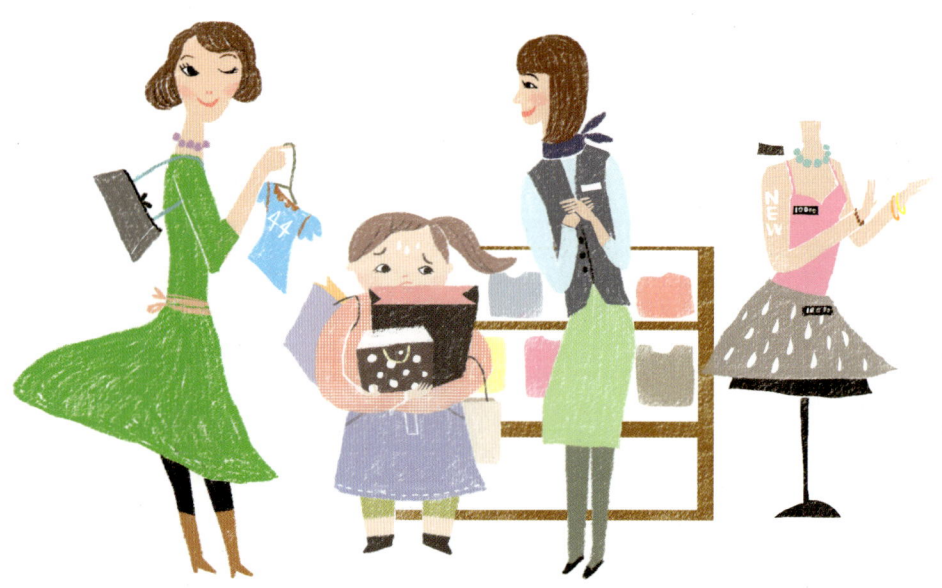

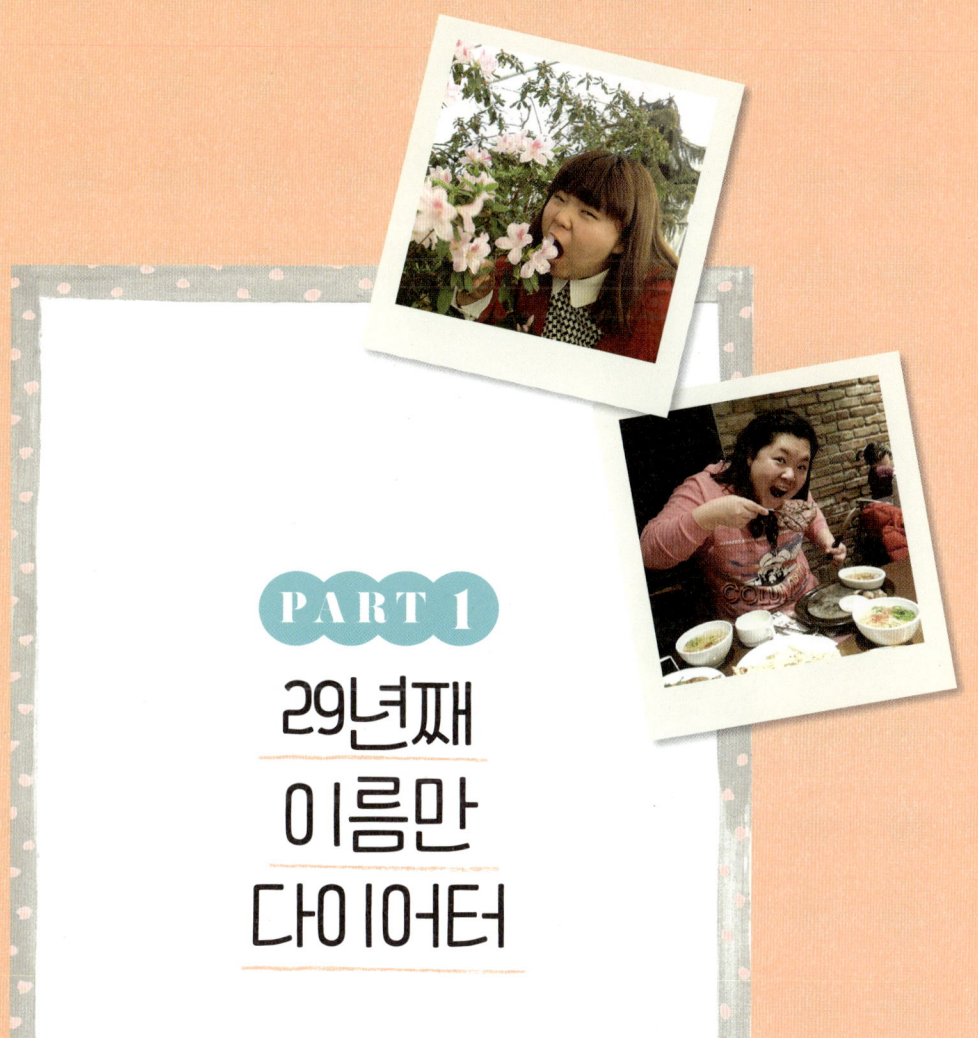

PART 1

29년째
이름만
다이어터

다이어트 어디까지 해봤니?

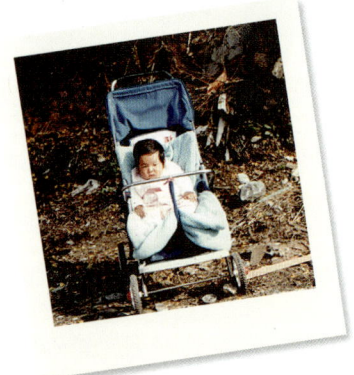

돌이 막 지났을 때.
전 생애를 통틀어
또래보다 몸무게가 적게 나간
시절은 이때뿐이다.

출생 몸무게 1.8kg, 어른 손바닥만 한 몸집으로 약하게 태어났다. 인큐베이터에서 힘겹게 숨 쉬는 나를 안쓰럽게 바라보며 부모님은 말씀하셨다.

"다른 것은 하나도 필요 없다. 그저 '잘 먹고' 건강하게만 자라다오."

이때부터다. 나는 효녀 심청이도 울고 갈 효녀처럼 부모님의 말씀을 뼛속 깊이 새기며 '잘 먹었다'. 그렇게 29년째. 용궁에서 용왕도 반하게 만들었던 심청이와 달리 같은 효녀임에도 내 외모는 날이 갈수록 미녀에서는 멀어졌다. 손바닥만 했던 1.8kg 미숙아는 손바닥으로는 엉덩이 한 짝도 가리기 힘든 95.4kg 비만이 되었다. 그래, 정확히는 초고도 비만.

처음 세상에 나와 들어갔던 방, 인큐베이터에서 힘들게 숨을 쉰 것처럼 내 방에서 조금만 움직여도 땀을 흘리며 힘겹게 숨을 몰아쉬고 있다. 20대에 고혈압. 나는 방바닥에 대자로 누워 어쩌다 이렇게 됐을까 생각해봤다.

사실 이렇게 살이 찔 때까지 내가 손을 놓고 있었던 것은 아니다. 결과가 모두 실패여서 그렇지 참 여러 가지 다이어트를 시도했다. 태어나서 처음으로 시도한 다이어트는 고등학교 1학년 때 줄넘기 다이어트. 한창 외모에 관심 많은 그때, 어떤 친구가 줄넘기로 살을 뺐다는 소문이 학교 전체에 순식간에 퍼졌다.

　　그때까지 나는 단 한 번의 몸무게 상승세를 거스른 적이 없었다. 그리고 놀랍게도 다이어트를 시도한 적 또한 한 번도 없었다. 쾌활한 편이던 나는 친구들 사이에서 인기가 좋았다. 친구들에게 "나 얼마나 뚱뚱해? 저 사람만큼 뚱뚱해?" 하고 물으면 친구들은 "아니, 네가 훨씬 보기 좋아."라고 답했다. 천사 같은 마음을 가진 친구들에 둘러싸여 나는 스스로에게 별 불만이 없었던 것이다.

　　하지만 당시 우리 학교에서 줄넘기 다이어트의 인기는 뚱뚱하지 않은 친구들까지도 들썩이게 만들 정도였다. 얇은 귀를 가진 나와 친구들은 이 열풍에 동참하기로 했다. 어스름한 해질녘 친구들과 영산강 공원에 모였다. 우리는 모두 비장한 표정으로 허리에 줄넘기를 묶고 있었다. 그리고 줄넘기를 시작하기 전에 간단하게 컵라면으로 저녁을 먹기로 했다.

　　살뜰하게 보온병에 뜨거운 물까지 챙겨온 우리는 영산강 공원에서 컵라면을 먹으며 수다 삼매경에 빠졌다. 정신을 차리니 해가 완전히 져서 어두워져 있었다. 우리는 무슨 이유로 여기에 모였는지도 기억하지 못한

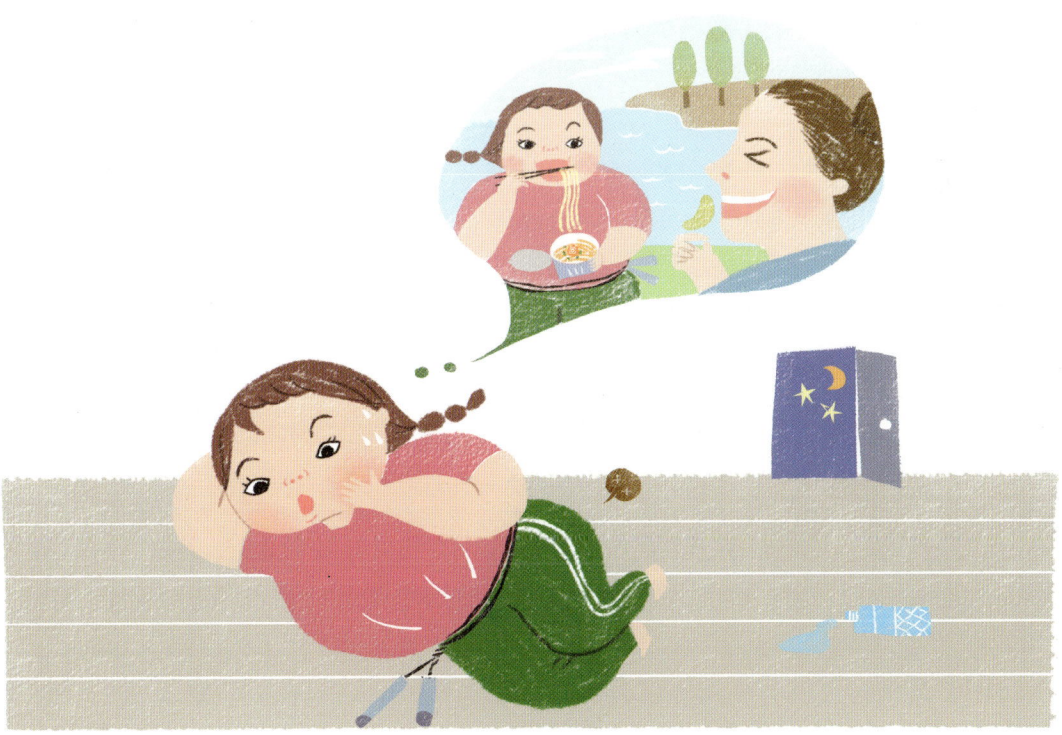

27

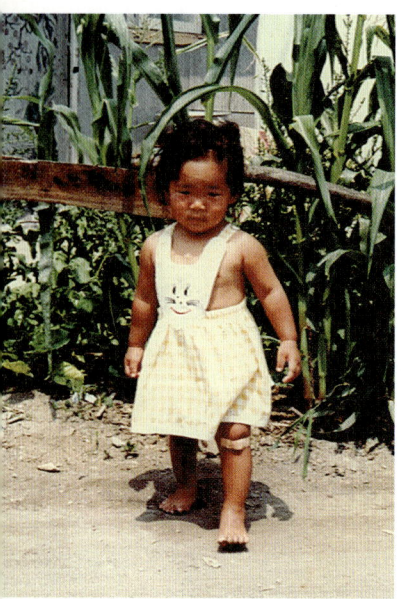

엄마도 아빠도 내 입으로
음식이 들어가는 것을 보며
웃음 짓던 시절.
지금은 입에 뭘 넣는 것만 보면
등짝으로 강력한 스매싱이
날라 온다.

채 헤어져 집으로 돌아갔다. 집으로 돌아와서 허리에 묶인 줄넘기를 보고
서야 줄넘기 다이어트를 떠올렸지만 그냥 풀어 구석에 던져두었다. 이것
이 앞으로 이어질 찬란한 나의 다이어트 첫 경험이었다.

두 번째 다이어트는 사회생활을 준비하면서부터였다. 교복을 벗고
나니 살찐 사람에 대한 시선은 더욱 가혹했다. 면접을 볼 때
도 업무 능력과는 전혀 상관없이 뚱뚱하기 때문에 채용되지
못했다. 그래서 시작한 것이 단식 다이어트. 앞뒤 잴 것 없이
그냥 무조건 굶는 것이다.

물과 소량의 소금만으로 3일을 버텼다. 3일 동안 내 머릿속에는 온통
'배고파'라는 글자로 가득했다. 다른 어떤 생각도 할 틈이 없었다. 첫날은
어찌어찌 넘어갔다. 다음날 거울을 보니 얼굴이 핼쑥했다.

'오~ 하루 만에 효과가!'

거울에서 돌아서는 순간 배가 고팠다. 저녁쯤 되자 배가 고프다 못해
아프다는 느낌이 들었다. 하루 종일 집에서 가급적 움직이지 않고 누워
있었다. 움직이면 나도 모르게 냉장고로 가서 문을 열 것만 같았다. 내내
움직이지 않았으니 밤에 잠도 오지 않았지만 억지로 잠을 청했다. 그리고
아침이 되었다. 어제 배가 고프다 못해 아팠기에 많은 걱정을 했는데 신
기하게도 배가 아프기는커녕 고프지도 않았다. 옷을 들춰보니 배도 홀쭉
해진 것 같았다. 기분이 좋아야 하는데 무덤덤했다.

'안 먹으니깐 살이 빠지긴 빠지는구나…'

약속이 있어 나가니 친구들이 어디 아프냐고 물어봤다. 아니라고 말했
지만 기운이 없고 아무런 의욕이 없었다. 머릿속에는 오직 '안 먹어야 살
이 빠지는구나. 그런데 나 평생 굶을 수 있을까?'란 생각뿐이었다.

평생 굶어야 한다니 갑자기 스트레스가 확 치받았다. 친구들을 내팽개
쳐두고 집으로 돌아왔다. 우울한 기분이 풀리지 않았다. 가슴이 울렁거리
며 무엇인가 자꾸만 억울한 기분이 들었다. 난 왜 살이 쪘을까 하는 자학
부터 왜 주변에서는 이 지경이 되도록 말리지 않았을까 하는 원망까지 기
분이 엉망진창이었다. 그렇게 3일을 굶으며 보냈다.

3일만 굶겠다고 생각했으니 이 다이어트는 성공이라면 성공이었다. 나는 3일을 굶은 뒤 앉은 첫 밥상 앞에서 고민을 하였다.

'이 밥을 먹는 순간 다시 살이 찌겠지. 평생 먹지 않고는 살 수 없으니 결국 내 살은 빠지지 않겠지.'

일단 숟가락을 내려두고 돌아앉았다. 엄마가 웬일로 밥상에서 돌아앉았느냐고 놀림 반, 걱정 반으로 물었다.

우울한 기분으로 방 안에 누워 있자니 점심 무렵 갑자기 참을 수 없는 식욕이 솟구쳤다. 나는 당장 전화기를 들고 짬뽕을 곱빼기로 주문했다. 짬뽕은 10분도 안 되어 도착했고 짬뽕을 보는 순간 이성을 잃었다.

면을 거의 씹지도 않고 마시듯이 입에 쑤셔넣고 삼켰다. 그러자 위에서 경련이 일어났다. 참을 수 없는 통증이었지만 나는 아픈 배를 부여잡고 울면서 짬뽕을 모두 다 먹었다. 다 먹고도 위경련으로 한참을 아파한 후에야 정신을 차렸다.

3일 굶은 것에 대한 보상은 짬뽕을 시작으로 냉장고 싹쓸이로 이어졌다. 냉장고를 열어 먹을 수 있는 음식은 모두 꺼내 먹었다. 그렇게 3일이 지나자 이상하게도 3일간 굶어 뺀 것보다 몸무게가 더 많이 늘었다. 처음 겪은 요요현상이었다.

이후 면접 준비를 위해 다양한 원푸드 다이어트를 했다. 무조건 굶으면 요요현상이 오니 나름 머리를 쓴 것이다. 먹기만 하면 살이 빠진다던 고구마, 완전 식품이라는 토마토, 칼로리가 '제로'라는 곤약, 항산화 성분이 풍부하다는 포도, 위를 보호하고 숙변을 없애 준다는 양배추, 아침에 먹으면 산삼보다 좋다는 사과, 맛도 좋지만 섬유질이 풍부하다는 바나나, 먹는 양의 80%가 수분이라는 수박, 양질의 고단백 식품이라는 계란, 맛도 좋고 식물성 단백질이라는 두부 등 훌륭한 다이어트 식품이라는 모든 음식으로 원푸드 다이어트를 해봤다고 해도 과언이 아니다.

슬슬 조짐이 보이기 시작하던 초등학생 시절. 부모님과 주변인들은 딱 보기 좋다며 나를 안심시켰다. 그러나 이미 학교에서는 짓궂은 남자아이들에게 '돼지' '나는 돈가스' 등 뚱뚱하다며 놀림을 받기 시작했다.

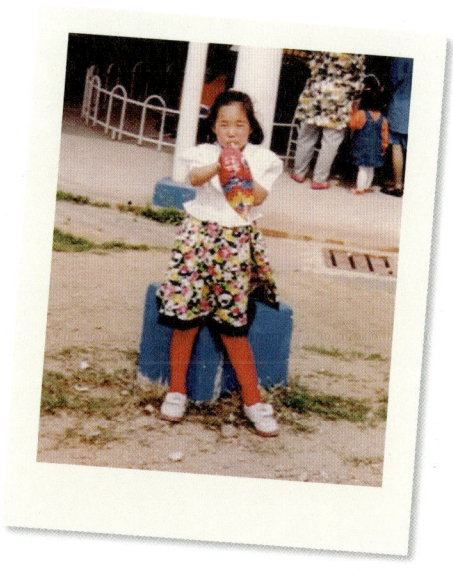

29

하지만 결과는 단식 다이어트와 다르지 않았다. 평생 원푸드 다이어트 음식 하나만 먹는다면 모를까 일반식으로 전환하는 순간 폭풍처럼 몰아치는 식욕과 함께 요요현상이 몰려왔다.

온갖 다이어트의 결과였을까 난 마침내 취직을 했다. 고향을 떠나 경기도 평택에 있는 사내 기숙사로 터전을 옮겼다. 여자들만 모여 있는 기숙사에서 이야기 주제는 단연 남자와 다이어트였다. 하루는 함께 방을 쓰던 언니가 잠자리에서 자기도 원래 엄청 뚱뚱했었다고 고백을 했다. 날씬한 편에 속하던 언니가 뚱뚱했었다니 어떻게 살을 뺐는지 귀가 솔깃했다.

언니는 송탄이라는 곳에 식욕억제제를 잘 처방해주는 병원이 있다고 말했다. 그 약을 먹으면 식욕이 주는 것은 물론 지방도 분해가 돼 요요현상이 없다고 했다. 효과가 강한 만큼 약의 부작용도 강해 약을 먹으면 심장이 두근거리고 손이 달달 떨릴 수도 있다고도 덧붙였다. 잠이 안 오기도 하고 머리카락이 빠질 수도 있지만 그래도 효과가 정말 좋다고 강조했다. 그리고 이번 쉬는 날에 날 거기에 데려다주겠노라고 했다.

까짓 머리카락이야 빠지면 또 날 것이고, 게다가 난 숱도 많으니 좀 빠져도 문제될 것 없고, 살이 빠진 후 약만 끊으면 심장이 두근거리는 것도 손이 떨리는 것도 잠이 안 오는 것도 사라질 테니 문제될 것이 없었다. 또

슬슬 '통통'에서 '뚱뚱'으로
넘어가던 중학교 시절.
나는 이때 천사 같은 친구들이
해준 "너 별로 안 뚱뚱해."
라는 하얀 거짓말을
참말로 알고 지냈다.
(아랫줄 왼쪽)

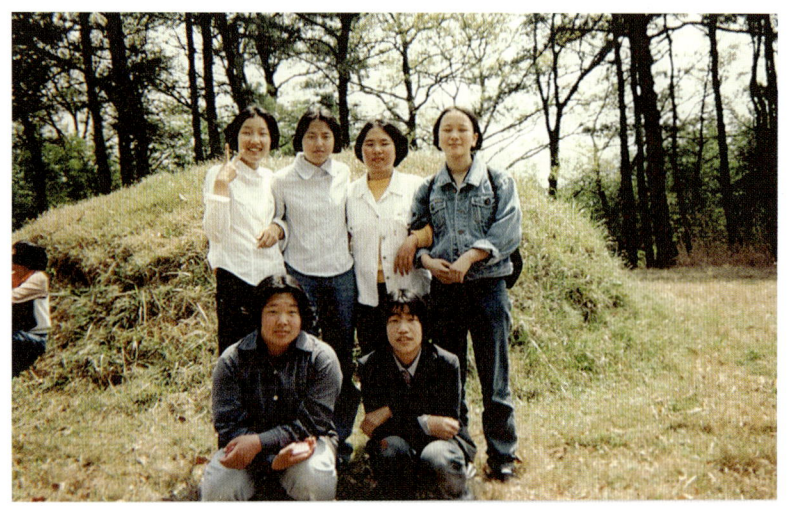

의사가 처방해준다고 하니 의학적으로 건강을 해치는 치명적인 문제도
있을 리 없다.

아니 어디에 이런 다이어트 명약이 숨어 있었단 말인가. 난 이런 좋은
것을 두고 그동안 그렇게 고생을 했단 말인가. 억울한 생각까지 들었다.
그리고 그 주 쉬는 날이 오기만을 손꼽아 기다렸다.

드디어 쉬는 날 언니와 함께 송탄에 갔다. 병원에 도착해보니 정말 다
이어트로 유명한 병원인지 사람이 엄청 많았다. 의사 선생님과
상담을 하고 배에 지방 분해를 돕는다는 주사까지 맞았다. 아프
기는 했지만 뱃살을 툭툭 쳐보니 출렁거리는 느낌이 당장 주사
효과가 있는 것 같았다. 와, 나 이번에는 진짜 살 뺄 수 있겠구
나!

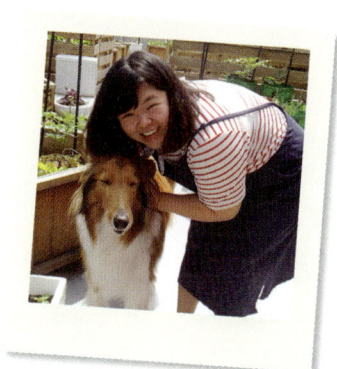

나는 개를 좋아한다.
뚱뚱한 사람에게도
날씬한 사람에게도
아무 편견 없이 한결같으니깐.

당장 처방받은 식욕억제제를 먹었다. 식사 시간이 되길 은
근히 기다렸다. 마른 사람처럼 "입맛이 없어서 오늘 밥을 못
먹겠어."라고 이야기하는 내 모습을 상상했다. 그런데 약을
복용한 후부터 배가 고파왔다. 처음에는 그냥 지나가는 증세겠지 했지만
시간이 지날수록 더욱 배가 고팠다. 무엇이든 먹고 싶었다. 하지만 그 멀
리까지 가서 약을 지어온 노고가 아까워 저녁을 굶었다. 그리고 일단 잠
자리에 들었다. 그러나 잠이 오지 않았다.

'이 약을 먹으면 잠이 오지 않는다고 했지. 아, 드디어 약 효
과가 나타나는 것인가.'

처음에는 긍정적으로 생각했지만 결국 난 그날 야식을 시켰다. 보쌈 중
자로. 그리고 혼자 다 먹었다.

다음날 다시 아침 약을 먹었다. 그리고 잠시 후부터 뭘 먹을까 하는 생
각이 머리에서 떠나지 않았다. 이유는 알 수 없지만 모두의 식욕억제제는
나에게 '식욕증폭제' 역할을 했다. 일주일 후 송탄에 다시 가야 했지만 난
그날 기숙사에서 빨래를 했다. 2kg이 불어난 몸으로.

수많은 다이어트가 내 몸에서 명멸했다. 기숙사 한쪽 구석은 홀라후프,
줄넘기, 땀복, 해초환약 등이 쌓였다. 짬짬이 살 빼는 것을 취미생활처럼

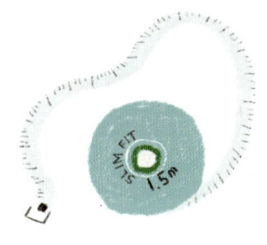

여기며 시도했지만 결과는 짬짬이 살을 찌우는 취미생활을 한 셈이 되었다. 그러던 어느 날 회사가 있던 평택에 다이어트 전문 한의원이 생겼다는 소문이 기숙사에 돌았다.

지방분해침도 맞고 한약도 먹는 다이어트라고 했다. 특히 한약은 진맥을 짚고 각자의 체질에 맞춰 약을 지어준다고 했다. 모두에게 식욕억제제였던 양약과의 아픈 기억이 있던 나는 내 체질에 맞춰 약을 지어준다는 한의원 다이어트에 끌렸다.

'이번에는 꼭 살이 빠질 것 같아. 내가 밥을 많이 먹는 것도 아니고 짜게 먹는 것도 아니고 내가 살찌는 것은 분명 체질적인 문제가 있을 거야.'

나는 회사를 마치자마자 한의원으로 달려갔다. 그리고 한의사에게 '도대체 살이 찔 이유가 없는데 살이 찌는 나의 이 고약한 체질을 고쳐주세요.' 하는 마음으로 팔뚝을 내밀었다. 중후하면서 똑똑해 보이는 한의사 선생님이 살짝 인상을 쓰며 진지하게 나를 진맥했다.

'어서 나는 체질적인 문제로 그동안 어떤 다이어트로도 살이 빠지지 않았던 거라고 얘기해주세요.'

한의사는 차트에 뭐라고 한문으로 적더니 말했다.

"환자 분은 겉보기와 달리 속이 차요. 그래서 먹는 것에 비해 살이 찝니다. 일단 지방분해침을 맞으며 체질을 개선할 수 있는 약을 먹도록 하세요."

할렐루야, 역시 내 생각이 맞았어. 내가 뚱뚱한 것은 체질적인 이유가 있었던 거야. 더 깊은 신뢰의 눈빛으로 한의사 선생님을 보며 지시하는 대로 지방분해침을 맞기로 했다.

침상에 누워 부끄럽지만 옷을 걷어 올렸다. 한의사 선생님은 신중하게 불룩한 내 배에 침을 놓았다. 아주 긴 침을 배에 푹푹 꽂는데 생각보다 아프지 않았다.

'송탄에서 맞은 주사보다 훨씬 안 아프잖아. 진작 한방으로 다이어트할걸.'

속으로 콧노래를 불렀다. 한의사 선생님은 거북선 등처럼 배에 한가득

침을 꽂고 사라졌다.

'이렇게 아프지도 않게 뱃살도 빼고 오늘부터 한약을 먹으면… 한 달이면 얼마나 살이 빠질까?'

날씬해진 몸으로 멋지게 옷을 차려입는 즐거운 상상을 하는데 간호사 언니가 큰 기계를 밀며 다가왔다. 저 기계는 뭐지? 미처 물어볼 새도 없이 기계에 연결된 전선을 내 배에 꽂힌 침에 연결했다. 뭐하는 거지? 그리고는 기계의 전원을 켜는 순간.

"악!"

나도 모르게 비명이 터져 나왔다.

"이게 뭐예요? 너무 아파요."

배에 침을 꽂고 있어 뒤척이지도 손으로 만지지도 못한 채 간호사 언니에게 물었다.

"지방분해침은 이렇게 전기를 연결해서 배 속에 전기를 흘려보내 지방을 분해시키는 거예요. 아프신 만큼 살이 빠진다고 생각하고 조금만 참으세요."

날씬한 간호사 언니는 친절하게 설명해주고 사라졌다.

살이 빠진다 생각하고 참으라니. 이것과 전기고문의 차이가 대체 뭐야? 아픈 곳을 손으로 매만질 수 없는 고통. 20분 정도 맞았다는데 영겁의 세월이 지난 것 같았다. 전기고문, 아니 침을 맞고 있는 동안 보름치의 한약이 준비되어 있었다. 침과 한약이 패키지로 60만 원. 엄청난 금액이었다. 그래도 '살찌는 체질'을 개선해준다는 생각에 조용히 카드로 결제를 하고 기숙사로 돌아왔다.

설레는 마음을 억누르며 나의 문제적 체질을 바꿔줄 한약을 조심스레 한 포를 잘라 마셨다. 쓰다. 자고로 몸에 좋은 약을 쓰다고 하였으니 쓴 만큼 효과가 있으리라. 남은 약을 마시며 쓴맛 덕분에 찡그린 눈으로 '한약을 먹으며 꼭 지켜야 하는 수칙'이라고 적힌 종이를 읽어보았다.

"한약을 먹으며 육류는 절대로 먹으면 안 됩니다.
한약을 먹으며 채소류를 포함하여 식사는 평소의 1/3만 먹어야 합니다.

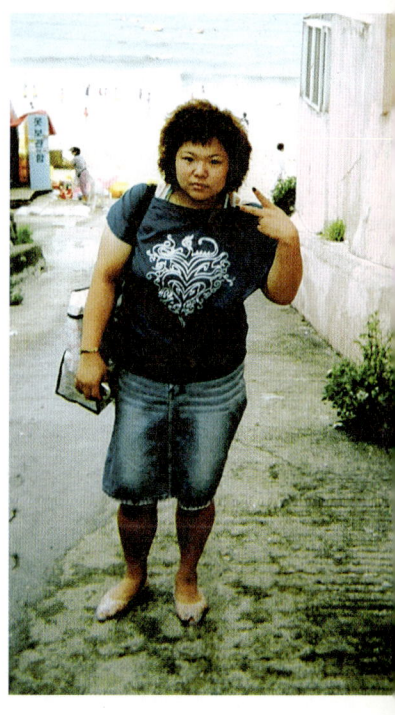

20대. 나도 남들처럼 한창 꾸미는 것에 빠져 있었다. 화장도 하고 파마도 하고 그리고 참 다양한 다이어트를 시도했었다.

날아갈듯 가벼운 몸을
갖는다는 것은 어떤 기분일까.

한약을 먹으며 과자, 음료, 술과 같은 것은 절대 먹으면 안 됩니다."

60만 원을 생각하며 수칙을 지키려고 노력했다. 7일이 지나니 2kg이 빠졌다. 그러나 8일째부터는 한약만 먹으면 구토가 나오고 어지럼증이 생겼다. 약이 이상해서 이런 증세가 나타나는 것이 아니라는 것을 알고 있었다. 하지만 몸에서 더 이상 약 먹는 것을 거부하고 있었다. 나의 의지는 본능을 꺾지 못했다. 결국 30만 원어치의 약은 훌라후프, 땀복이 있는 한쪽으로 밀려났다. 포기한 것이다. 그리고 일주일 만에 요요현상으로 5kg이 쪘다.

한약 다이어트를 포기하며 난 사실 스스로에게 큰 실망을 했다. 그동안은 무엇인가 내 체질이 문제이기에 노력을 해도 결과로 이어지지 않는다고 스스로를 위로해왔었다. 그런데 한약은 그 체질을 개선하도록 하는 것이었다. 그런데도 나는 끝까지 하지 못하고 포기했다. 그런 내가 원망스럽기도 하고 못마땅했다. 자포자기하는 심정으로 다이어트를 전혀 하지 않고 지냈다.

한창 스스로 돈을 벌게 되고 기숙사지만 혼자 살림을 하게 되자 자연스럽게 홈쇼핑에 빠져들었다. 돌아다니며 쇼핑을 하지 않아도 된다는 것은 나에게 큰 장점이었다. 돌아다니기 싫어서가 아니라 돌아다닐 때 뚱뚱한 사람이 지나간다는 눈으로 나를 보는 다른 사람들의 시선이 부담스럽기 때문이다.

그날도 어김없이 일을 마치고 홈쇼핑을 시청하고 있었다. 당시 한창 인기 걸그룹이던 베이비복스가 모델로 나선 다이어트 식품이 방영되었다. 캡사이신을 주원료로 만든 가루를 물에 타먹는 다이어트 식품이었다. 홈쇼핑에서는 캡사이신이라는 것이 체내에 들어가면 스스로 몸에 열을 내, 열량을 소모시켜 살이 저절로 빠진다고 말했다. 지름신과 다이어트신이 접신하였다. 어느새 주문을 마치고 캡사이신을 마시니 몸에서 열이 난다는 쇼 호스트의 설명을 흐뭇하게 바라보고 있었다.

먹기만 하면 저렇게 캡사이신이 내 몸속 지방을 모두 태워버린다는 거지? 좋아, 좋아. 오늘 주문했으니 언제 도착하려나…. 며칠 후 제품이 도착하자마자 바로 먹었다. 헉, 쇼 호스트들은 어떻게 이것을 웃으며 마신 거지? 캡사이신 가루는 바로 쓰레기통으로 직행했다.

그 후에도 홈쇼핑에서 파는 다이어트 제품에 거의 다 도전했다. 입기만 하면 살이 빠진다는 운동복을 입고 운동하다 호흡 곤란으로 쓰러지고, 엎드려서 놀이하듯 기구를 밀면 복근이 생긴다는 것을 사서 하다 턱만 다쳤다. 홈쇼핑 다이어트 상품에만 돈을 쏟은 것은 아니다. 근처 헬스장에 호기롭게 6개월치를 등록하고 이틀 가고 안 갔다.

첫 번째 다이어트였던 줄넘기 다이어트 이후 거짓말을 보태지 않고 수십 가지의 다이어트를 했지만 난 95kg의 뚱뚱한 사람이다. 내 방에서 이리저리 움직이는 것조차 힘겨워하는 초고도 비만자.

이 몸무게는 내가 살아오면서 했던 바보 같이 극단적인 다이어트의 결과다. 나뿐 아니라 많은 다이어터들은 단기간에 빠른 효과를 보는 다이어트를 바랄 것이다. 하지만 절대 짧은 시간에 많은 살을 뺄 수 있는 다이어트는 없다. 나는 예외일 것이다, 이 방법은 다르다는 안일한 생각과 빨리 빼고 싶다는 초조한 마음이 자신을 망치게 한다.

지금은 다행히 생각을 바로 잡았다. 29년을 찌워온 살을 단 몇 주, 몇 개월 만에 뺄 수 없다는 것을 머리로 몸으로 마음으로 알았다. 빠르게 극단적으로 뺀 살은 그보다 더 빠르게 요요로 찾아온다. 평생 할 수 없는 다이어트는 좋은 다이어트가 아니다. 그런 다이어트라면 차라리 시작하지 말자. 그럼 적어도 요요라도 면할 수 있으니.

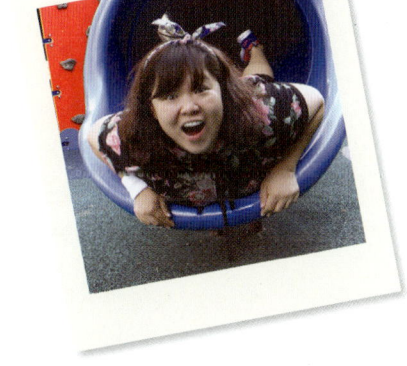

35

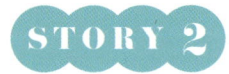

살찌는 이유

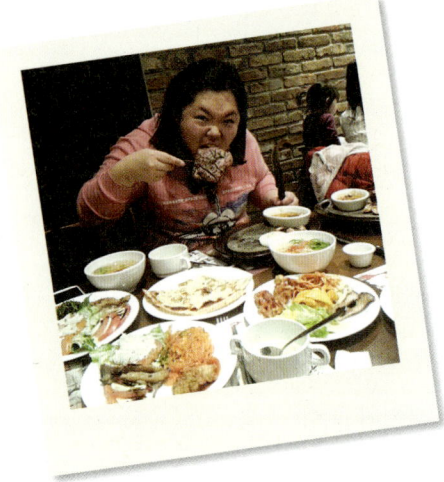

국물도 짠 음식도 술도
좋아하지 않지만 살찌는 이유?
많이 먹으니깐. 사실 난 뷔페를
참 좋아했다.

살찌는 사람은 국물을 좋아한다고 한다.

난 국물을 싫어한다. 그런데 난 왜 살이 찌는 걸까?

아! 건더기를 '많이' 먹는구나.

살찌는 사람은 짠 음식을 좋아한다고 한다.

난 짠 음식을 싫어한다. 그런데 난 왜 살이 찌는 걸까?

아! 싱거운 음식을 '많이' 먹는구나.

살찌는 사람들은 술을 좋아한다고 한다.

난 소주 한 잔도 마시기 힘들어 술을 안 먹는다. 그런데 난 왜 살이 찌는 걸까?

아! 5차까지 함께 하며 안주를 '많이' 먹는구나.

나는 각종 다이어트 정보에서 말하는 살찌는 조건에 해당하지 않는다. 식사는 싱겁게 먹는 편이며, 술은 입에도 대지 않는다. 그래서 친구들을 만나면 늘 투덜거렸다.

"난 짜게 먹지도 않고 술도 안 먹잖아. 그런데도 뚱뚱해. 나 같은 사람은 도대체 어떻게 살을 빼야 하는 거야?"

나를 위한 다이어트 방법은 정녕 없는 거냐며 투덜거리던 어느 날, 깨달음을 얻었다. 그날도 누구보다 식사를 빨리 마치고 고개를 들어보니 친구들은 늘 그렇듯 여전히 식사 중이었다. 팔짱을 끼고 한 친구가 먹는 것을 관찰했다.

날씬한 그 친구는 입에 밥을 한 술 떠 넣고 식탁에 차려진 모든 반찬을 하나하나 집어 먹었다. 그리고 밥공기의 밥 한 톨까지 싹싹 긁어 먹었다. 평소에도 이렇다. 그녀는 나보다 항상 많이 먹는다. 그런데 도대체 넌 왜 살이 찌지 않고 나만 살이 찌는 거냐. 한참을 지켜보다 보니 짜증이 났다.

"야, 그만 먹어. 너 정말 짜증나. 나보다 더 많이 먹는데 왜 넌 살이 안 찌는 거야?"

"넌 밥을 거의 마시듯 먹잖아. 나는 오래 씹어 먹어. 밥을 오래오래 씹어 먹으면 절대 살이 안 쪄."

"아…!"

밥을 빨리 먹는 것은 내 주특기다. 경쟁적으로 웃기는 것을 좋아하는 코미디언들 사이에 밥을 빨리 먹는 건 일종의 장기와도 같다. 난 그런 면에서 최고의 장기를 가졌다. 사실 밥만 빨리 먹는 것이 아니라 무엇이건 빨리 먹는다. 친구들과 밥을 먹으면 가장 먼저 숟가락을 내려놓는 사람은 언제나 나. 커피를 마셔도 두어 모금이면 벌써 쪽쪽 소리가 난다. 햄버거도 한 입, 두 입이면 끝. 과자도 마찬가지다. 그리고 한 가지 더, 난 음식을 먹을 때 꼭 최고의 궁합으로 맞춰 먹었다.

라면 하나만 먹으라고? 아니지, 라면은 김밥과 함께 먹어야지.

냉면 하나만 먹으라고? 아니지, 삼겹살을 먹고 먹는 게 냉면이지. 삼겹살이 아니면 만두라도 줘!

커피에 시럽을 빼고 먹으라고? 좋아. 달콤한 허니브레드와 함께 먹으려면 시럽을 넣지 않은 아메리카노가 딱이니깐.

어느 날 친구가 말했다.

"넌 살 뺀다며 치즈케이크를 주문하는 거야?"

분식집 최고의 짝꿍,
라면과 김밥.
짠맛 과자와 단맛 과자,
아메리카노와 달달한 케이크.
난 음식을 먹을 때 이렇게 짝을
지어 먹었다.
결과적으로 다른 사람보다
2배를 먹는 셈이다.

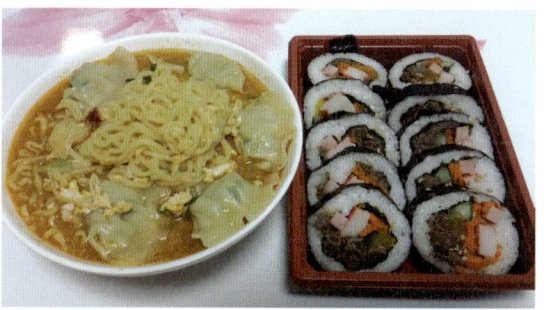

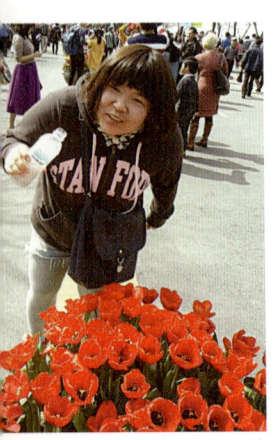

나도 꽃처럼 물만 먹고도 잘 살
수 있으면 좋겠다.

애 좀 봐. 아메리카노에 딱 어울리는 부드러운 치즈케이크는 원래 같이 시키는 건데 그걸 모르나 봐. 그렇다고 내가 다이어트를 염두에 두지 않는 것은 아잖아. 음료에 휘핑크림은 올리지 말라고 했고 또 저지방 우유로 만든 치즈케이크를 골랐다고.

사람들이 나에게 왜 이렇게 살이 쪘냐고 묻는다.
"그러게요. 진짜 전 물만 마셔도 아니 숨만 쉬어도 살이 찌는 체질 같아요."
사람 좋게 웃으며 답한다. 물론 체질을 무시할 수는 없지만 돌아보면 살이 찌는 이유는 반드시 식습관에 있다. 빨리 먹고 나도 모르게 많이 먹는 습관. 이것은 그냥 비만이 아닌 초고도 비만에 이르는 지름길이다. 다이어트를 위해서는 평소 나의 식습관을 정확히 아는 것이 중요하다. 내가 평소 어떤 식습관을 가졌는지 모른다면 나와 자주 식사를 하는 주변인에게 물어보자. 그들은 이미 알고 있다.

나는 누가 도넛을 주면 그 자리에서
도넛을 먹기 위해 함께 먹을 음료를 산다.
그런데 같이 있던 친구는 도넛을 뒀다가
배가 고플 때 먹었다. 그녀는 날씬하다.

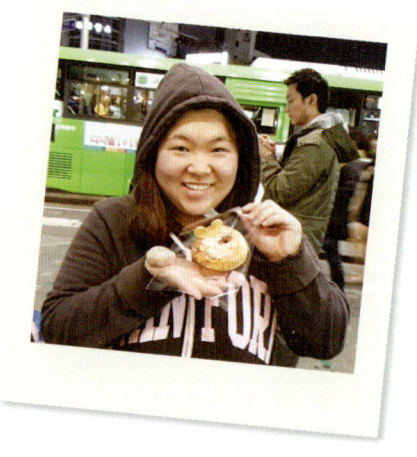

내 옷장엔 바지가 없다

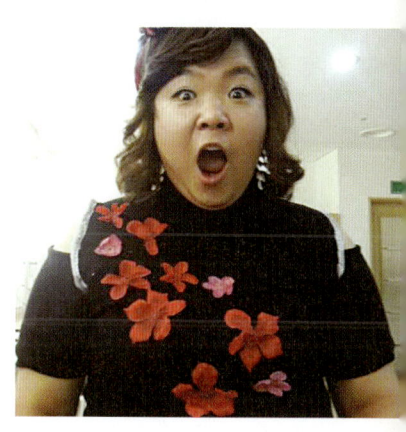

내 옷장을 열어 보면 치마가 참 많다. 이것은 여성스러운 성격이 반영된 취향 때문이 아니다. 치마를 즐겨 입는 이유는 딱 하나, 바지를 즐겨 입을 수 없기 때문이다. 여기서 잠깐! 지금 뭔 소리냐고 하는 사람, 아직 초고도 비만은 아니다. 하지만 이거 알아들은 사람은 지금 당장 나랑 같이 살 빼야 한다. 우리는 목숨을 위협받고 있다.

날씬한 사람들은 옷을 살 때 길을 가다 예쁜 것을 보고 충동구매를 하기도 하고, 친구가 입은 것을 보고 혹은 연예인이 입은 것을 보고 따라 사기도 한다. 이렇게 대부분의 사람이 옷을 살 때 가장 고려하는 것은 예쁜 디자인과 가격 정도다. 하지만 나는 좀 다르다.

내가 옷을 고르는 첫째 기준은 사이즈다. 나도 물론 길을 지나며 예쁘다고 생각하는 옷이 있고 여배우처럼 입고도 싶지만 옷가게에서 내 몸에 맞는 사이즈를 발견하는 것은 기적 같은 일이다. 또 옷가게에서 맞는 사이즈를 찾아보겠다고 점원의 눈총을 받으며 있는 것은 너무 힘든 일이다. 그래서 대부분의 경우 속 편하게 인터넷 쇼핑몰을 이용한다.

쇼핑몰이라고 큰 옷이 많은 것은 아니지만 천천히 나만의 시간을 가지고 쇼핑을 할 수 있다. 나의 옷 쇼핑은 총 3단계를 거친다. 1단계는 '박시한 스타일', '넉넉한 스타일'이란 문구의 옷을 클릭하기. 색상 정보 따위는 건너뛰고 바로 사이즈를 확인하는 것이 2단계. 사이즈 란에 'free' 혹은 '99' 사이즈가 쓰여 있다면 오늘 옷 하나 건지는 날이다. 기쁜 마음으로 마

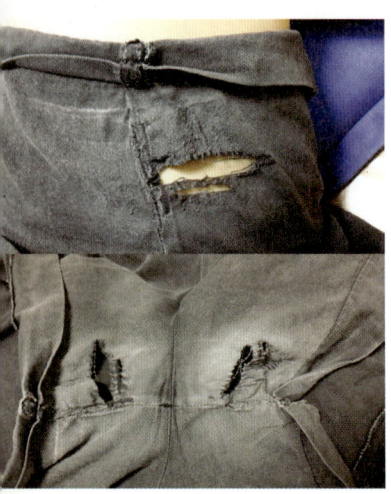

산 지 6개월도 되지 않는
바지라면 믿을 수 있을까?
멋으로 바지에 구멍을 내는
사람은 있겠지만
요즘 세상에 바지가 낡아
구멍이 나는 경우가
몇이나 있을까.

우스를 돌돌 굴려 아래쪽에 쓰여 있는 세부 사항을 체크하는 것이 마지막인 3단계다.

'세탁 시 주의사항? 이런 것은 도대체 왜 있는 거야. 나에게 중요한 것은 오직 옷의 사이즈라고.'

이렇게 세심하고 힘든 쇼핑을 마치고 구매한 것은 고무줄 옷. 특히 바지는 몸통에 붙는 부분이 많아 허벅지 둘레, 밑위길이 등 상의나 치마를 살 때보다 체크 사항이 더욱 많다. 고무줄 바지도 사이즈를 체크해야 하느냐고 놀라는 사람도 있을 것이다. 고무줄 바지도 사이즈 체크가 필요하다.

나도 이 정도로 내 몸이 뚱뚱한지 자각하지 못하고 허리와 허벅지 사이즈 정도만 확인하고 바지를 샀다가 밑위길이가 너무 짧아서 아무리 바지를 끌어올려도 엉덩이 반 정도밖에 올라오지 않았던 경험이 있다. 너무 어이가 없어 그 바지를 날씬한 친구에게 입어보라고 했는데 나에게는 엉덩이 반 정도밖에 걸쳐지지 않았던 바지가 그 친구에게는 하이웨스트 스타일이었다. 그 뒤로는 밑위길이 꼭 확인한다.

이렇게 세심하게 고른 고무줄 바지를 입는 방법은 하나다. 바지에 박시한 티셔츠를 꺼내 입기. 절대 티셔츠를 바지 안에 넣을 수는 없다. 허벅지 위쪽부터 꽉 끼는 바지는 허리 부분에서 고무줄에 눌린 아랫배와 윗배를 적나라하게 보여준다. 고무줄을 기준으로 위, 아래로 튀어나온 배는 마치 아이유의 3단 고음처럼 차곡차곡 3단으로 완성되어 옷을 뚫고 나올 것 같다. 그러니 이런 모양새를 가려줄 긴 티셔츠를 바지 밖으로 꺼내 입는 스타일링이 필수다.

이렇게 힘겹게 산 소중한 바지지만 오래 입지는 못한다. 아마 살이 찐 사람은 모두 공감할 텐데, 걸을 때마다 허벅지 안쪽 살이 서로 스치기 때문이다. 새로 산 바지도, 그 질기다는 청바지도 6개월을 못 가 허벅지 안쪽이 다 헤져버린다.

그렇게 헤진 바지는 결국 길을 걷다가 어느 순간 시원한 느낌을 선물하며 커다란 구멍을 만들고 생을 마감한다. 소리도 없이 뚫린 바지 밖으로 허벅지 살이 튀어나오고 오른쪽, 왼쪽 살이 서로 달라붙는다. 그 상태로 두어 걸음만 걸어도 살끼리 쓸려 상처가 생긴다. 여름처럼 땀이 많이 날 때는 상처가 더욱 쓰라리다. 하지만 그보다 아픈 것은 내 마음이다.

'이번 바지도 6개월을 못 입었네. 또 그 복잡한 구매 과정을 거쳐야 하는구나. 돈도 없는데…'

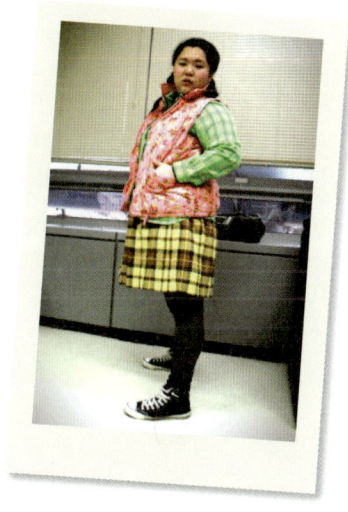

질긴 재질이라도 한 달만 지나면 허벅지 안쪽에 보풀이 가득하다. 요즘 세상에 옷이 헤져서 버리는 사람은 나밖에 없을 것이다. 이래서 바지가 싫다. 날씬한 친구들은 절~대 나의 이런 고충을 이해하지 못한다. 겪어보지 못했으니 당연하지만.

그래서 결국 내가 선택하는 것이 허벅지 둘레, 밑위길이, 허벅지 안쪽에 천이 닳는 걱정이 없는 치마 입기다. 굵은 다리를 내놓는 것이 좀 눈치 보이지만 그래도 길 한복판에서 허벅지 안쪽에 손바닥만한 구멍이 생기는 당황스러운 일은 없다. 물론 치마 안 속바지도 허벅지 안쪽 천이 닳지만 다른 사람 눈에는 보이지 않으니 상관없다. 나 혼자만 불편을 감수하면 되니까 괜찮다.

레깅스는 여자들에게 혁명이다. 날씬한 사람은 자신의 몸매를 뽐낼 수 있어서, 나는 치마를 입을 때 허벅지 안쪽 살을 닿지 않게 할 수 있어서. 레깅스 없는 치마는 상상할 수 없다.

길에서 혹은 텔레비전에서 다른 사람들을 보다 보면 나도 바지가 입고 싶다. 세련된 '차도녀' 느낌을 물씬 풍기는 정장 바지에 헐렁한 화이트 셔츠를 살짝 넣어 입어보고 싶고, 무심한 듯 시크한 느낌으로 스키니 팬츠에 하얀 면 티셔츠를 넣어 입고 싶다. 자연스럽게 물 빠진 청바지에 체크 남방도 꼭 입어보고 싶다. 또 허리에 멋진 벨트를 둘러 포인트도 주고 싶다. 무엇보다 고무줄 치마가 아닌 예쁜 바지들로 옷장을 채우고 싶다.

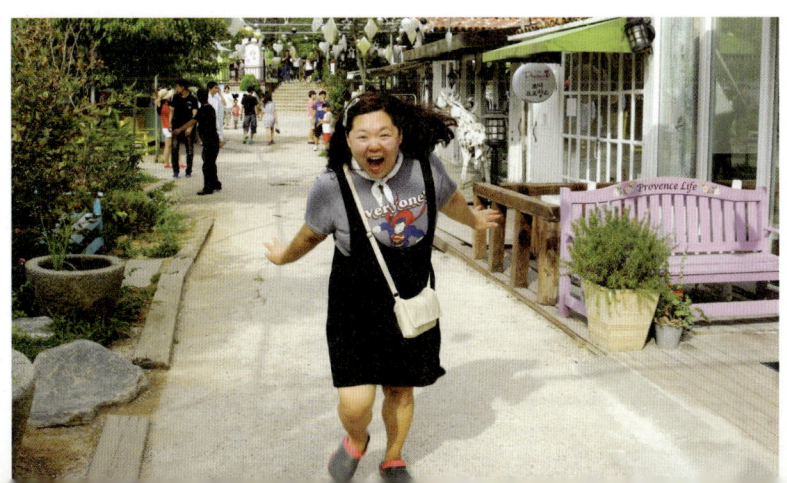

대중교통을 이용하는 '뚱'의 자세

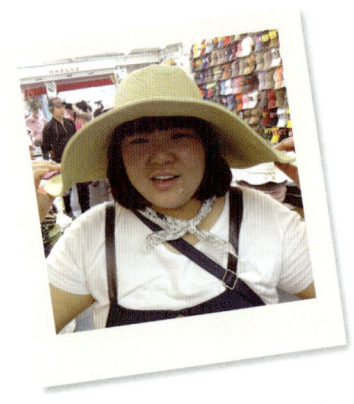

난 여름이 싫다. 덩치가 커서 땀도 많이 나고 무거운 몸을 이끌고 다니느라 누구보다 빨리 지친다. 여름이 오면 내 몸이 물 먹은 스펀지처럼 느껴져 너무 버겁다. 그리고 예전에 누군가 한 말이 생각나서 더욱 싫다.

"정말 미안한데, 난 개인적으로 뚱뚱한 사람을 싫어해. 그러니깐 같이 있을 때 내가 혹시라도 뚱뚱한 사람을 무시하는 말을 하거나 너를 무시하더라도 이해해줘. 뚱뚱한 사람은 조금만 움직여도 땀을 흘리잖아. 그래서 그런지 뚱뚱한 사람은 그들만의 냄새가 나. 난 그 냄새가 너무 역해. 또 뚱뚱한 사람은 몸만 둔한 것이 아니라 생각도 둔해서 자신이 남에게 피해를 주고 있다는 생각도 못하더라고. 그래서 난 뚱뚱한 사람이 싫어."

어떻게 알게 된 사람인지 어떤 상황이었는지 지금은 기억나지 않는다. 그냥 더운 어느 여름날 땀을 흘리며 힘들어 하는 나를 보며 경멸하듯 쏟아낸 저 말만 또렷하게 기억난다. 그 친구는 왜 그랬을까, 내가 묻지도 않았는데….

그때부터였을까. 사람이 많은 공공장소에 가게 되면 눈치를 보게 되었다. 특히 버스나 지하철과 같은 대중교통을 이용할 때는 오만 가지 걱정을 하며 눈치를 본다.

'혹시나 나한테 땀 냄새가 많이 나고 있지 않나? 아, 땀 때문에 축축해진 옷이 다른 사람 몸에 닿으면 어쩌지? 그 사람이 욕이라도 하면….'

그래서 버스나 지하철을 타면 거의 서서 간다. 사람이 없어 자리가 많거나, 버스 좌석 중에 혼자 앉는 자리가 있을 때만 앉아서 간다. 어쩌다 두 사람이 앉는 자리에 혼자 앉아 있다가 다른 승객이 내 옆자리에 앉으면 그때부터 나는 숨도 제대로 못 쉰다. 내 뚱뚱한 몸이 닿아 불편함을 느낄 거라고 생각하기 때문이다. 그래서 이런저런 걱정을 하느니 차라리 서서 가는 게 마음이 편하다.

한번은 일산 MBC에서 녹화를 마치고 버스를 탔다. 목적지까지 거의 한 시간을 가야 했다. 녹화로 진이 빠진 나는 자리에 앉아 가기로 했다. 광역버스의 특성상 대낮에는 빈자리가 많기 때문에 눈치 보지 않고 내리는 문 바로 옆에 있는 넉넉한 공간의 좌석에 앉았다. 그런데 무슨 행사가 있었는지 한두 정거장 갈 때마다 사람들이 승차했다. 그때마다 슬쩍 버스 안을 훑어보았는데 아직 빈자리가 있었다. 그래서 안심을 하고 창에 기대 잠시 눈을 감았다. 그리고 다시 다음 정거장. 사람들이 줄지어 탔고 이제 빈자리는 내 옆자리뿐이었다. 어떤 젊은 여자가 두리번거리더니 내 옆자리에 앉았다. 나도 모르게 눈치를 보며 몸을 곧추세우고 엉덩이에 힘을 주었다. 그리고 몸을 최대한 창가에 붙였다.

그 여자는 스마트폰 메신저로 대화 중이었다. 난 다른 사람의 폰을 보는 무례한 행동은 하지 않는다. 그런데 이상하게 그 여자는 스마트폰 화면을 나보고 보라는 듯 일부러 내 쪽으로 기울이며 대화를 하고 있었다. 불길한 생각이 들었다. 그래서 더 안 보려고 했다. 무시하려고 했다. 그런데 어찌나 내 쪽으로 화면을 기울여서 보여주는지, 또 그 스마트폰 화면은 왜 그렇게 큰지. 슬쩍 스치듯 보기만 했는데도 내용을 읽을 수 있었다.

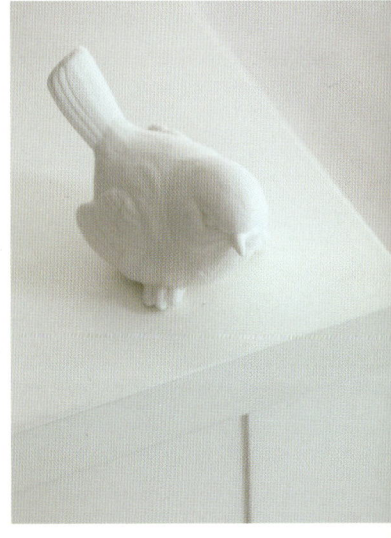

'아~~ 돼지 냄새~'
내가 이럴 줄 알았어. 고개를 돌리고 싶었지만 움직일 수 없었다. 내 의지와는 상관없이 난 계속 대화창을 보고 있었다.
'돼지 년이 집에나 처박혀 있지 나와서 피해주고 지랄이야. 몸은 돼지고 엉덩이는 하마야.'
너무 속상했다. 하지만 아무 말도 못했다. 그리고 버스가 자유로를 빠져나오자마자 도망치듯 내려버렸다.

43

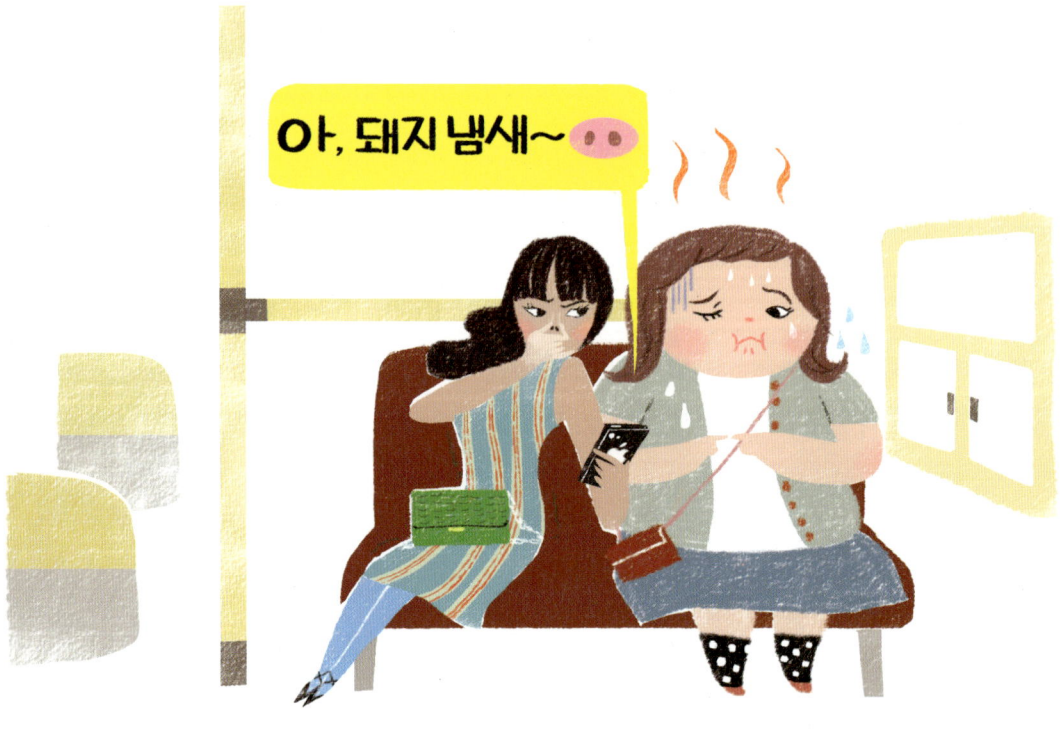

마음속에서는 당신이 나에 대해서 뭘 아느냐고 큰소리로 따지고 머리 끄덩이를 잡고 있었다. 그러나 현실에서는 아무런 반박도 못하고 도망쳤다. 이런 내가 한심했다. 답답했다. 스스로에게 욕을 했다. 우울했다.

'이런 일은 자주 일어나잖아. 그래서 그 휴대폰을 보기 전부터 불길한 느낌도 들었잖아. 그런데 뭣하러 봤어. 결국 네가 뚱뚱해서 생긴 일이야. 그 여자가 잘못이 아니라 뚱뚱한 네가 잘못이야!'

나는 결국 나 자신을 원망하는 것으로 끝냈다.

대중교통을 이용하며 뚱뚱하기에 생기는 에피소드는 종종 있다. 한번은 지하철을 탔다. 그날도 평소와 다름없이 서서 가고 있었다. 그런데 어떤 할머니께서 본인이 앉아 계신 노약자석으로 나를 불렀다.

"아이고, 만삭 임산부가 얼마나 힘들어. 여기 앉아요."

당황한 나는 괜찮다며 거절했지만 할머니는 나를 억지로 끌고 가 앉혔다. 그러고는 사람들을 돌아보며 들으라는 듯 말씀하셨다.

"어째 요즘 사람들은 자기만 편하게 살려고 양보를 안 해. 우리 딸도 얼마 전에 아이를 낳았어. 새댁은 아들이래요, 딸이래요? 배 모양을 보면 오뚝하게 볼록한 것이 아들 같은데."

아직 성별을 모른다며 대충 얼버무리던 나는 다음 정거장에서 서둘러 내렸다. 물론 정말 임신한 거마냥 상체를 살짝 뒤로 젖히고 허리에 손을 얹은 연기를 하면서. 다시 생각해봐도 자연스러운 연기였다.

언제까지 대중교통을 이용할 때 눈치를 봐야 하는 걸까. 이런저런 일들이 있을 때마다 내 자신은 얼마나 상처를 받아야 하고 자존감은 얼마나 더 깎여야 하는 것인가 회의감이 든다. 이렇게 아프고 힘든 상처를 과연 누가 치료해줄 수 있을까. 누가 내 자존감을 회복시켜줄 수 있을까. 물론 잘 알고 있다. 이 모든 문제를 해결할 수 있는 사람은 어느 누구도 아닌 나 자신이라는 것을. 이제 나 자신이 나를 위해 움직여야 할 때이다.

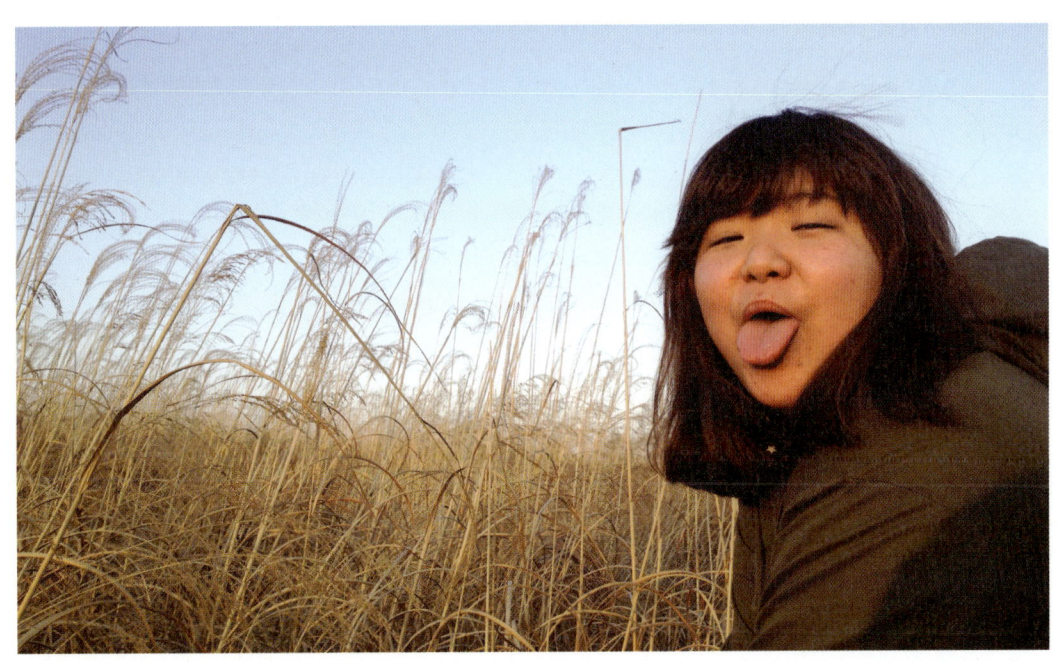

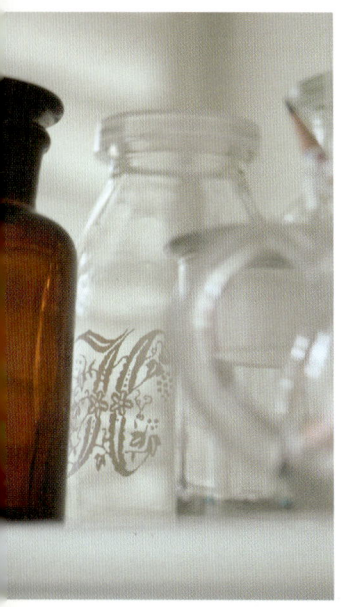

투명 인간은 있다? 없다?

나에게는 투명 인간이 될 수 있는 초능력이 있습니다.

그런데 이 초능력은 아쉽게도 내가 쓰고 싶을 때 맘대로 쓸 수는 없고 특정 상황과 특정 인물에게만 스스로 발동됩니다.

상황 1

난 지금 친구들과 나이트에 놀러왔습니다.

친구들이 웨이터의 손에 이끌려 다닐 때 나의 투명 인간 초능력은 발동됩니다.

웨이터의 눈에는 내가 보이지 않습니다.

초능력 발동으로 테이블에 또 나 혼자 남았네요.

상황 2

난 지금 친구들과 미팅을 하러 나왔습니다.

꼭 이렇게 중요한 순간에 투명 인간 초능력이 발동됩니다.

투명 인간이 된 걸 알면서도 난 열심히 대화에 껴봅니다.

아, 역시나 이 초능력 때문에 내가 보이지 않나 봐요.

어떤 남성 분도 나에겐 눈빛조차 주지 않네요.

상황 3

난 지금 무거운 짐을 옮기고 있습니다.

옆에 건장한 남자들이 있어요. 나 좀 도와주세요!

아, 투명 인간 초능력이 발동되어버렸어요.

내가 보이지 않으니 나를 도와줄 수 없습니다.

오늘도 힘을 내서 무거운 짐을 듭니다.

상황 4

난 지금 친구들과 의류 매장에 옷을 사러 왔습니다.

직원이 다가오는 순간 나의 투명 인간 초능력이 어김없이 발동됩니다.

내가 보이지 않으니 직원은 나에게 옷을 권할 수도, 팔 수도 없습니다.

아, 다행히 초능력이 풀렸어요!

친구들이 저에게 맡겼던 짐을 가져가며 옷을 입어보라고 권합니다.

이제 나도 맞는 사이즈를 찾아 쇼핑을 해볼까요?

저기 직원이 오네요. 저기요!

아이 참, 또 투명 인간이 돼버렸어요.

직원은 그냥 나를 스쳐지나가네요.

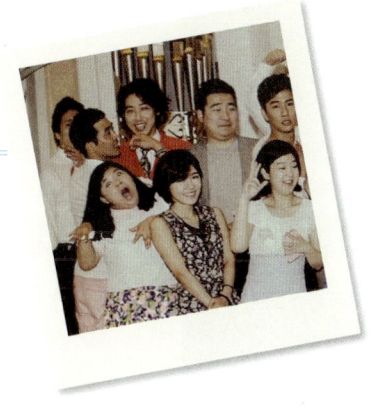

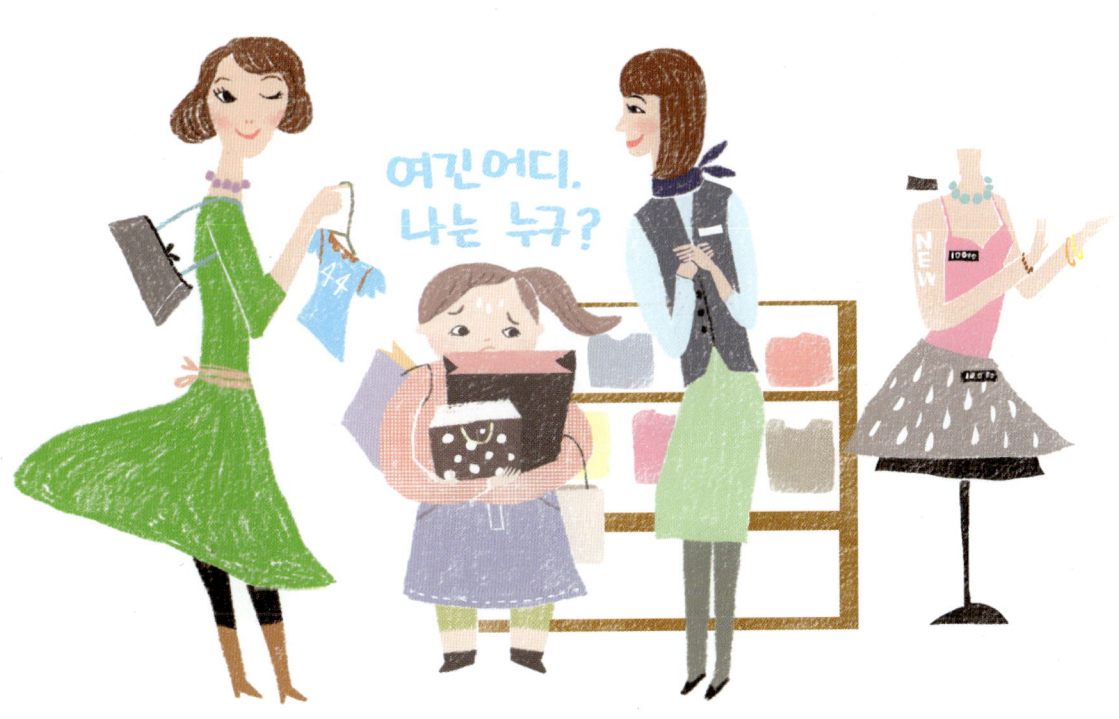

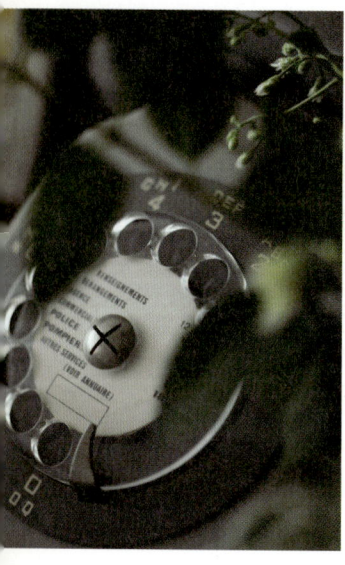

　항상 투명 인간이 되는 초능력을 원하지 않는 것은 아니에요. 어쩔 때는 간절하게 원하기도 하죠. 그런데 그럴 때는 단 한 번도 투명 인간 초능력이 발동한 적이 없어요. 오히려 그 누구보다 눈에 띄고 주목을 받죠.

상황 5

난 지금 엘리베이터를 기다리고 있어요.

그런데 앗! 사람들이 너무 많이 오고 있어요.

이럴 줄 알았어요. 정원 초과 경고음이 울려요.

투명 인간 초능력이 발동되면 좋은데 이럴 땐 주목 받는 능력이 발동되죠.

사람들의 시선이 나에게로 쏠리기 시작해요.

내가 제일 오래 엘리베이터를 기다린 사람인데… 내려야겠죠?

상황 6

난 지금 날씬하고 예쁜 친구와 엘리베이터를 타고 올라가는 중입니다.

오늘 따라 사람들이 많이 탔어요.

내 친구가 갑자기 트림을 했어요. 공공장소에서 몰상식하게. 나는 친구를 흘겨봅니다.

그런데 사람들은 모두 나를 쳐다보네요.

난 애써 사람들의 시선을 외면하고 얼굴로 말합니다.

내가 아니라 얘라고요, 예쁘게 생긴 얘.

옆에 친구를 보니 참 예쁘게도 미소를 지으며 나를 보고 있네요.

상황 7

난 지금 친구들과 찜질방에 왔어요.

찜질 후 씻으려고 탕에 들어가요.

혹시나 투명 인간 초능력이 발동될까요?

그렇죠. 역시 내가 원할 때는 발동되지 않아요.

탕에 있는 모든 사람들이 나를 봐요. 그리고 수근거려요.

수건으로 가려봐요. 그래도 보네요. 저 아주머니는 목이 돌아가겠어요.

상황 8

난 지금 길거리에서 아이스크림을 먹으며 친구들과 걷고 있어요.

한여름에 땀을 흘리며 공연을 마친 후 먹는 아이스크림은 천국의 맛이에요.

그런데 사람들이 나를 보며 수근거려요.

저렇게 먹으니 살이 찌지.

빨리 투명 인간 초능력이 발동되었으면 좋겠는데 정말 내 맘처럼 안 돼요.

　나는 지금 거울 앞에 서 있습니다. 정말 뚱뚱하고 못생겼어요.

　보기 싫은데, 나도 내가 보기 싫은데 역시 투명 인간 초능력은 발동되지 않아요.

　지금은 투명 인간 초능력으로 나 자신조차 못 봤으면 좋겠어요.

　하지만 사실 이제 투명 인간 초능력은 버리고 싶어요.

　당당히 보이고 싶어요.

　앞으로 지낼 날들이 많은데 이렇게 살 수는 없어요.

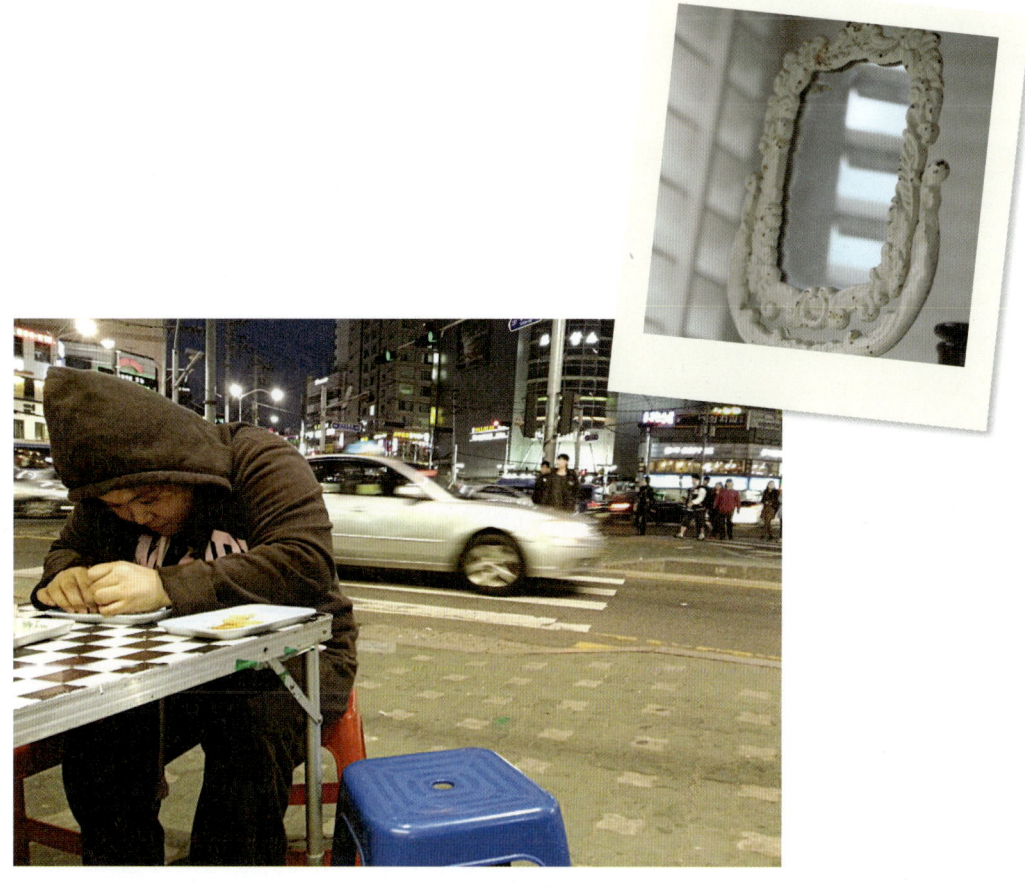

삼시 세 끼? 수시 다(多)끼!

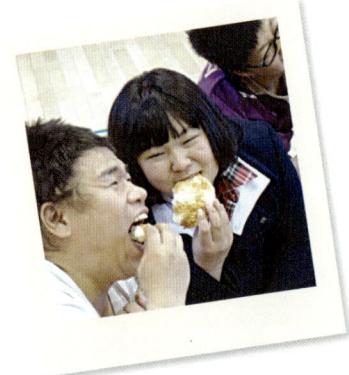

숨 쉬는 것까지도 허락을
받아야 할 것 같은 신인 시절.
무서운 선배 앞에서도
먹을 것과 함께라면
웃을 수 있었다.

MBC 개그맨 공채 시험에 합격하고 아무것도 모르던 햇병아리 시절. 위계질서가 엄격한 코미디언 실에서 막내가 숨을 틔울 수 있는 순간은 화장실 가는 시간과 밥 먹는 시간이었다. 그나마 화장실에 가고자 자리에서 일어나는 것도 동기들과 식사를 하러 자리를 벗어나는 것도 괜히 눈치가 보이는 시절이었다.

유일하게 눈치를 보지 않는 방법은 선배들과 밥을 먹으러 가는 것뿐이었다. 그래서 기회만 생기면 나는 식사 자리에 끼었다. 먹고 또 먹고 또, 또 먹고. 배가 부르고 살이 쪘지만 답답한 코미디언 실에서 눈치를 보는 것보다는 좋았다. 밥 먹을 때는 개도 건드리지 않는다는 말이 있지 않나. 그래서인지 식사 자리에서 선배들은 코미디언 실에서보다 훨씬 너그러웠다. 그래서 그 시절 나는 하루에 몇 끼를 먹었는지 셀 수가 없다.

하루는 동기들과 분식점에서 냉면에 돈가스까지 점심으로 먹고 졸린 눈을 비비며 테이블 앞에 앉아 있는데 조금 늦게 출근한 선배가 같이 밥을 먹으러 갈 사람을 찾았다. 난 자연스레 손을 들었다.

"선배님, 저 밥 안 먹었습니다. 밥 사주세요."

그리고 정말 밥을 안 먹은 사람처럼 맛있게 순대국밥을 먹었다. 아주 잠깐의 자유로운 식사를 마치고 선배가 사준 아이스크림까지 후식으로 먹고 다시 답답한 코미디언 실로 들어왔다. 또 테이블 앞에 차렷 자세로 앉아 있는데 다른 선배가 함께 짬뽕을 먹으러 갈 사람을 찾았다. 난 또 자연스럽게 손을 들었다.

"선배님, 저 밥 안 먹었습니다. 짬뽕 정말 먹고 싶습니다."

다른 동기들은 그런 나를 보며 키득거렸다. 나도 웃었다.

중국집에 가서 홍합짬뽕 한 그릇과 특별히 시켜준 탕수육을 신기하게
도 한 끼도 못 먹은 사람처럼 맛있게도 먹었더랬다.

"해림아, 절대 끼니는 거르지 마라. 이 시간까지 점심도 안 먹고 있으면
어째. 동기들하고 끼니는 챙겨 먹어."

맛있게 먹는 모습을 보고 차마 점심만 세 번째라는 것을 상상하지 못하
는 선배가 말했다. 그렇게 식사를 마친 후 코미디언 실로 돌아오니 어느
새 저녁을 먹을 시간이었다.

"해림이는 밥을 먹었으니 코미디언 실을 지키고 있으면 되겠다."

반장 오빠가 말했다.

"무슨 소리야. 점심 먹었다고 저녁을 안 먹는 게 어디 있어.
지금 선배님이 점심 사주셔서 먹고 온 거잖아. 선배님도 끼니
를 거르지 말라고 하셨어. 나도 저녁 먹을 거야."

나는 동기들과 즐겁게 저녁으로 해장국 한 그릇을 맛있게 먹었다.

솔직히 말하면 그때 해장국은 솔직히 먹기 힘들었다. 하지만 열심히 먹

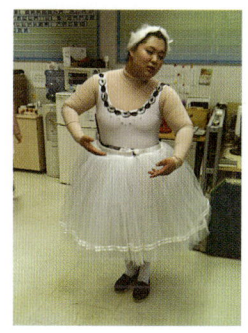

배고파서 먹고,
막내라서 스트레스 받아서 먹고.
선배가 사주니 먹고,
때가 되니 먹고.
먹고 또 먹던 막내 시절.

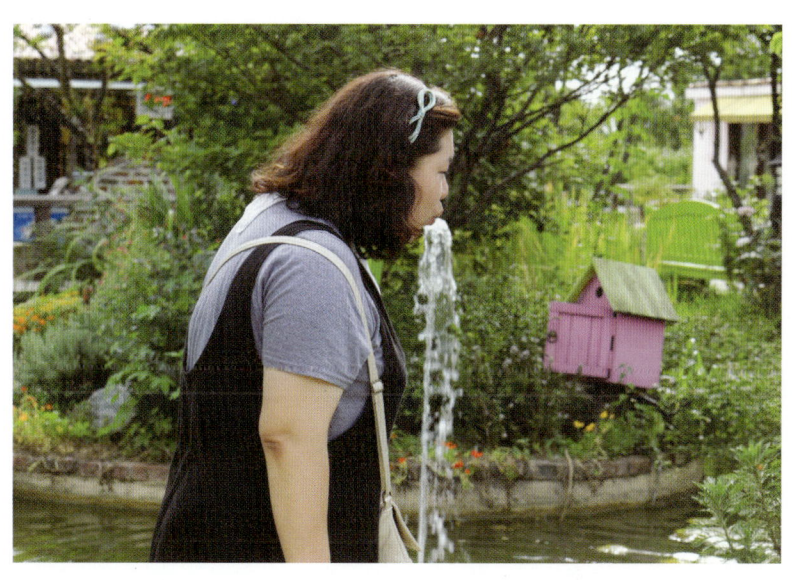

었다. 이때가 아니면 먹을 수 없는 사람처럼. 그렇게 막내 생활이 지나고 나니 입사 전보다 나의 몸무게는 15kg 정도 더 늘어나버렸다. 그러면서 그동안 몸에 비해 비교적 날씬했던 배도 불룩하게 나왔다.

그 시절 코미디언 실에서 나의 캐릭터는 확고했다. 계속 먹는 아이. 물론 시간이 지나도 그 캐릭터는 없어지지 않았다. 그때 난 자유를 위해 먹는 걸 선택했다고 했지만 지금 생각해보면 자유는 핑계고 그냥 먹고 싶어서 그랬던 거 같다. 이전까지는 그렇게까지 한 번에 많이 먹지 못했는데 막내 시절 이후 달라졌다. 위장이 늘어났는지 이전보다 기본적으로 먹는 양이 늘어났고 끼니를 모두 챙겨 먹고도, 햄버거 등 식사 대용의 음식을 또 먹을 때가 종종 있었다.

세 살 버릇이 여든까지 간다고 했던가. 그런데 이건 세 살 때 생긴 버릇도 아닌데 왜 없어지지 않는 걸까. 먹는 버릇은, 특히 많이 먹는 버릇은 한 번 자리를 잡으면 쉽게 없애기 힘들다.

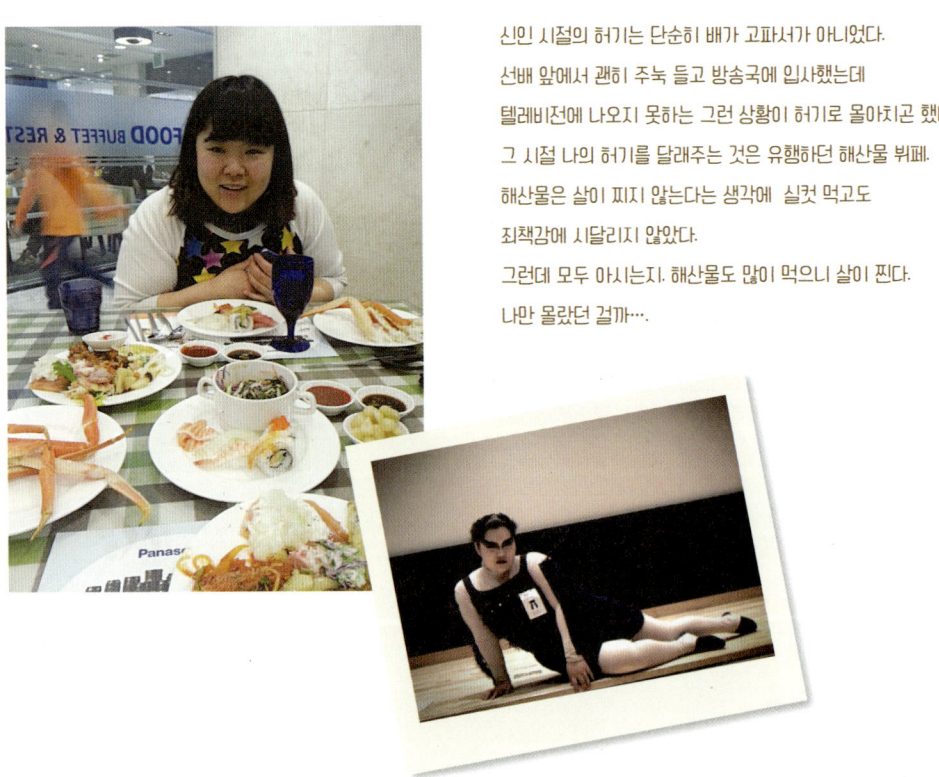

신인 시절의 허기는 단순히 배가 고파서가 아니었다.
선배 앞에서 괜히 주눅 들고 방송국에 입사했는데
텔레비전에 나오지 못하는 그런 상황이 허기로 몰아치곤 했다.
그 시절 나의 허기를 달래주는 것은 유행하던 해산물 뷔페.
해산물은 살이 찌지 않는다는 생각에 실컷 먹고도
죄책감에 시달리지 않았다.
그런데 모두 아시는지. 해산물도 많이 먹으니 살이 찐다.
나만 몰랐던 걸까….

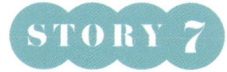

STORY 7

누가 제발 다이어트 자극 좀 해줘

거울 앞에서 옷을 갈아입으며 어떻게 해도 감춰지지 않는 불룩한 뱃살을 찰싹찰싹 때렸다.

"으이구, 언제 내 몸에서 사라질래."

아무리 구박해도 나와 절대 떨어지지 않는 이 뱃살을 보며 또 다이어트를 결심했다.

다이어트 의지를 갖기 위해서 시작 전 준비가 필요하다. 준비의 시작은 인터넷 검색창에 '다이어트'를 입력하기. 검색을 클릭하자 '단기간 다이어트', '살 빨리 빼는 법', '다이어트 방법', '다이어트 전후 사진', '다이어트 성공 사례', '다이어트 자극 글', '다이어트 명언' 등 다이어트 연관어가 줄줄이 이어진다.

사람들의 다이어트 경험과 살이 쪄서 겪게 되는 슬픈 사연을 읽다 보면 나의 다이어트 의지는 누구도 막지 못할 만큼 불타오른다. 또 이미지 란에 보이는 다이어트 자극 사진을 보며 나의 날씬해진 모습을 상상한다. 아, 행복하다. 그래, 나도 이제부터 저런 몸이 되는 거야.

시각적으로 자극을 받았으니 이제는 체험에서 오는 다이어트 명언을 읽어 정신적으로 깨달음을 얻을 차례다. 연예인의 다이어트 명언을 클릭해 읽는다.

<u>미란다 커, "저는 하얀 음식은 피해요 그건 독이니까요."</u>
맞아, 맞아. 밀가루, 설탕, 소금은 다 내 몸에 독이지. 이야, 이렇게 늘씬

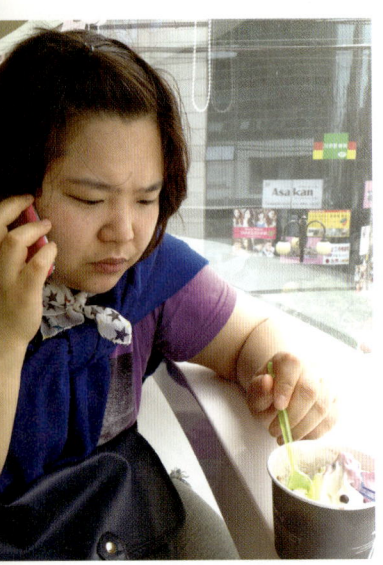

내가 제일 좋아하는 아이스크림.
하지만 먹으면 모두 내 몸의
살이 된다.
심호흡을 하고 노려본다.
네 이놈. 내 몸에 들어와 살이
될 놈. 내 너를 절대 먹지
않겠다.
그런데 숟가락이 왜 자꾸
그릇으로 가지?

한 사람도 안 먹는 것을 내가 먹었단 말이야? 당장 '내일'부터 끊어야지.

소녀시대 제시카, "죽을 만큼 운동하고 죽지 않을 만큼만 먹어요."

그래, 맞아. 이거야. 살을 제대로 빼려면 적게 먹고 많이 운동해야지. 운동과 소식! '내일' 아침부터 줄넘기 천 번을 뛰고 아침, 점심, 저녁 모두 두유 한 잔만 먹어야겠다.

옥주현, "먹어봤자 내가 알고 있는 그 맛이다."

이야, 역시 먹어본 사람이 안다고. 살을 빼본 사람이니 뱉을 수 있는 말이다. 그렇지. 내가 알고 있는 맛이지. 케이크는 달콤할 것이고, 떡볶이는 매콤하겠지. 부대찌개는 얼큰할 거고… 그런데 자꾸 생각하니 배가 고픈 것 같은데. 아니야. 내가 먹어본 그 맛인데 뭣하러 먹어. 당장 '내일'부터는 맛을 모르는 음식을 먹고 아는 거면 굶는 방식으로 다이어트를 해보자. 그럼 만날 굶어야 해서 금세 살이 빠질 거야. 히히.

안젤리나 졸리, "나를 배부르게 하는 것들은 나를 파괴한다."

맞다. 배부르게 하는 건 내 살을 찌우는 거야. '내일'부터는 내 배를 부르지 않게 하리라.

김사랑, "세 끼 다 먹으면 살쪄요."

헉, 먹는 만큼 살이 찌는 거지. 나도 알지. 그런데 저렇게 날씬한 사람도 세 끼를 다 안 먹는구나. 내가 살이 찐 것에는 이유가 있었어. 어쩌자고 세 끼는 꼬박꼬박 챙겨 먹는 거야. '내일'부터는 두 끼, 아니 한 끼만 먹을 테다.

케이트 모스, "날씬한 것만큼 맛있는 것은 없다."

아…! 정말 그렇지. 예뻐진 내 모습을 보다 보면 배고픈 것도 잊을 거

54

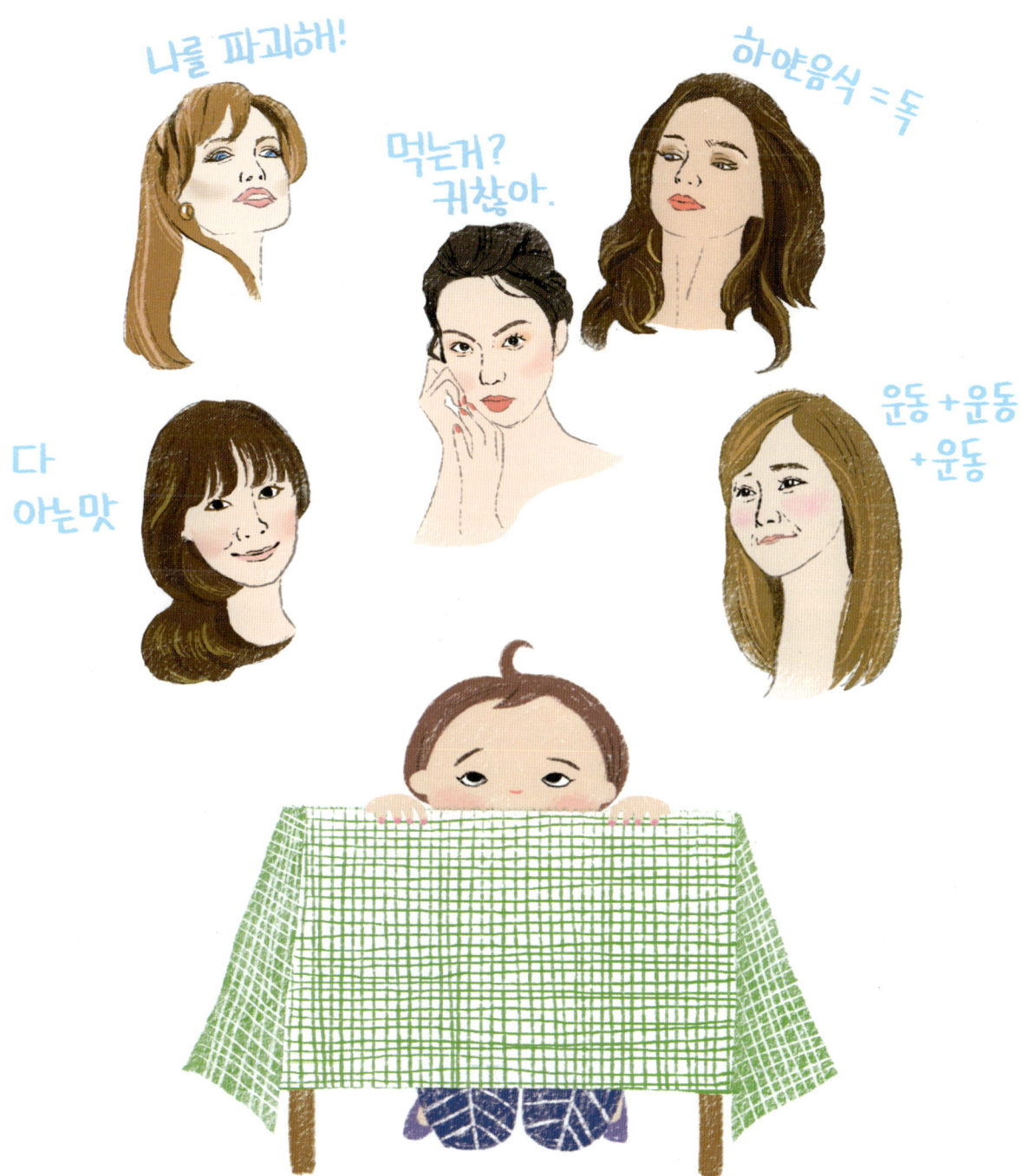

야. 길에서 아무 옷이나 사서 입을 수 있고 우아하게 다리도 꼬고 앉을 수 있고 힘들면 주변에서 도움도 받을 수 있는 삶. 그래 그런 삶을 위해 일단 날씬해져야 해. '내일'부터는 혓바닥만 즐겁지 말고 인생도 즐거울 수 있도록 노력해보자.

김민희, "먹는 거요? 귀찮아요."

아니, 어떻게 이럴 수 있지? 먹는 것은 귀찮다고 안 먹는 그런 문제가 아니잖아. 아냐, 엄청 피곤한 날은 나도 먹는 거보다 잠이 더 좋을 때가 있잖아. 생각을 바꾸자. '내일'부터는 먹는 걸 귀찮다고 생각해야겠어.

뼛속 깊이 새겨야 할 '다이어트 명언'을 읽고 나니 종이에 적어 벽에 붙여두고 싶다. 종이에 쭉 적었다. 적기만 했는데도 살이 빠지는 것 같다. 그런데 다 쓰고 나니 허기가 몰려온다. '내일'부터 다이어트를 해야 하니 마지막 만찬을 즐기자. 물론 과식을 하는 것은 아니고 내일부터 먹지 못할

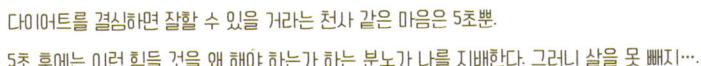
다이어트를 결심하면 잘할 수 있을 거라는 천사 같은 마음은 5초뿐.
5초 후에는 이런 힘들 것을 왜 해야 하는가 하는 분노가 나를 지배한다. 그러니 살을 못 빼지….

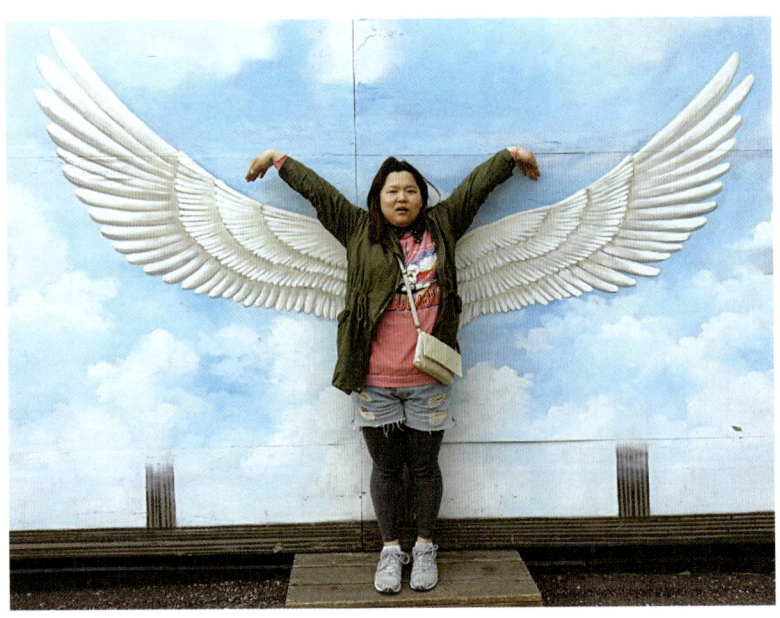

흰 쌀밥에 얼큰 짭조름한 김치찌개와 살짝 구운 햄 정도. 벽에 붙여둔 명언을 보며 내일부터 눈부시게 화창해질 내 삶을 상상한다. 아, 밥맛 참 좋… 아니 안 좋다.

다음날 아침. 알람 소리에 잠시 고민한다.

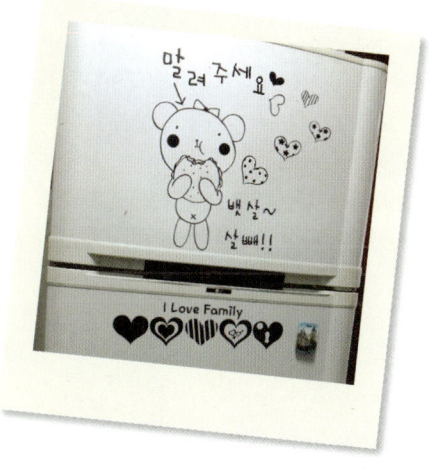

'아, 하기 싫다. 누구도 나의 다짐을 모르는 데 꼭 아침에 운동을 해야 할까? 아침이 아니라 저녁에 운동을 해도 효과는 똑같잖아. 그래, 저녁에 밥 먹을 시간에 운동을 하자. 그럼 운동도 하고 밥도 안 먹게 되고. 좋아, 좋아.'

내 냉장고에 붙어 있는 다이어트 요정. 냉장고 문을 열기 전 눈이 마주치면 열 번에 한 번이라도 먹을 것을 참게 된다.

그리곤 이불 속으로 쏙 들어간다. 그렇게 느지막이 일어난 아침. 습관적으로 냉장고 문을 연다. 아차, 나 다이어트하기로 했지. 일단 냉수 한 잔을 마시며 허기를 달랜다. 어제 붙여둔 다이어트 명언을 보며 다이어트 의지를 불태워본다. 그런데 어찌된 일인지 하룻밤 사이에 다이어트 의지가 완전히 식어버렸다. 아무리 명언을 읽어도 어제의 그 불타는 의지가 생기지 않는다. 아니 오히려 반발심이 생긴다.

"저는 하얀 음식은 피해요. 그건 독이니까요." 그래? 저는 하얀 음식을 못 참아요. 참는 건 병이 되니까요.

"죽을 만큼 운동하고 죽지 않을 만큼만 먹어요." 그래? 난 죽지 않을 만큼 운동하고 죽을 만큼 먹어요.

"먹어봤자 알고 있는 그 맛이다." 난 바로 그 맛을 느끼고 싶다.

"나를 배부르게 하는 것들은 나를 파괴한다." 나를 배고프게 하는 것들은 먼저 내 이성과 정신을 파괴한다.

"세 끼 다 먹으면 살쪄요." 세 끼 안 먹으면 미쳐요.

"날씬한 것만큼 맛있는 것은 없다." 먹는 것만큼 맛있는 것은 없다.

"먹는 거요? 귀찮아요." 운동이요? 귀찮아요.

너저분한 방 안. 이불을
뒤집어쓰고 날씬한 모델의
사진을 찾아서 본다.
나도 저렇게 될 수 있을까?
늙기 전에 나도 비키니를
입을 수 있을까?
식이조절을 하고 운동을 하면
저렇게 될 수 있겠지?
부러운 마음에 넋 놓고
사진을 보게 된다.
문제는 보기만 하고 실천은
하지 않는다는 것에 있지만.

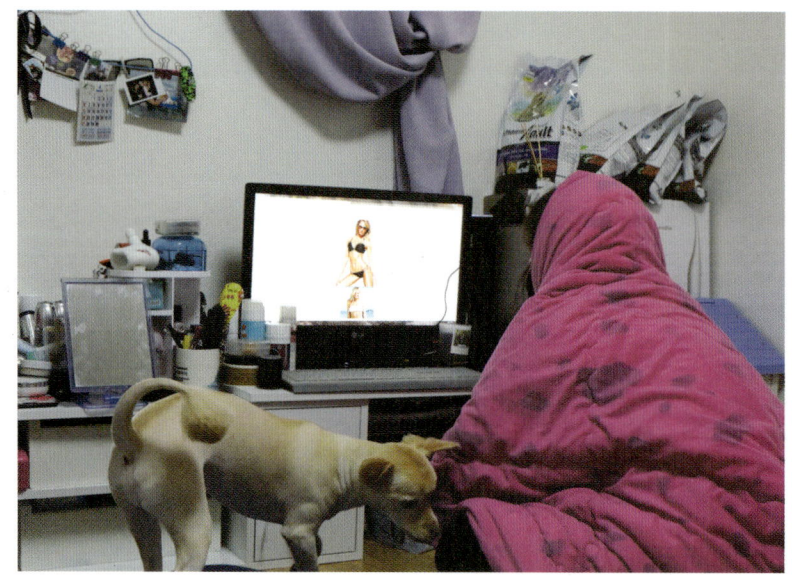

명언을 읽으며 0.1초도 쉬지 않고 바로 저런 답을 말하는 내 모습. 얼굴
에 심술이 덕지덕지, 온몸에 살이 덕지덕지, 팥쥐 엄마 같다.

이번 다이어트는 실패인 것 같다. 다시 인터넷을 검색해 자극을 받아야
겠다. 무한 반복되는 일이지만 나는 또 자극거리를 찾아 인터넷을 뒤진다.
난 자극이 필요하다.

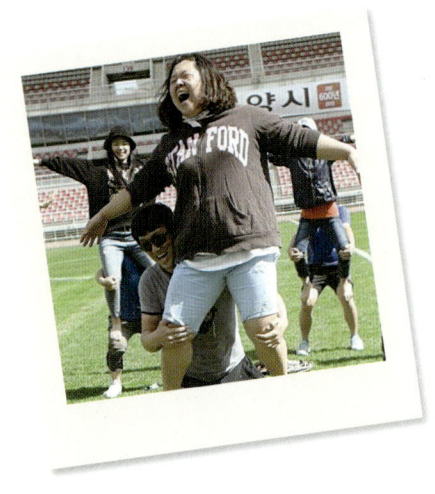

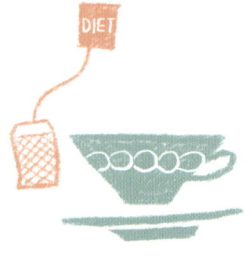

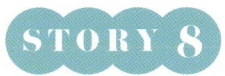

나를 망치는 꽃, 자기합리화

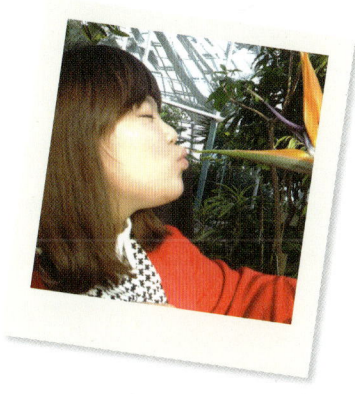

사람들은 묻는다. 어떻게 하다가 이렇게 살이 쪘냐고. 나는 말한다. 어릴 적 맞벌이를 하는 부모님 때문이라고.

어릴 적 엄마는 출근해야 하고 나는 밥 먹는 것을 싫어했다. 굶길 수는 없으니 엄마가 생각해낸 방법은 물이나 국에 밥을 말아서 텔레비전에 정신 팔린 내 입에 빨리빨리 집어넣는 것이었다. 그러면 나는 대충 씹어 삼키곤 했다.

또 조금 커서는 하교를 하고 집에 돌아와도 엄마가 없으니 심심하기도 하고 배도 고파 냉장고 문을 열고 닫기를 반복했다. 그러면서 자연스럽게 음식에 집착하기 시작했고 살이 찌는 체질이 된 것 같다고 이야기한다.

그리고 성인이 된 지금은 내 주변 환경 때문에 계속 살이 찌고 있다고도 말한다. 하루 종일 코미디언 실에서 아이디어 회의를 하는데 밥 먹는 시간이 정해져 있지 않다고. 그래서 시간이 될 때 빠르게 폭식을 하거나 그 시간마저 없으면 스케줄이 모두 끝난 늦은 밤에 밥을 먹게 된다고. 그러다 보니 잠자는 시간도 식사 시간도 불규칙해 어쩔 수 없이 살이 찌는 거 같다고도 말한다.

이런 내 말을 들은 사람들은 말했다.

"힘들었겠다. 고생이 많네. 네가 그래서 살이 찌는구나."

살이 찌는 것은 그 누구 때문이 아니다. 스스로 먹고 움직이지 않는 바로 나 때문이다.

사람들이 묻는다. 왜 살을 빼지 않느냐고.

난 말한다. 코미디언이 직업인 난 뚱뚱해야 먹고 살 수 있다고.

이게 다 캐릭터라고. 만약 살을 빼면 내 캐릭터가 없어져서 일을 할 수 없다고. 캐릭터 때문에 살을 안 빼는 게 아니라 못 빼고 있는 거라고. 그리고는 다시 한 번 더 강조해 말한다. 못 빼는 게 아니라 안 빼는 거라고.

내 답을 들은 사람들은 말했다.

"맞아. 그곳은 캐릭터 싸움이지. 정말 살을 뺄 수 없겠다."

사람들이 묻는다. 왜 이렇게 많이 먹느냐고.

난 말한다. 스트레스 때문에 먹는다고.

일하면서 받는 스트레스가 어마어마하다고. 스트레스는 모든 이의 공감대인지 더 이상 듣지 않고도 사람들은 호응해준다.

"맞아, 맞아. 스트레스는 만병의 원인이야!"

난 사람들이 나의 비만에 대해 물을 때마다 내가 만들어 놓은 공식으로 답을 한다. 그럴듯한 이 답들은 사실 모두 핑계에 불과하다. 나도 알고 있다. 이 모든 핑계는 나에 대한 타인의 비판과 경멸의 눈빛을 피하기 위해 만든 것이라는 걸.

하지만 아니다. 이것은 남이 아닌 나 자신을 속이기 위한 핑계다. 살이 찌는 것을 알아도 맛있는 것을 보면 참지 못하고 많이 먹고 힘들게 땀을 흘리며 운동을 하고 싶지 않은 게으르고 나태한 나의 본심. 이제 나는 나의 본심과 정면으로 마주해야 할 때다.

코미디언만큼 뚱뚱한 사람이 유리한 직업이 또 있을까?
시대별로 방송사별로 기수별로 뚱뚱한 코미디언은 늘 있다.
덕분에 나 역시 신인 시절부터 캐릭터가 확고하다며 동기들의 부러움을 한 몸에 받았었다.

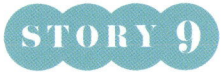

STORY 9

왜 난 항상 친구만 해야 하지?

고 등학교 1학년 때 일이다. 여고에 다녔던 나는 바로 옆 학교
였던 남고의 학생들과 자주 어울려 놀고는 했다. 하루는
쉬는 시간에 옆 반 친구 몇 명이 나에게 우르르 몰려와 들떠서
말했다.

"해림아, 널 맘에 든다고 하는 애가 있어, 한번 만
나봐."

아닌 척했지만 가슴이 두근거렸다. 왜 아니겠는가. 낙엽이
굴러가기만 해도 슬프기도 하고 웃기기도 하는 감수성 풍부한 여고생 시
절이다. 친구들은 자기들이 더 신이 나서 약속을 잡았다.

"쇠뿔도 당김에 빼라고 오늘 바로 약속 시간 잡는다."

친구가 자기 반으로 돌아가며 소리쳤다.

'뭐 그런 걸 물어봐. 당연히 오늘 봐야지. 누구 심장 터져 죽는 거 보고
싶지 않으면.'

답하지는 않았지만 쉬는 시간마다 화장실에 가서 머리에 물을 묻히고
옷매무새를 확인했다. 드디어 하교 시간. 나주 시내 한 분식점으로 갔다.

떡볶이와 순대를 가운데 두고 그 남학생과 마주앉았다. 그런데 나를 맘
에 든다고 했던 남자애는 나를 쳐다보지도 않았다. 둘 다 아무 말 없이 순
대와 떡볶이를 먹었다.

'이게 뭐지? 왜 아무 말이 없지?'

떡볶이를 먹는 내내 말이 없던 남자애는 음식을 다 먹자마자 밖으로 나

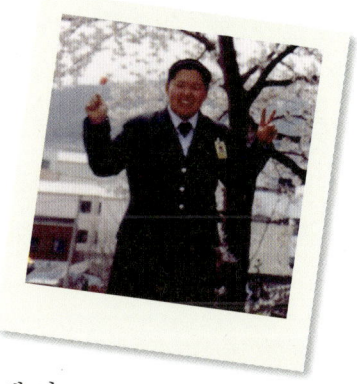

밸런타인데이, 화이트데이에
인간 사랑의 작대기로
참 바빴던 고등학교 시절.
바쁘게 하루를 보내도
내 손에는 사탕 하나가 없었다.

61

가버렸다. 결국 계산은 내가 할 수밖에 없었다. 계산하고 밖으로 나오니 그 남자애가 씩 웃으며 "잘 먹었어."라고 말했다. 그때 그 남자애의 이 사이사이에 끼어 있던 검은 순대 선지를 지금도 잊을 수가 없다.

나중에 알고 보니 그 남자애는 나에게 관심이 있었던 것이 아니라 나와 내 친구들과 함께 어울리던 남고의 남자애들과 친구를 하고 싶어서 나를 이용한 것이었다.

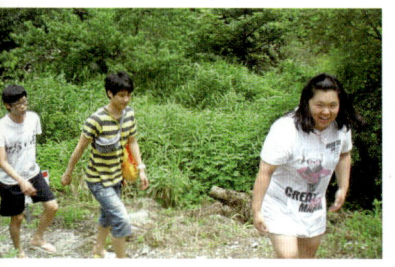

학교를 졸업한 후 평택에서 근무하던 시절, 나는 나를 포함하여 7명의 친구들과 몰려다녔다. 그러다 그중 한 명이 남자친구를 사귀게 되었고 그 남자애의 친구들 무리와 우리는 다 함께 어울려 놀았다.

일이 끝나면 꼭 같이 몰려다니며 저녁도 먹고 노래방도 가며 놀았다. 피 끓는 20대 초반 처녀, 총각들은 곧 한 명, 한 명 짝을 이루기 시작했다. 나는 아무와도 사귀지 못했지만. 그러던 중 한 남자애가 나를 볼 때마다 이렇게 말했다.

"해림아, 너 살 빼봐! 진짜로. 너 예쁜 얼굴이야. 살 때문에 티가 안 나는 것이 안타까워."

'뭐? 내가 예쁘다고? 잘못 들은 거 아니지? 남자애한테 이런 말을 듣게 되다니. 할렐루야!'

나는 예쁘다는 말에 진심으로 가슴이 뛰었다. 매우 다정다감한 성격이기도 했던 그 남자애는 나를 만날 때마다 그렇게 말했다. 나는 그 애가 나를 좋아한다고 확신했다.

그러던 어느 날 약간 알딸딸하게 술이 취해 있는데 그 남자애는 나에게 또 말했다.

"너 살 빼면 진짜 예쁘겠다."

'훗, 역시 나를 좋아하고 있군. 왜 고백을 하지 않는 거야. 단박에 받아 줄 텐데.'

기분 좋게 취해 있던 나는 더 기분이 좋아져서 웃고 있었다. 그때 옆에 있던 다른 남자애가 장난스럽게 말했다.

"야, 그럼 둘이 사귀어."

'옳거니. 역시 나만의 생각이 아니었어. 누가 봐도 나를 좋아하는 것이 티가 났구나. 그래 이참에 고백하렴. 내가 받아줄게.'

나는 수줍게 웃으며 고백을 기다리고 있었다.

그런데 나에게 매번 살을 빼면 예쁘겠다고 했던 그 남자애는 갑자기 사귀라고 장난치던 남자애의 멱살을 잡고 욕을 하기 시작했다.

"이 새끼가 미쳤냐? 그게 할 소리냐? 이 새끼가 뚫린 입이라고 막 지껄이네."

급기야 둘은 주먹질을 하기 시작했고 순식간에 술자리는 난장판이 되었다. 핑크빛 기분에 취해 있던 나는 너무나 당황스러웠다.

'날 좋아하는 것은 미친 짓이구나….'

나는 좋아하는 사람이 생기면 그 마음을 감추지 못해 꼭 기회를 봐서 먼저 고백을 하는 성격이다. 한번은 일하며 친해진 남자애가 있었는데 정말 착하고 매너가 좋은 그런 친구였다. 1년 정도 알고 지내며 난 그 남자애가 좋아지기 시작했다. 며칠을 뜬눈으로 지새우고 나서 나는 고백을 결심했다.

"나, 너 좋아해. 넌 어때?"

"넌 정말 좋은 친구야. 널 친구 그 이상 그 이하로도 생각한 적 없어. 진정한 친구인 너를 잃고 싶지 않아."

고민은커녕 숨도 쉬지 않고 바로 들은 대답이었다.

"하하하하, 장난이야. 너 방금 표정 가관이었다."

난 장난이라며 웃으며 말했지만 내 마음은 울고 있었다. 며칠 후 내가 고백했던 남자애는 내 친구와 사귀었다. 그 남자애는 나의 고백에 큰 용

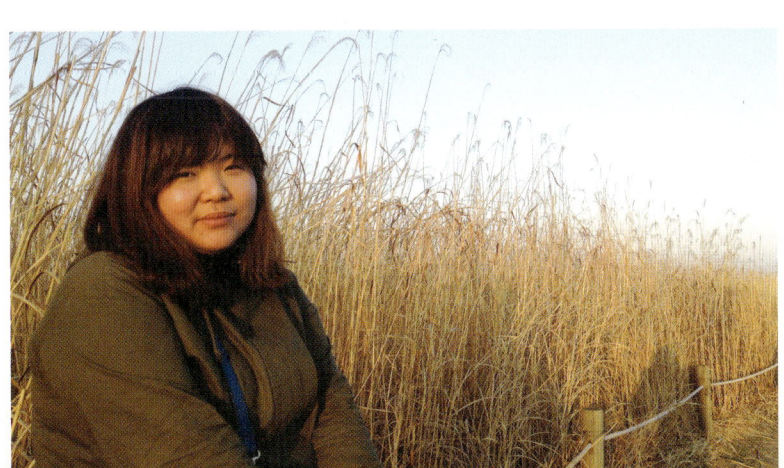

노래도 부르고
혼자 콩트도 해가며
모두 즐겁게 놀 수 있도록
분위기를 띄우다 보면
어느새 나 혼자 덩그러니
남겨지곤 했다.

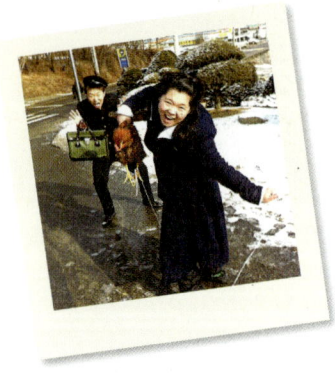

재미있어 좋다고 하고는
내숭이 없어 편하다고 하고는
뚱뚱하긴 하지만 예쁘게
생겼다고 하고는
모두 나와 사귀진 않았다.

기를 얻어 내 친구에게 고백할 수 있었다고 했다. 고맙다고도 했던 거 같다.

또 한 번은 너무 착하고 귀여운 오빠를 짝사랑했다. 또 며칠을 끙끙 앓다가 고백을 했다. 용기를 내려고 못 먹는 소주를 반 병이나 마시고 빨개진 얼굴로 오빠를 좋아한다고 고백했다.
그 오빠는 말했다.
"난 아직 연애할 준비가 안 됐어. 미안해."
"그럼 준비가 되면 꼭 나랑 사귀어주세요."
순진한 나는 착한 오빠가 진짜로 준비가 안 돼서 거절한다고 생각했다. 그러나 며칠 후 그 오빠는 예쁘게 생긴 내 친구와 사귀었다. 이 커플은 결국 결혼까지 약속했다.

생각해보면 학창 시절이든 사회를 나와서든 어떤 성격의 모임에서든 자리의 분위기는 내가 주도했다. 재미있는 이야기를 하며 분위기를 띄우고 열심히 웃기다 보면 어느 순간 나 혼자만 남겨졌다.
남자들은 늘 나에게 이렇게 말한다.
"넌 좋은 친구야. 정말 착하고 성격도 좋아. 내숭도 없어 편해. 우리 엄마 같아서 푸근해. 얼굴도 귀여운 편이고 호감 이야."
하지만 내가 고백이라도 하려는 낌새만 느껴져도 불 켜진 방에 바퀴벌레가 사라지듯 내 주변에서 사라졌다.
내가 봐도 내 성격은 참 좋다. 하지만 그 이상의 더 멋진 나의 모습이 있다. 그것을 보려면 더욱 가까이 다가와야 하는데 나의 뚱뚱한 외모 벽에 부딪쳐 모두 물러나버린다.

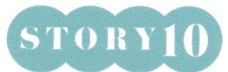

건강 적신호가 번쩍번쩍

난 뚱뚱하지만 건강만큼은 자신 있었다. 20대 중반까지는 신기하게 다른 부분은 살이 쪘지만 배는 나오지 않았었다. 친구들도 그런 나를 보며 신기해했다.

"나는 배만 나와서 옷 입을 때 너무 불편해. 허리둘레에 맞추면 엉덩이가 너무 커서 옷태가 안 나. 그런데 해림이 너는 배가 하나도 안 나왔다. 신기해."

"넌 내장에 지방이 잔뜩 낀 마른 비만인 거지. 난 지방형 뚱보가 아니라, 근육형 뚱보인 거고. 봐, 배가 안 나왔잖아. 왜 배가 안 나온 건 줄 알아? 내장 지방이 없어서라고. 내장 지방이 피하 지방보다 더 무서운 거 알지? 내가 비록 겉보기에는 뚱뚱하지만 사실 날씬한 너희들보다 훨씬 더 건강한 거지. 으하하."

난 비교적 납작한 배를 어루만지며 자랑스레 말하곤 했었다.

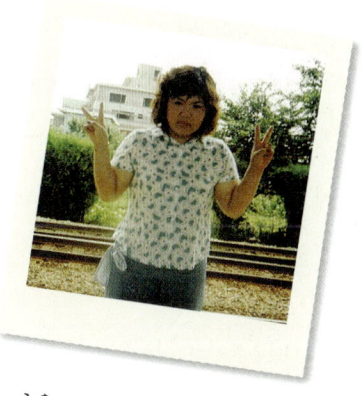

며칠 밤을 새도 끄떡없이 체력이 좋고 무엇보다 몸에 비해 배가 나오지 않은 편인 나는 건강에 무한한 자신감이 있었다.

그런데 코미디언 생활을 시작한 26살 즈음부터 배가 나오기 시작했다. 그리고 몸에 이상이 생기기 시작했다. 첫 번째 증상은 생리불순. 3개월 정도 생리를 하지 않았다. 그러고 나서 한 달 정도 생리가 아닌 자궁에서 피가 나오는 부정사궁출혈이 발생했다.

잠을 자고 또 자도 피곤했다. 움직이는 것 자체가 피곤했다. 또 손발이 저리고 자주 두통이 왔다. 병원에 가봐야지 생각만 하다가 어느 날 결국 심각한 일이 발생했다.

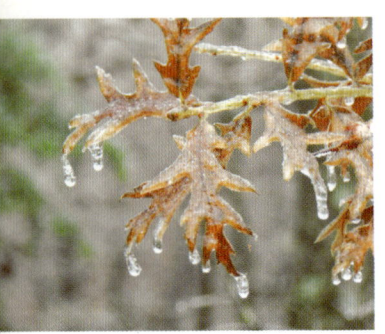

어느 날부터인가 춥거나 더운 날이면 심장에 이상을 느꼈다. 엄청나게 빨리 뛰는 심장 박동에 이러다 죽는 것은 아닐까 무서웠다.

한파가 기승을 부리던 어느 겨울날, 여러모로 무거운 몸을 이끌고 길을 걷던 나는 갑작스런 심장의 이상을 느꼈다.

심장이 엄청나게 빠르게 뛰기 시작하더니 숨이 차면서 통증에 숨을 쉴 수가 없었다. 눈앞이 캄캄해졌고 난 그 자리에 주저앉아 어떡해든 죽지 않기 위해 숨을 쉬어보려고 노력했다. 식은땀이 순식간에 옷을 흠씬 적셨다. 다행히 3분 정도 지나자 거짓말처럼 숨을 쉴 수 있었다. 그 후에도 종종 기분 나쁜 심장 두근거림을 느꼈고 그럴 때마다 숨이 가쁘고 힘들었다. 이런 증상은 추운 날과 더운 날 더 자주 발생했다.

숨 쉬기가 힘들 만큼 몸의 이상을 느꼈지만 난 병원에 가는 것이 두려웠다. 죽을 병에 걸린 것 같았기 때문이다. 몸의 위험 신호를 애써 외면하며 방치하던 나는 결국 어느 더운 여름날 갑작스런 호흡 곤란을 일으켰다. 마침 친한 친구가 옆에 있었고 놀란 친구는 나를 병원으로 잡아끌었다.

피 검사, 소변 검사, 심전도 검사, 심장초음파 검사 등 반나절 동안 검사를 받았다. 병원에서는 며칠 후 검사 결과를 들으러 다시 방문하라고 했다. 며칠 뒤 의사 선생님과 마주한 나는 커다란 덩치를 최대한 움츠리고 있었다.

"어디 보자. 29세인데 고혈압이 있고, 당 수치는 높고, 콜레스테롤 수치도 높고, 간 수치도 높고, 부정맥까지 있군요."

'역시 난 죽을병에 걸렸던 거야. 이것저것 모두 수치가 높으니 금방 죽을 거야. 금방 심장이 빵 터져 죽을지도 몰라.'

불안한 마음에 제정신이 아닌 내게 의사 선생님은 가슴 통증보다 심각한 것이 있다고 했다.

"혈압과 당뇨가 있네요. 수치가 너무 높아요. 수치만 보면 20대 아가씨가 아니라 80대 노인이에요. 이 상태는 폭탄을 몸속에 넣고 다니는 것과 같습니다. 이대로 가면 여기 진료실 밖을 나서다가 쓰러져 죽는다고 해도 하나도 이상하지 않아요."

건강한 뚱보, 근육형 뚱보임을 자신했던 것이 무너지는 순간이었다. 의

사까지 죽을 수 있다고 하는 마당에 더 이상 건강한 뚱보는 없었다. 아… 나 이대로 죽는 건가…. 그때 의사 선생님이 말씀하셨다.

"죽기 싫죠? 내가 살려줄게요. 이 모든 문제를 한 번에 해결할 수 있는 방법이 있어요. 바로 다이어트입니다."

태어나서 이날까지 수없이 했던 다이어트가 새롭게 느껴졌다. 의사가 권한 다이어트. 더 이상 예쁘기 위한 미용의 문제가 아니었다. 생명과 직결된 치료의 개념이었다.

"이렇게 죽을 수는 없어. 난 살아야 해. 아직 하고 싶은 일도 많고 해야 할 일들도 많다고!!"

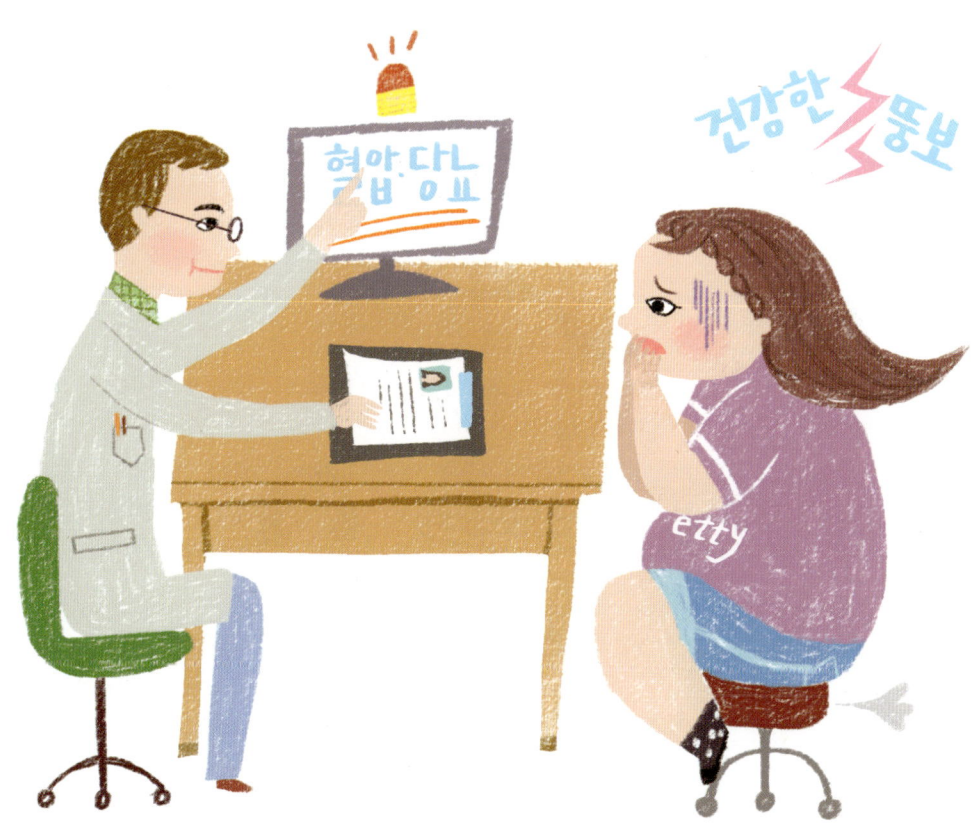

67

Lentils
Diet
Recipe

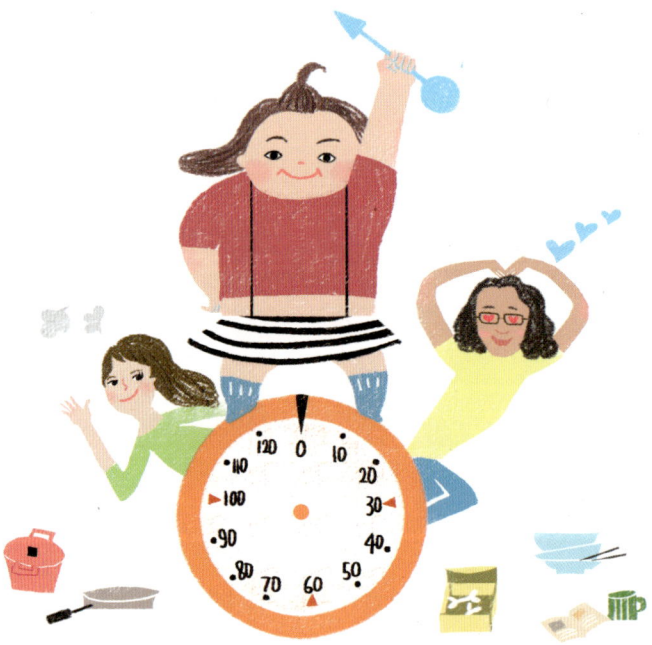

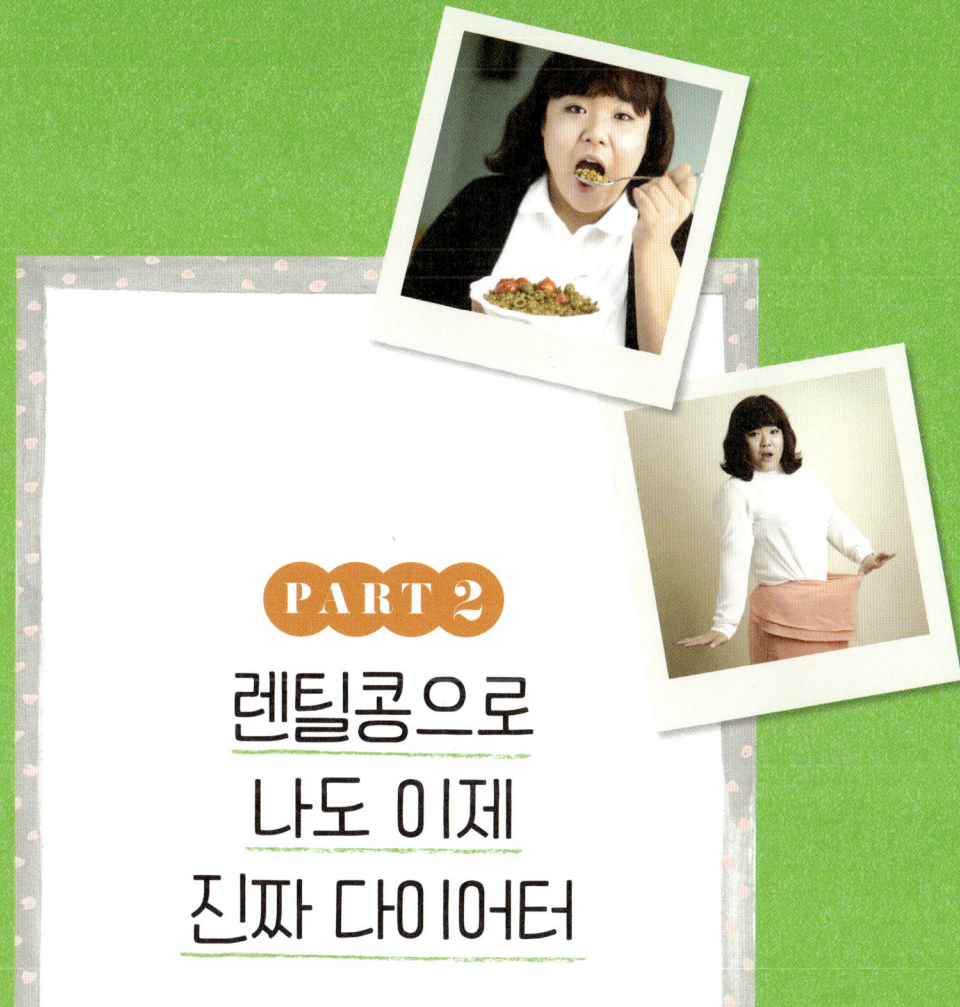

PART 2

렌틸콩으로
나도 이제
진짜 다이어터

슈퍼푸드? 렌틸콩? 이게 뭐야

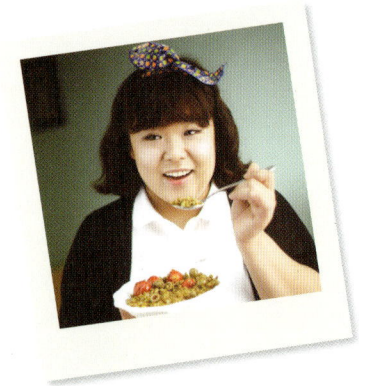

건강 이상으로 다이어트라는 처방을 받은 나는 제대로 다이어트를 해보겠다고 결심했다. 어차피 갑자기 가슴의 통증이 오거나 쓰러지는 통에 일도 제대로 할 수 없었다.

'이번 만큼은 절대 작심삼일은 안 돼. 너 이러다 죽어.'

스스로 각오를 다지며 평생 절대 하지 않았던 일을 했다. 공개적으로 내 몸무게를 공표하는 것. 블로그에 창피하지만 내 최고 몸무게를 공개했다. 그리고 모든 이에게 다이어트에 돌입했음을 알렸다. 이번에는 꼭 뺀다!

건강 때문에 굶는 다이어트는 절대 안 되니 고단백 식단으로 다이어트를 하라고 처방을 받았다. 고단백 다이어트 하면 닭가슴살. 의지를 불태우며 일단 닭가슴살을 구매했다. 닭가슴살이 도착할 때까지 이런저런 먹고 싶은 음식이 너무 많았다. 의지와 상관없이 식욕은 여전했다. 하긴 의지를 불태웠다고 갑자기 맛있던 음식이 맛이 없어지는 것은 아니니깐.

그래도 죽기는 싫었다. 닭가슴살이 도착할 때까지 꾹 참았다. 도착한 닭가슴살을 차곡차곡 냉동실에 넣으며 다시 한번 더 다이어트를 다짐했다. 식사 때마다 냉동실에 있는 닭가슴살을 하나씩 꺼내 먹었다. 어떤 양념을 해도 닭가슴살 특유의 냄새가 내 비위를 자극했다.

"아, 닭가슴살 먹기 싫다. 차라리 굶는 게 낫겠어."

다이어트를 제대로 하고 있는지 감시하러 온 친구에게 다이어트 음식은 왜 이렇게 맛이 없는 거냐며 투정을 부렸다.

"세상에 맛있는 다이어트 음식이 어디 있냐?"

닭가슴살로 요리할 수 있는 다양한 다이어트 레시피를 알아온 친구는 레시피를 건네주며 힘내라고 말했다.

'그래, 맞아. 다이어트 음식이 맛있다면 다들 다이어트에 성공하겠지.'

친구가 준 레시피를 참고로, 그래도 맛없는 닭가슴살을 억지로, 억지로 먹던 어느 날 한 통의 전화가 왔다.

"안녕하세요. MBC 아침 방송 〈기분 좋은 날〉입니다. 해림 씨 요즘 다이어트 중이시죠? 50일 동안 렌틸콩 다이어트 한 번 해보실래요?"

작가 언니는 간단하게 렌틸콩에 대해 설명해줬다. 세계 5대 슈퍼푸드고 렌즈콩이라고도 불리며 단백질과 식이섬유가 많아서 다이어트에 도움이 된다고 했다. 방송에서는 렌틸콩이 다이어트에 얼마나 효과적인지 보여줄 예정이라고 했다.

설명을 다 듣고 나의 첫 마디는 이것이었다.

"렌틸콩이요? 그거 맛있어요?"

"호호, 먹을 만은 하다고 그러더라고요. 저도 아직 안 먹어봤어요."

"아, 그래요. 제가 지금 다이어트를 하고 있긴 한데…."

'렌틸콩? 렌즈콩? 발음하기도 힘들다. 처음 들어보는 콩 이름인데 닭가슴살보다 맛없으면 어쩌지? 맛도 좋고 다이어트에도 효과적이라면 이미 많은 사람들이 알고 있어야 하는 거 아냐? 특히 원푸드 다이어트라면 내가 안 해본 것이 없는데 내가 처음 들어보는 재료라니. 의심스러워.'

짧은 순간 많은 생각이 떠올랐다. 하지만 방송을 쉬고 있고 반드시 다이어트를 해야 하는 나에게는 다이어트를 하면서 방송에도 출연할 수 있는 좋은 기회였다. 좋아, 일단 가보자고!

"좋아요, 저 할래요. 그런데 렌틸콩은 어디서 파나요?"

"아직 많이 안 알려져 있어서 시중에는 파는 곳이 별로 없어요. 인터넷에서 구매할 수 있긴 한데, 해림 씨가 다이어트하는 동안에는 저희가 보내드릴게요. 다음 주 월요일에 시간 괜찮으세요? 그때 미팅하면서 자세한

허브와 함께 삶아도 보고 올리브유를 발라 구워도 봤지만 난 닭가슴살의 비린내를 참기 힘들었다.

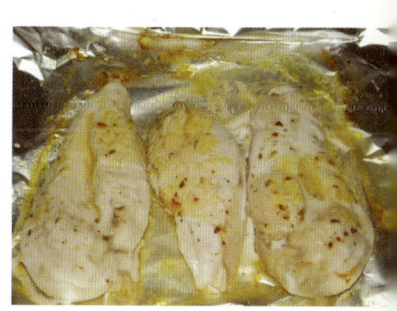

방송 콘셉트를 설명드릴게요. 콩도 그때 드릴게요."

"네, 감사합니다."

전화를 끊자마자 나는 렌틸콩이라는 키워드로 폭풍 검색을 했다. 본격적으로 시작하기 전 내 입으로 들어갈 것이 무엇인지는 알아야 할 것 아닌가. 그리고 무엇보다 닭가슴살보다 맛있는지 확인하고 싶었다. 한참을 검색해도 렌틸콩의 정보는 많지 않았다.

'역시 29년 다이어터인 나도 모르는 다이어트 식품을 다른 사람들이 많이 알고 있을 리 없지.'

검색으로 내가 얻을 수 있던 렌틸콩의 관한 정보는 일단 렌틸콩과 렌즈콩은 같은 말이라는 것. 정식 명칭은 렌틸콩이 맞지만 콩의 모양이 볼록 렌즈처럼 생겼다고 해서 렌즈콩으로도 불린다는 것. 또 미국의 건강 전문 잡지 『헬스』에서 선정한 세계 5대 건강식품 중 하나라는 것. 5가지 건강식품은 우리나라 대표 발효식품인 김치, 스페인의 올리브유, 일본의 낫토, 그리스의 요구르트, 인도의 렌틸콩이었다. 마지막으로 렌틸콩에는 단백질과 식이섬유가 풍부하고 칼슘, 비타민 A와 B, 철분, 엽산,

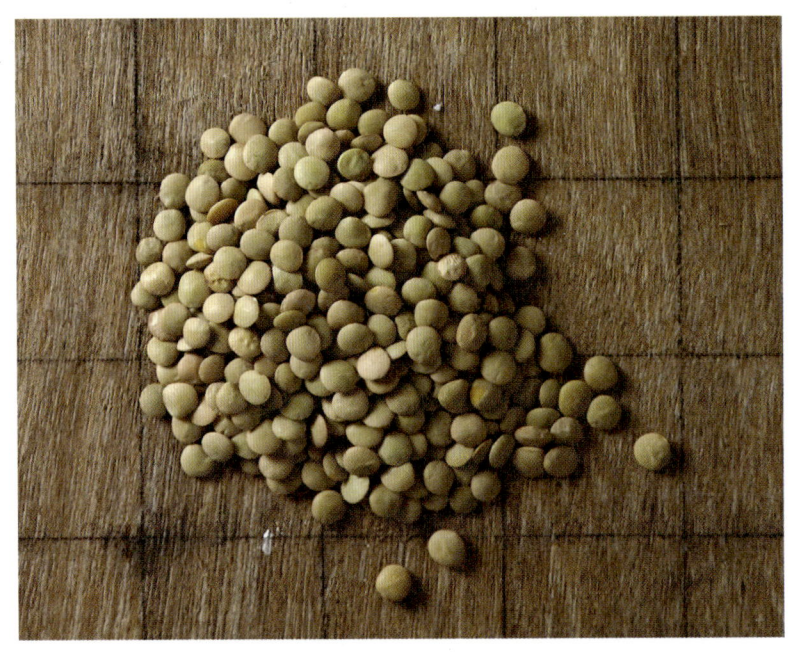

미국의 유명 건강 잡지인 『헬스』에서 2008년에 선정한 건강식품인 렌틸콩. 동글동글 모양새가 매우 귀엽다.

아연이 풍부하다고 했다. 그래서 콜레스테롤 수치를 낮춰주고 GI지수가 낮아서 당뇨에 좋고 변비에 도움이 되며 특히 다이어트에 최고라는 설명이 있었다.

'하, 효능만 보면 나에게 최고의 곡물이구나. 하지만 먹어본 적이 없으니…'.

기대 반 걱정 반이었다. 고기인 닭가슴살도 오래 못 먹는 데 고작 콩 요리로 내가 50일을 버틸 수 있을까? 과연 다이어트에, 내 건강에 도움이 될까? 일단 해보면 알겠지.

다음 주 월요일. MBC 〈기분 좋은 날〉팀과 미팅을 가졌다. 드디어 렌틸콩을 직접 보게 되었다. 첫인상은 "아, 귀여워!"였다. 동글동글 복스럽게 생긴 것이 정말 볼록렌즈 모양이었다. 색깔도 여러 가지였다. 주황색, 녹색, 갈색. 색깔마다 맛이 다를까?

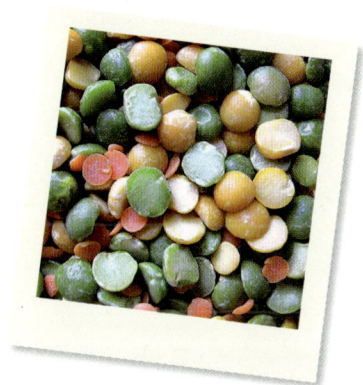

렌틸콩을 보며 신기해하고 있는 나에게 작가 언니가 주의사항을 알려주었다.

"날콩에는 독소가 있으니 일반 콩처럼 렌틸콩도 꼭 익혀 먹어야 해요. 조리법은 일반 콩하고 크게 다르지 않아요."

독소? 갑자기 학창시절 죽을 뻔했던 악몽이 생각났다.

어느 날 엄마가 어디서 무슨 이야기를 들었는지 생 녹두를 믹서에 갈면서 나에게 말했다.

"생 녹두를 갈아서 먹으면 몸 안에 있는 독소가 빠져서 살이 정말 많이 빠진대. 엄마 친구 중에 이거 먹고 살 뺀 아줌마가 있어."

"윽, 생 녹두를 어떻게 먹어. 차라리 안 먹고 안 빼고 말지."

"이거 먹으면 저녁에 피자 사줄게."

"그럼 치킨도 같이!"

"그래."

피자와 치킨의 유혹에 넘어간 나는 간 생 녹두를 마셨다. 그 비릿한 냄새와 꺼끌꺼끌한 느낌. 충격과 공포였다. 입안에서 도저히 삼킬 수가 없었다. 입에 머금고 있을수록 녹두 특유의 냄새가 코를 자극했다. 결국 나는 거실 바닥에 모두 토해버렸다.

그 장면을 본 엄마는 재빨리 말했다.

"너 못 먹고 다 토했으니까, 피자랑 치킨은 없다."

그때의 악몽 같은 기억을 지금까지도 잊지 못한다. 잊지 못하는 이유가 꼭 피자와 치킨을 못 먹어서는 아니다. 진짜로….

아픈 추억을 떠올려준 렌틸콩을 한아름 받아온 나는 다시 인터넷을 검색해봤다. 하지만 렌틸콩에 관한 정보는 이전과 조금도 달라진 것이 없었다. 고민이다. 어떻게 먹지. 물끄러미 콩을 보다가 결심했다. 그래 일단 무슨 맛인지 맛을 보자. 제발 닭가슴살보다 맛있어라.

색깔별로 맛이 다를까 싶어 일단 각각 삶아서 맛을 보기로 했다. 그런데 색깔별로 씻다가 결국 합치게 되었다. 뭐 다 같은 렌틸콩이니 함께 삶고 따로 먹어보기로 했다. 그런데 이번에는 얼마 동안 삶아야 할지 시간이 문제였다. 작가 언니가 일반 콩 요리와 비슷하다고 했으니 5분쯤 삶은 후 맛을 봤다. 아직 딱딱하다. 또 5분 뒤 먹어보니 딱딱한 것은 덜하지만 아직 덜 익은 것 같다. 조금 더 삶은 뒤 뚜껑을 열자 주황색 렌틸콩이 다 물러버렸다.

나중에 안 사실이지만 주황색 렌틸콩은 렌틸콩의 껍질을 벗긴 탈곡한 상태였다. 쌀로 치자면 백미. 껍질이 없으니 다른 색의 렌틸콩보다 더 빨리 익는 것이다. 그것도 모르고 다 같이 삶아서 다른 색 콩만 먹어보고는 계속 삶은 것이다. 어쨌든 푹 퍼진 주황색 렌틸콩과 잘 익은 갈색, 녹색 렌틸콩을 그릇에 담았다. 잘 식힌 렌틸콩을 숟가락으로 푹 퍼서 입에 넣었다.

긴장된다. 맛이 걱정된다. 조심스레 씹다 보니 고소하다. 전혀 거부감이 없다. 계속 씹다 보니 심지어 단맛도 난다. 오~ 렌틸콩 괜찮은데.

맛에 거부감이 없다는 사실을 알자 자신감이 붙었다. 매일 먹을 수 있겠어. 하지만 그냥 삶아서만 먹기에는 좀 심심한데, 그래, 나만의 요리를 해보자!

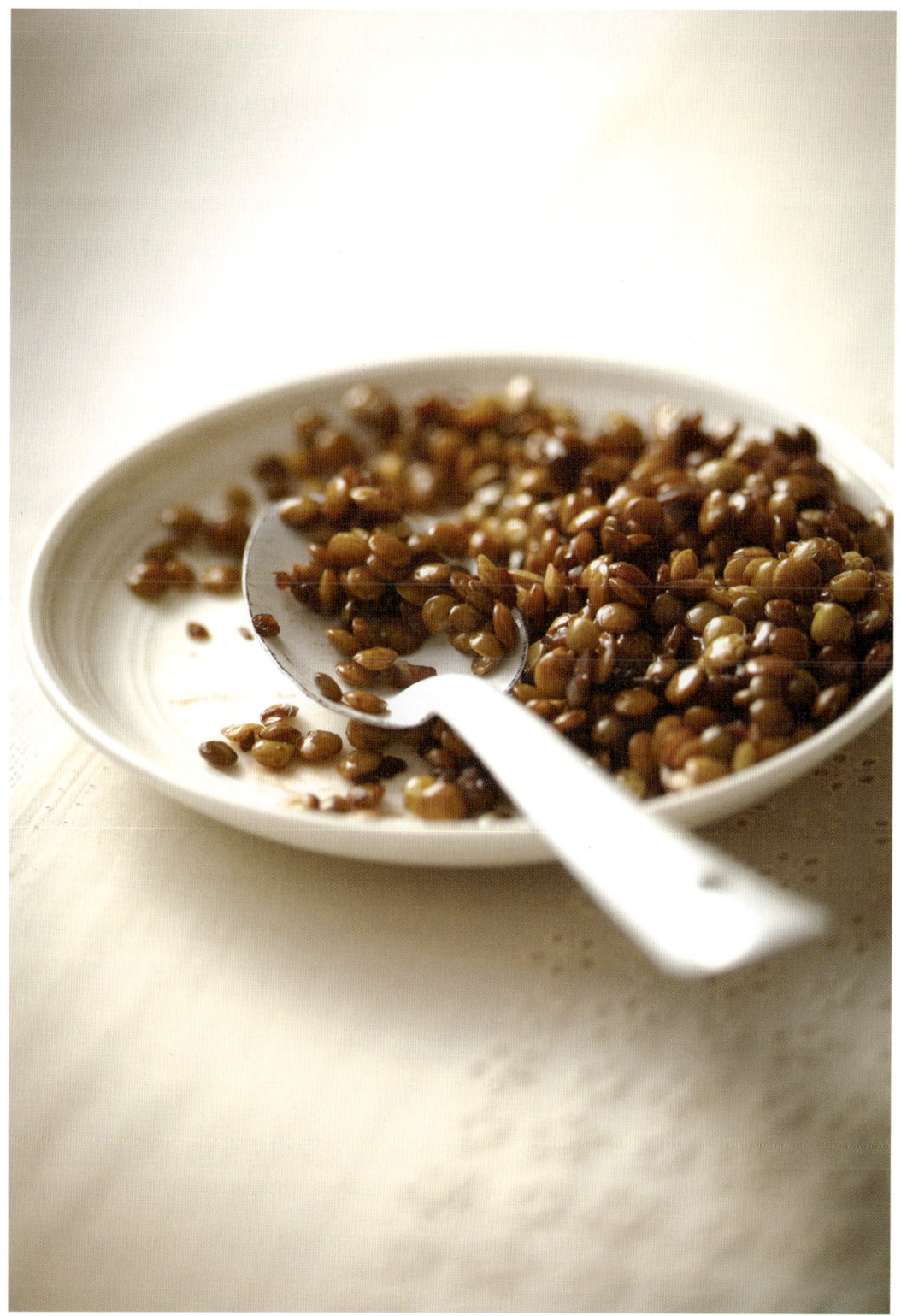

렌틸콩, 내 다이어트를 부탁해

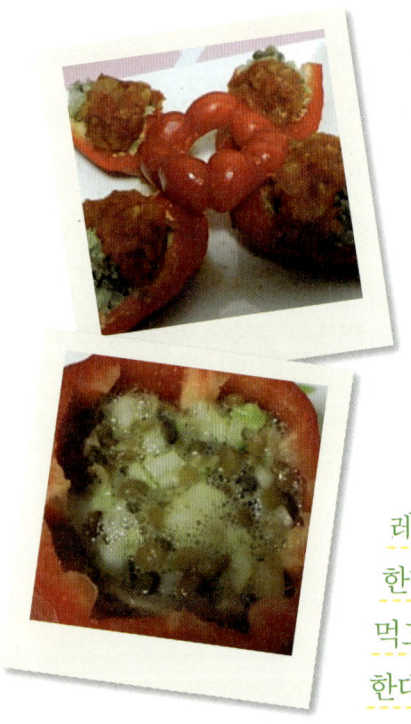

나만의 요리를 해보겠다고 큰 소리를 탕탕 쳤지만 요리에 특별나게 소질이 있는 것도 아닌 나는 한계에 부딪쳤다. 매달릴 곳은 작가 언니뿐. 내 경험상 방송국 작가 언니들은 방송 관련 아이템에 관해서는 모르는 게 없다. 당장 문자를 보냈다.

"양해림입니다. 렌틸콩을 먹어봤어요. 맛은 있는데 삶아 먹는 거 말고는 어떻게 먹어야 할지 모르겠어요. 도와주세요."

역시나 나의 S.O.S에 작가 언니가 답을 했다.

"인도에서는 렌틸콩에 카레를 뿌려 먹기도 하고 카레 속에 렌틸콩을 넣어 렌틸콩카레를 만들어 먹기도 한다고 해요. 또 유럽에서는 샐러드에 곁들여서 많이 먹고 또 렌틸콩과 토마토를 같이 끓여 스프처럼 먹기도 한대요."

오, 내가 좋아하는 카레와 환상 궁합이라고? 좋아, 바로 도전!

급하게 카레 가루와 브로콜리, 파프리카, 양파, 매운 고추를 사서 렌틸콩을 넣고 카레를 만들어 먹었다. 거기에 밥을 딱 네 숟가락만 넣어 비벼 먹었다.

우와, 맛있다. 카레에 고기가 안 들어갔는데도 맛있었다. 카레를 들고 나가 지나가는 사람에게 먹이고 정말 맛있지 않느냐고 동조를 구하고 싶을 정도였다. 밥순이인 나는 일단 카레니깐 밥을 넣었지만 사실 렌틸콩을 많이 넣으면 콩이 밥 역할을 해주어 밥을 넣지 않아도 전혀 허전하지 않을 것 같았다.

나는 아무리 좋은 소고기도 꼭 밥하고 같이 먹는 진정한 탄수화물 중독자다. 그런 내가 밥이 없어도 된다고 인정한 음식은 처음이다.

다음에는 토마토와 함께 조리해 먹기로 결정했다. 오랜 경험상 토마토를 익혀서 먹으면 웬만한 음식은 토마토소스 스파게티를 먹는 느낌이 난다. 그래서 왠지 외식을 하는 느낌이라 즐겁다. 냉장고에 있는 토마토를 꺼내 끓는 물에 데쳐 껍질을 벗긴 다음 숭덩숭덩 썰어 렌틸콩과 함께 끓였다. 음, 바로 이 냄새야. 스파게티집 냄새. 좋다. 역시나 냄새만큼 맛도 좋다. 토마토의 새콤함과 렌틸콩의 담백하면서 고소한 맛이 서로 어우러졌다.

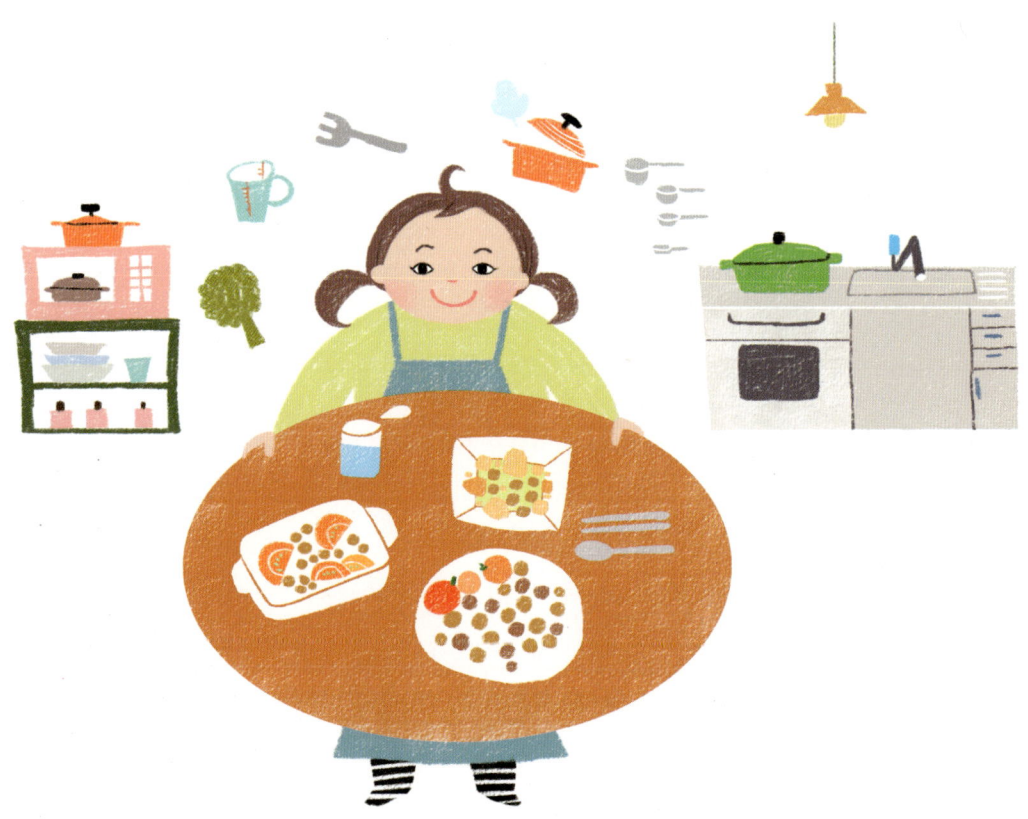

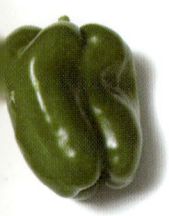

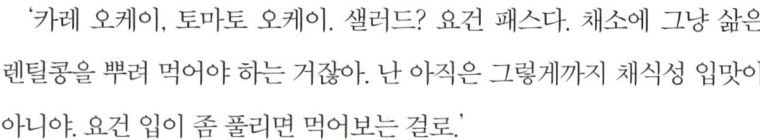

'카레 오케이, 토마토 오케이. 샐러드? 요건 패스다. 채소에 그냥 삶은 렌틸콩을 뿌려 먹어야 하는 거잖아. 난 아직은 그렇게까지 채식성 입맛이 아니야. 요건 입이 좀 풀리면 먹어보는 걸로.'

렌틸콩을 처음 만난 그날 나는 렌틸콩을 맛있게 그리고 배불리 먹었다. 배가 부르니 죄책감이 들었다. 아무리 다이어트에 도움이 된다고 해도 많이 먹으면 살이 찔 텐데 내일부터는 딱 1인분씩만 요리해서 먹기로 했다.

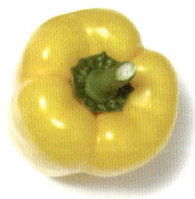

이게 나와 렌틸콩의 첫 만남이다. 불을 이용해 요리를 해야 하는 귀찮음은 있지만 일반 콩보다는 작아서 조리 시간이 빨랐다. 그리고 무엇보다 맛있고 영양적으로 우수하다는 것이 좋았다. 먹으면서도 건강해지는 느낌이었다.

이렇게 렌틸콩의 매력에 빠지자 렌틸콩 가격이 궁금했다. 다이어트에도 좋고 건강에도 좋고 수입밖에 못한다면 당연히 비싸지 않을까? 다시 인터넷 쇼핑 사이트에서 폭풍 검색이 이어졌다.

'렌틸콩 1kg 5,400원'

응? 왜 이렇게 싸지? 잘못 봤나? 다시 확인해봐도 정말 싸다. 국내산 검정콩을 보니 1kg 9,000원 정도였다. 진짜 싸다.

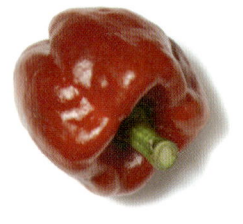

거기에 보관도 편했다. 냉장고나 냉동고에 넣을 것 없이 그냥 실온에 지퍼백 등에 넣고 밀봉하기만 하면 된다. 물기가 거의 없어 유통기한은 1년이 넘었다. 렌틸콩, 너 단점이 도대체 뭐니?

이렇게 시작된 렌틸콩 다이어트는 다양한 조리법과 맛 덕분에 오히려 즐겁게 진행되었다. 어느새 일주일이 지나자. 나는 한 가지 변화를 감지했다. 렌틸콩을 먹은 후부터는 이상하게 배고픔은 잊고 살았다는 것이다.

유독 식욕을 억제하지 못해 다이어트에 실패하던 나였다. 내 식욕은 양약, 한약 식욕억제제로도 억제하지 못했었다. 그랬던 식욕이 렌틸콩을 먹으며 자연스럽게 사라진 것이다. 전문가들은 다이어트를 할 때 공복감을 채소로 채우라는 말을 많이 하지만 그건 모르는 소리다. 다이어트를 할 때 느끼는 공복감은 묵직한 음식으로 채워야 하는 그런 공복감이다. 단순

히 주린 배를 채우는 것이 아니라 내가 다이어트를 하고 있다는 정신적인
공복감도 채울 수 있는 음식 같은 음식을 먹어야 사라지는 것이다.

그런데 렌틸콩을 먹으면서는 그런 공복감을 전혀 느끼지 못했다. 다만
다른 다이어트와 같은 점이 있기는 하다. 바로 저염식으로 인한 심심함이
었다. MSG에 길들여진 입맛이 저염식 입맛을 되찾게 되기까지는 아무래
도 시간이 필요했다.

하지만 렌틸콩과 함께라면 문제없다. 다이어트 한두 번 한 것도 아니고
허기가 생기지 않는다는 것만 해도 얼마나 큰 실패 요소가 제거된 것인지
알고 있기 때문이다.

내가 지금까지 먹어오던 자극적인 양념의 음식들이 여기 출렁이는 뱃
살, 허벅지살, 팔뚝살이다 생각하자. 그리고 빨리 렌틸콩과 함께 저염식에
적응하자! 렌틸콩 내 다이어트를 부탁해!

간단하고 맛있어서 자주 즐겨 먹던
렌틸콩단호박찜.
자연 그대로의 단 맛과 고소한 맛이
MSG로 오염된 내 입맛을 정화시켜주는
느낌이다.

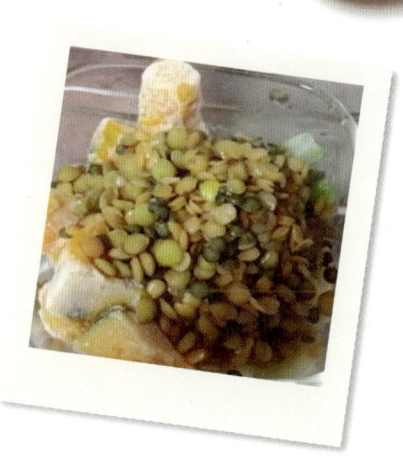

STORY 3

식사 약속에는
렌틸콩셰이크가 최고예요

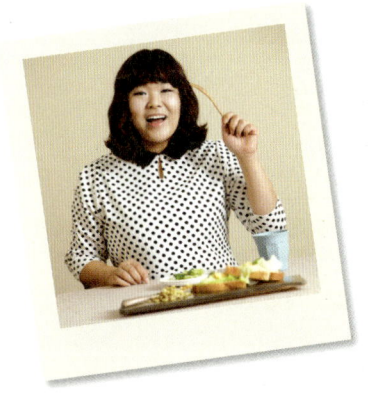

성공적인 다이어트를 위해서
반드시 지켜야 하는 것은
식이조절이다.
약속이 많아 식단 조절이
어려운 사람을 위해 내가
제안하는 것은
렌틸콩셰이크다.

성공적인 다이어트를 위해서는 철저한 식단 관리와 운동이 필요하다. 잘 안다. 하지만 세상은 혼자 사는 것이 아니잖은가. 다이어트를 하고 있지만 어쩔 수 없는 식사 약속이나 술자리가 생기기 마련이다. 렌틸콩 다이어트를 하며 다이어트와 약속 두 마리 토끼를 잡을 수 있는 방법을 찾았다. 내가 직접 효과를 봤다.

아주 철저하게 다이어트를 하는 다이어터는 약속이 있으면 도시락을 싸서 다닌다고 하지만 난 식사 약속에 도시락을 싸갈 정도로 독하질 못하다. 그렇게 독한 사람이었다면 이미 오래전에 살을 뺄 수 있었지…. 그래서 내가 생각해낸 방법은 약속 장소에 가기 전에 렌틸콩을 조금 삶아서 바나나와 우유를 넣고 갈아서 만든 렌틸콩셰이크를 한 잔 먹는 것이었다.

너무 간단하다고? 셰이크를 먹었으니 오히려 칼로리는 더 추가되는 것 아니냐고? 들어보시라. 나의 이 기특한 렌틸콩셰이크 효과를.

처음 렌틸콩셰이크를 만들어 먹은 것은 이것저것 조리하기도 귀찮아서였다. 더운 날씨였던 그날 나는 불로 조리하는 것이 귀찮았다. 시원한 밀크셰이크가 먹고 싶었다. 그때 떠오른 아이디어, 렌틸콩으로 셰이크를 만들어보자.

80

렌틸콩 다이어트를 하면서 나는 매번 렌틸콩을 삶는 것이 귀찮아서 한 번에 500g씩 삶아 냉동실에 보관해뒀다. 그리고 조리를 할 때마다 필요한 만큼 떼서 사용했다. 렌틸콩셰이크를 만들기 위해서 이미 꽝꽝 얼어 있는 렌틸콩을 깨서 믹서에 넣고 저지방 우유와 바나나를 추가하여 함께 갈았다.

걸쭉하니 모양새는 제법 밀크셰이크 같았다. 마셔보니 오, 이것은 정말 환상의 조화. 바나나의 달콤함과 우유의 고소함, 그리고 렌틸콩 특유의 담백함이 어우러졌다. 그 후 음식을 만들기 귀찮을 때 바나나가 썩어갈 때 셰이크를 만들어 먹었다.

그렇게 다이어트를 이어가던 어느 날 나는 며칠째 친구가 만나지 않아 섭섭하다는 독촉에 시달리고 있었다.

"야, 진짜 섭섭해."

"아니, 지금 다이어트 중이라 그래. 이거 방송이랑 연결돼 있단 말이야."

결국 무슨 말을 해도 섭섭하다고 하는 친구에게 설득당한 나는 약속을 잡았다. 다이어트 효과가 조금씩 보이던 때라 친구에게 자랑하고 싶은 마음도 있었다. 약속 날 아침. 나는 약속을 깜박 잊고 렌틸콩셰이크를 한 잔 마셨다. 친구와 식사 약속을 한 건데, 아차 싶었지만 이미 렌틸콩 한 잔은 내 배 속에 있었다.

"에이, 뭐 어때. 내 평소 식사량이라면 이깟 셰이크 한 잔이 얼마나 영향이 있겠어."

나갈 채비를 하고 나는 친구를 만났다. 이날 만나는 친구로 말할 것 같으면 먹는 걸 즐기고 좋아하지만 날씬하고 살이 찌지 않는 축복 받은 체질을 가졌다. 하지만 이런 축복도 잠시 사라진 시기가 있었는데 바로 나와 함께 자취를 했을 때다. 당시 친구는 인생 최고의 몸무게를 경신했었다. 그 후 사정상 따로 살게 되었는데 한 달쯤 지나서 그 친구를 만났을 때는 다시 예전의 몸으로 살이 쫙 빠져 있었다. 특별한 다이어트를 한 거냐고 물었더니 그 친구는 "너랑 따로 살기 시작하고 그냥 살이 빠졌어."라고 답했다. 나 이런 여자다.

몸무게는 달라도 먹는 것을 좋아하는 식성은 같은 우리는 만나면 무한

먹어도 살이 찌지 않는 축복 받은 친구.
먹어도 살이 찌지 않는 사람이 진짜 있다. 억울해.

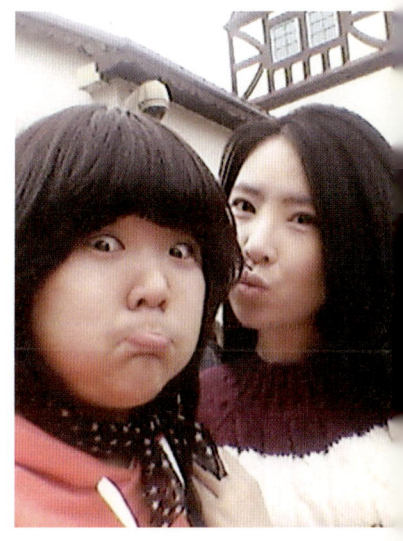

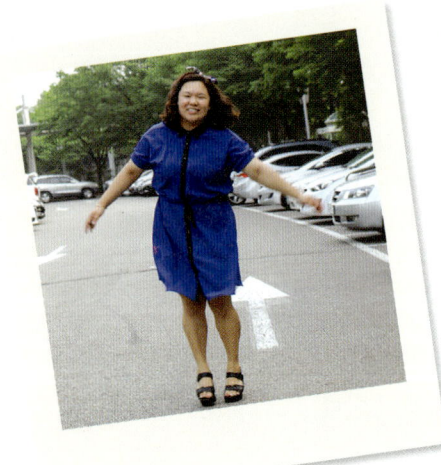

다이어트를 할 때 기분 전환 삼아 친구를 만나자. 식이조절 때문에 집에만 있다 보면 오히려 다이어트에 실패하기 쉽다.

리필이 가능한 패밀리 레스토랑의 샐러드바나 고기 뷔페를 갔다. 그리고 음식점을 선택한 이유가 그러하듯 우리는 배가 터지도록 먹었었다.

그날도 즐겨가는 고기 뷔페집에서 만났다. 고기도 단백질이니깐 탄수화물보다 나을 거라는 얄팍한 다이어터의 계산이 깔려 있었다. 다이어트를 시작하고 처음 보는 친구는 고맙게도 살이 빠졌다고 말해줬다. 내 친구들은 하나같이 천사다.

평소처럼 고기를 잔뜩 가져와 굽기 시작했다. 침을 꼴딱꼴딱 삼키며 고기가 익기를 기다렸다. 그리고 육즙 가득한 고기를 상추에 싸서 입에 넣고 씹자 내 혀가 춤을 추었다. 이게 얼마 만에 방문하신 고기님이신가요. 역시 고기는 맛있다. 오늘 이 뷔페에 있는 고기는 내가 다 먹어주마!

기세 좋게 시작하던 나는 고기 대여섯 점을 먹은 후 시들해졌다. 배 속에서는 그동안 느낄 수 없었던 느낌이 들었다. 혹시 이게 바로 배부른 느낌인가?

"나 이거 먹고 이상하게 배가 막 답답해. 고기가 더 이상 안 당겨. 어떻게 이럴 수 있지?"

놀라고 당황해 말하는 나를 보며 친구가 말했다.

"너 평소랑 다르게 음식을 되게 꼭꼭 씹더라. 그리고 먹는 속도가 엄청 느려졌어."

그날 결국 더 이상 고기를 먹지 못했다.

집에 돌아서 곰곰이 생각해봤다. 왜지? 왜 배가 불렀던 거지? 그동안 내 위장이 줄은 건가? 아니야. 솔직히 다이어트를 하고 있지만 고기 여섯 점에 그렇게 배부를 정도로 내 위장이 작아진 것은 아니잖아. 뭔가 평소랑 좀 달랐는데… 혹시 출발하기 전에 먹은 렌틸콩셰이크 때문이었나?

다이어트를 할 때는 꼭 평소보다 약속이 자주 잡힌다. 고기를 먹은 지 며칠 안 되서 멀리 고향에서 친구들이 올라왔다고 연락이 왔다. 다이어트 때문에 망설여졌지만 너무 오랜만에 보는 친구들이 온 것이라 약속 장소에 나가지 않을 수 없었다. 나가기 전 렌틸콩셰이크를 한 잔 마셨다. 오늘도 지난 번 고깃집에서와 같이 금방 배가 부르다면 셰이크 때문인거다.

친구들과 만난 곳은 나도 즐겨가던 주꾸미볶음집. 주꾸미를 다 먹으면 날치알을 듬뿍 넣어서 밥을 비벼주는 아주 맛있는 곳이다. 음식이 나오자 난 오랜만에 만난 고향 친구가 무슨 말을 하는지 들리지 않았다. 내 신경은 온통 냄비에서 지글거리며 익고 있는 주꾸미에 꽂혀 있었다.

드디어 주꾸미가 다 익었다. 누구보다 빨리 주꾸미 하나를 집어 냉큼 입에 넣었다. 기대했던 맛을 음미하려는 순간 나는 인상을 썼다.

"윽, 짜. 너무 짜."

입에 넣은 것을 뱉으며 짜다고 난리를 치자 친구들이 조심스럽게 한 입씩 먹어봤다.

"맛만 있고만. 너 왜그래?"

분명히 짠데. 혹시나 싶어 다른 것 하나를 집어 먹어봤지만 역시나 짰다. 난 결국 양념이 되지 않은 삶은 콩나물을 추가로 시켜서 주꾸미를 싸서 먹었다. 그러고도 입안이 따가워 절절맸다. 결국 주꾸미도 대여섯 개 먹는 것으로 만족했다.

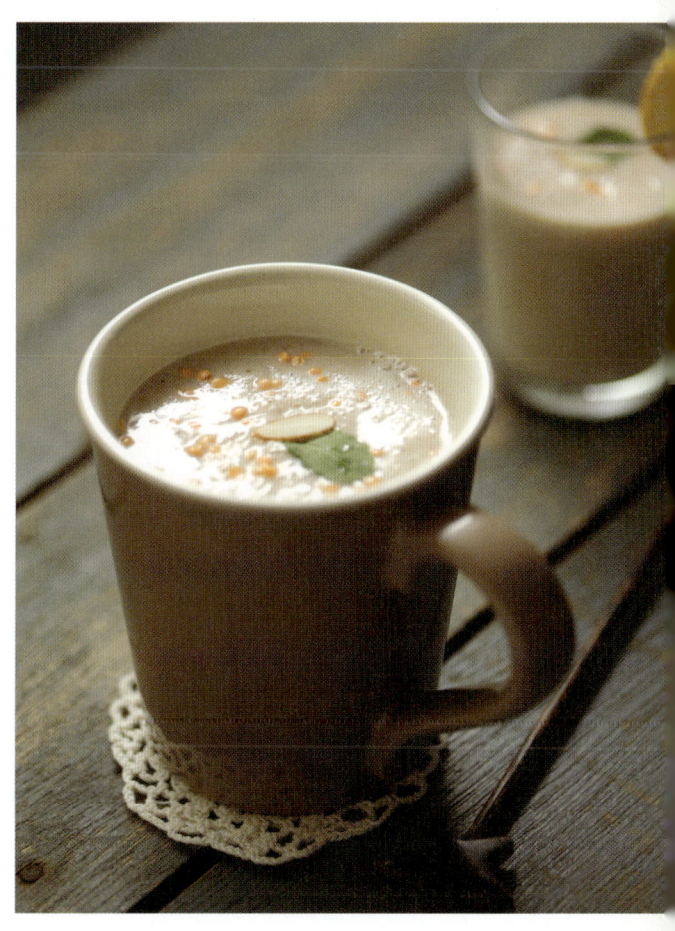

그리고 볶음 요리의 하이라이트, 남은 양념에 밥을 볶는 시간이 왔다. 내가 제일 좋아하는 남은 양념에 볶은 밥. 수저를 들고 누룽지가 생기도록 밥을 넓게 펴며 행복하게 기다렸다.

그런데 이게 웬일인가. 막상 밥이 다 볶아지자 도무지 배가 불러서 먹을 수가 없었다.

친구는 나에게 속이 좋지 않으냐며 걱정스레 물었다. 난 배가 너무 불러서 그러니 걱정 말고 먹으라고 했다.

83

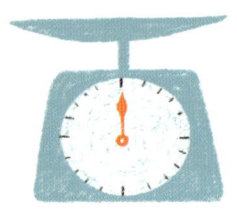

'이건 내가 아냐. 내가 이렇게 못 먹는다고? 주꾸미 양념에 볶은 날치알 볶음밥인데?'

셰이크의 효과는 실로 대단했다. 이성을 잃고 덤빌 음식 앞에서 우아하게 숟가락을 내려놓게 만들었다.

그 후로 나는 약속을 모두 취소할 필요가 없어졌다. 약속 전 렌틸콩셰이크 한 잔이면 음식 앞에 이성을 놓아도 위장에서 더 이상 받아들이지 않았다. 배가 불러 먹을 수 없다니, 이런 내 모습이 너무 만족스러웠다.

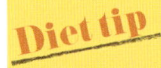

사람 만나는 것이 좋은 당신을 위한 식사법

1. 외출 전 요기하기

요리의 천국 프랑스의 여자들은 날씬한 것으로 유명하다. 바게트, 초콜릿, 각종 디저트 등 살찔거리가 그렇게 많은데 어떻게 날씬한 것일까. 알고 보니 프랑스 여자들은 식사 약속 자리에 가기 전 플레인 요구르트를 먹는다고 한다. 간단한 요기를 해서 아무리 맛있는 음식이 있어도 적당히 먹는 자제력을 가질 수 있는 것이다. 이와 마찬가지로 다이어트 중 식사 약속이 생긴다면 요기를 하고 나가자. 프랑스 여자들처럼 프레인 요구르트도 좋지만 렌틸콩셰이크를 더욱 추천한다. 단순히 배가 부른 것 외에도 맛과 영양이 더욱 좋으니까.

2. 천천히 먹기

식당에서 음식이 모자라서 다시 주문할 때, 조리 시간 때문에 기다리다 보면 배가 불러 나중에 주문한 음식을 남기는 경우가 많다. 이 음식을 처음부터 시켜서 먹었다면 모두 먹었을 것이다. 이처럼 식사 시간이 길어지면 쉽게 포만감을 느낀다. 1인분의 음식은 쪼개서 주문할 수 없으니 천천히 씹어서 식사의 속도를 늦춰보자. 배가 불러 식후 디저트는 생각도 못하게 된다.

3. 식사 시중들기

음식점에 가면 이것저것 잡일이 많다. 숟가락도 놓아야 하고 물도 따라야 한다. 고기집에서는 고기도 구워야 하고 반찬이 떨어지면 점원에게 주문도 해야 한다. 뷔페라면 더 심하다. 이런 잡일을 내가 솔선수범해보자. 숟가락도 놓고 물도 따라주고 자리에서 일어나 가져와야 하는 것을 도맡다 보면 절로 식사 시간이 길어지게 되고 불필요한 음식 섭취를 줄일 수 있다.

발가락이 보인다

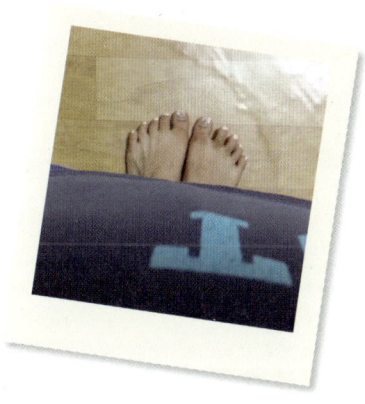

렌틸콩 다이어트 2주 정도 지난 어느 날 아침. 샤워를 하며 습관적으로 배를 툭툭 쳤다. 어, 그런데 느낌이 조금 다르다. 배가 살짝 들어갔다. 홀딱 벗은 채로 체중계에 얼른 올라가보니 와, 5kg가 빠졌다.

오, 좋아!

살이 빠졌다는 생각에 사람들에게 "너 살 빠졌지?"라는 말을 듣고 싶어졌다. 마침 드라마 캐스팅 때문에 계속 미팅이 있었다. 나는 일부러 사람들 주위를 맴돌았다. 그런데 이 사람들이 살 빠졌단 말을 하지 않았다. 참다못해 내 입으로 "나 살 좀 빠졌죠?"라고 물으면 웃으며 "글쎄"가 다였다. 이런, 천사 같은 내 친구들이 그립다.

실망하는 나에게 "왜 오늘 한 끼 굶었냐?"며 오히려 놀려댔다. 한 끼? 거기에 대고 차마 지금 5kg나 빠진 거라고 말을 할 수가 없었다. 쳇, 역시 살이 빠져 보이기에는 내 몸은 아주 많이 뚱뚱하구나.

그래도 실망하지 말고 조급하게 생각하지 말자! 더 빼면 사람들이 알아보겠지. 아니 다른 사람이 아닌 나 스스로를 위해 하는 다이어트니까, 다른 사람 시선 따위는 신경 쓰지 말자!

렌틸콩 다이어트는 신기하게도 뱃살이 가장 먼저 빠진다. 하루하루 지나자 점점 뱃살이 들어갔다. 평소 배가 너무 나와서 힘을 줘도 들어가지 않던 뱃살이 신기하게도 힘을 주지 않아도 들어가 있었다. 기특한 렌틸콩.

아래를 내려다보는데
이럴 수가, 발가락이 보인다.
기념으로 사진 한 장.
내 발가락이 이렇게 생겼구나.

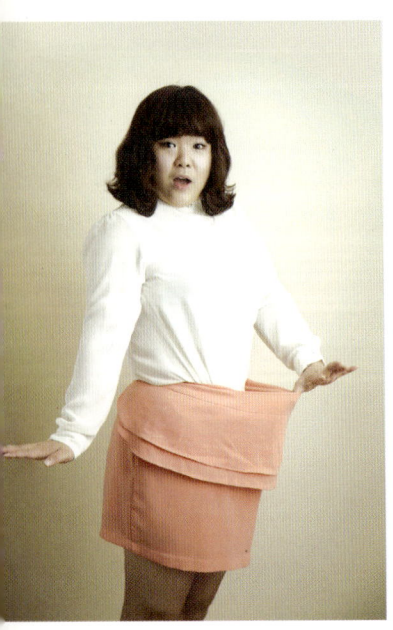

발가락과 반갑게 인사를 하고
전에는 꽉 끼어서
입지 못했던 옷을
입어봤다. 오호홋, 옷이 크다.

그 후 얼마 지나지 않아 체중계에 섰는데. 뭔가 어색함을 느꼈다. 그냥 고개만 숙였을 뿐인데 숫자가 보였다.

'내가 체중계에서 숫자를 확인할 때 이렇게 편하게 확인했었나?'

아니었다. 원래 내가 체중계에 숫자를 볼 때는 똑바로 서서 볼 수 없었다. 왜냐고? 너무 나온 뱃살 때문에. 손으로 배를 밀어넣기도 하고 약간 허리를 숙이거나 몸을 비트는 등 숫자를 확인하려면 약간의 노력이 필요했었다. 그런데 그냥 똑바로 서도 보인다.

밖으로 나가기 전 무슨 신발을 신을까 아래를 쳐다봤다. 아, 발가락이 보인다. 아니, 그럼 발가락이 안 보일 줄 알았나? 그렇다. 이제까지 나는 발톱을 깎을 때, 양말을 신을 때 발을 번쩍 들어 반대쪽 허벅지 위에 올려두고 발가락을 봤다. 왜? 배가 나와서 안 보이니깐. 또 허리를 굽혀도 발가락까지 닿지 않으니깐. 그런데 지금 자연스럽게 발가락이 보인다.

"반갑다, 발가락. 내가 너를 드디어 정면으로 보게 되었구나."

발가락과 반갑게 인사를 하고 전에는 꽉 끼어서 신지 못했던 신발을 당당하게 꺼내 신었다. 살이 빠지기 시작하면 발 사이즈도 줄어든다. 역시나 불편하지 않다. 기분 정말 좋다!

이렇게 내 몸 구석구석에서 살들이 빠져나가자 주변에서도 반응을 보이기 시작했다.

"너, 살이 좀 빠진 거 같다. 배가 많이 들어갔는데?"

"오, 예뻐졌는데?"

허리가 고무줄로 되어 있어도 꽉 끼어서 외출에서 돌아오면 배에 남아 있던 빨간 치마 자국도 살이 좀 빠지고 나니 빨간 자국이 없었다. 내 자신이 기특하고 신기했다. 이렇게 확연히 뱃살이 빠지다니.

살이 빠진 것 외에도 내 기분을 좋게 만든 것은 손발 저림이 사라졌다는 것이다. 또 늘 나를 괴롭히던 만성 두통도 어느새 상당히 호전되었음을 깨달았다. 뱃살이 빠지면서 내 건강도 하나씩 되찾고 있었다.

내 몸이 예뻐지고 건강해지고 있다.

STORY 5

또 실패인가?

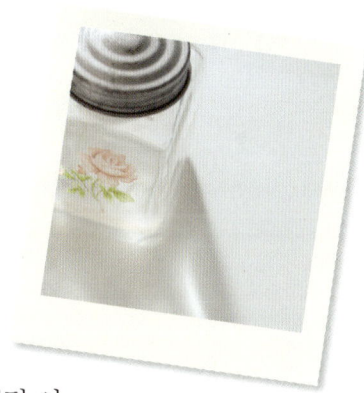

다이어트를 하면서 나의 첫 일과는 체중계에 올라가는 것이었다. 오늘은 얼마나 빠졌을까? 체중계의 숫자에 따라 그날의 컨디션이 결정된다.

"아, 뭐야. 이것밖에 안 빠진 거야?" 이런 날은 보통, "우와, 오늘은 1kg이 빠졌어. 대박!" 이런 날은 완전 기분 좋은 날, "뭐야, 왜 200g이나 찐 거지? 뭐 때문인 거지?" 이런 날은 누구든 걸리면 죽는 날.

그렇게 체중계의 숫자 하나에 울고 웃는 다이어트 생활을 하던 어느 날이었다. 아마 렌틸콩 다이어트를 시작한 지 한 달쯤 되었을 때다. 정체기에 접어들었는지 체중이 꿈쩍도 하지 않았다. 하루, 이틀 숫자가 줄어들지 않자 3일째는 체중계에 올라가지 않았다. 그리고 온갖 불안한 생각에 휩싸였다.

'도대체 이 살들은 언제 다 빠지는 거야. 누구는 쉽게 빠지던데 난 왜 이렇게 안 빠지지? 이렇게 평생 렌틸콩만 먹고 살아도 이 정도 유지되는 게 최선인 거 아니야? 난 정말 살이 안 빠지는 사람 아닐까?'

다이어트를 하면서 늘 하던 이 생각들을 이번에는 안 하려고 했는데 체중계 숫자가 줄지 않자 불안해지고 안 좋은 생각이 모락모락 피어났다.

이런 생각들이 위험한 이유는 행동을 지배하기 때문이다. 다이어트가 하기 싫었다. 점점 게을러져 요리도 하지 않고 렌틸콩을 물에 불려둔 채로 두었다가 발아가 되어버렸다. 다시 불렸다가 버리고 불렸다가 버리고.

점점 귀찮고 불안감이 밀려왔다.

'아, 이번 다이어트도 여기서 실패인가?

다이어트에 대한 의지가 상실되고 조급한 마음은 우울증을 불러왔다.

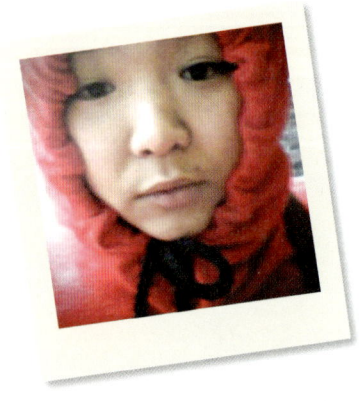

난 실패자야.

평생 이렇게 뚱뚱한 채로 살게 될 거야.

내일부터, 내일부터만 외치며 살겠지.

난 못해.

왜 태어난 거야.

차라리 죽어버릴까.

날씬한 사람들, 아니 세상 사람들은 나를 이해 못해.

나를 보고 자기관리도 못하는 게으른 뚱땡이라고 돼지 냄새
나 풍긴다고 손가락질하잖아.

그래, 다이어트도 제대로 못하는데 그런 말 들어도 싸지.

조금이라도 얼굴이 작아
보이도록 후드티를 졸라맸다.
이렇게 하고 보니 제법 귀엽다.

점점 밑으로, 밑으로 꺼지는 느낌에서 헤어나올 수가 없었다. 그러다가
어느 순간 나는 분노에 휩싸였다.

왜! 내가 뭐! 내가 뚱뚱한 거에 누가 보태준 거 있어?

왜 나한테 뭐라고 해?

내가 뭐! 피해 준 거 있어?

난 그냥 내 테두리 안에서 피해 안 주고 잘 살아왔잖아!

근데 왜 나를 겪어보지도 않고 겉모습만 보고 나를 판단하는 거야!

왜 도대체 왜!

악을 쓰며 울었다. 엄청나게 부정적인 검은 아우라가 나를 감싸고 있었
다. 아무도 만나고, 아니 보고 싶지 않았다. 그냥 그렇게 방에만 처박혀서
울었다. 그리고 전화기를 들어 배달음식을 시켰다. 그동안 먹고 싶었던 짜
장면, 탕수육, 족발, 보쌈을 모두 시켰다.

그리고 엄청나게 먹었다. 배가 불렀다. 그래도 먹었다. 토할 것 같았지만 또 먹었다. 배는 차오르는데 내 마음은 채워지지 않았다. 맛을 느끼며 먹는 게 아니었다. 그냥 먹었다. 그러다 잠들고 다시 눈을 뜨면 남아 있는 탕수육과 족발, 보쌈을 먹었다.

마음속으로 내내 외쳤다.

'난 정말 대책 없는 뚱보다. 나 같은 인간에게 다이어트는 사치다.'

방에만 처박혀서 폐인처럼 지내던 나는 그 누구를 만나지도 전화도 받지 않았다. 누군가 이런 내 모습을 본다면 손가락질을 할 것만 같았다. 실패자라고 너는 그래서 안 된다고 욕을 할 것 같았다. 그래서 내 방에만 갇혀 있었다.

폐인 생활을 한 지 3일째 되던 날 닫힌 방문을 누군가 두드렸다. 동생이었다. 동생에게 나는 언제나 강하고 활발한 언니였다. 동생은 폐인이 된 나를 한참 처다보더니 말했다.

"언니, 하지 마. 그냥 하지 마."

동생의 말에 울어버렸다. 그런 나를 동생은 안아주었다.

"언니 하지 마. 그냥 살자. 뚱뚱하면 어때. 그냥 예전처럼 살자."

이런 대사, 이런 느낌 드라마에나 있는 일이다. 현실은 이랬다.

"하지 마! 다 때려치워. 지금 뭐하는 거야. 세상에서 언니만 다이어트해? 그냥 다이어트를 하지 마. 머리 봐. 더러워. 진짜 씻지도 않고 더러워 죽겠네!"

"뭐라고? 이 년이…!"

난 동생에게 엄청난 욕을 퍼부으며 함께 소리를 질렀다. 자존심도 상하고 오기도 생겼다. 그런데 이상하게 속이 시원했다.

다이어트는 혼자만의 싸움인데, 그 혼자라는 사실이 버거웠던 것 같다. 내가 이렇게 힘들다는 사실을 누가 알아줬으면 좋겠고 응원받고 위로받고 싶었던 것 같다. 그게 설사 욕이라고 해도. 난 역시 부드러운 것보다는

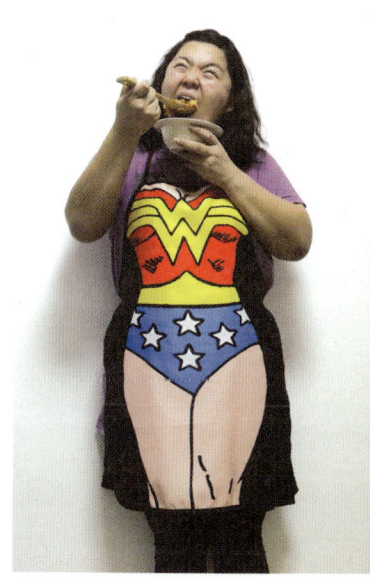

다이어트 우울증을 날려주는 날씬한 원더우먼 앞치마. 착시 현상이지만 날씬해 보여서 기분이 좋다. 렌틸콩 다이어트로 착시가 아닌 실제가 되어주마.

89

화끈한 자극이 필요한 사람. 나란 여자, 욕을 더 사랑하는 그런 여자.

어쨌든 일평생 처음으로 동생에게 욕을 듣고 3일 만에 나는 세상으로 돌아왔다. 정신을 차려보니 정말 가관이었다. 여기저기 뒹구는 일회용 그릇들, 뜯다 만 족발 뼈, 과자 봉지를 그리고 3일 동안 안 씻어서 냄새나는 몸. 일단 씻자. 씻고 나니 정신이 번쩍 들었다.

그러고는 엄청난 양의 부재중 전화를 남긴 남자친구에게 연락을 했다. 남자친구는 걱정하며 말했다.

"그렇게 힘들면 하지 마. 난 네 건강 때문에 다이어트를 응원한 거야. 이러다 몸 건강을 찾기도 전에 정신 건강을 잃겠어. 너무 걱정돼."

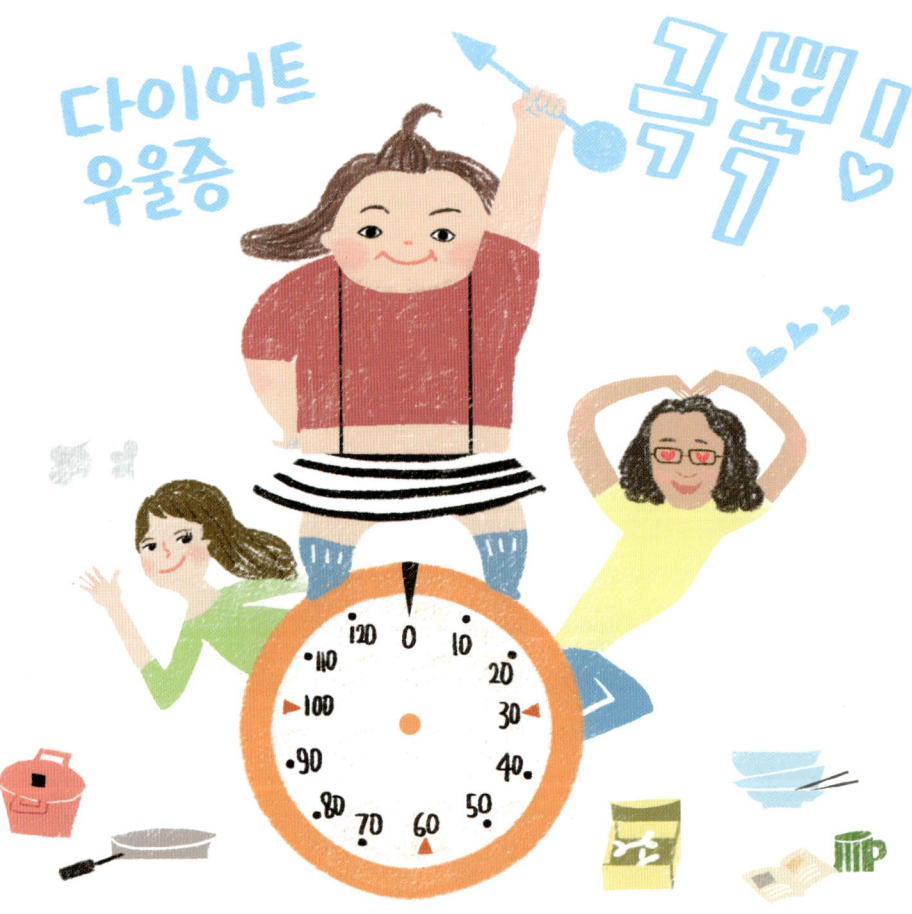

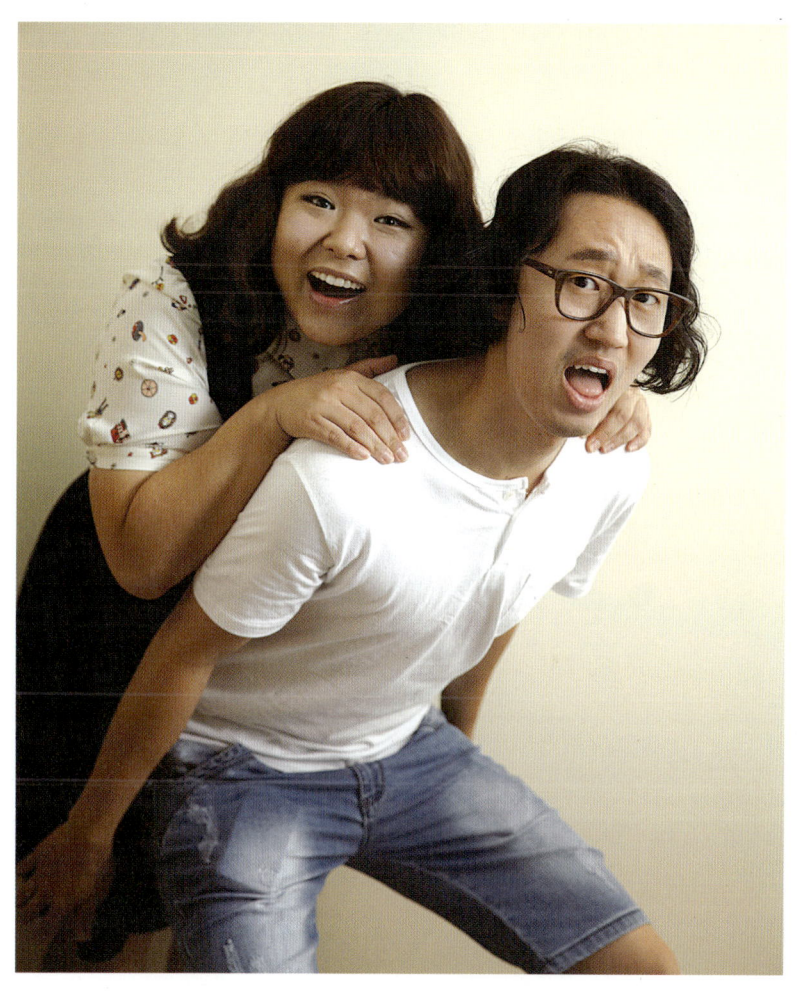

내 다이어트 최고의 지원군
남자친구 김경진.
짜증을 내면 짜증을 받아주고,
우울해하면 기분을 풀어줬다.
고마워, 사랑해.

나는 남자친구의 응원에 마음이 뭉클해졌다. 역시 피보다 사랑이다. 동생 나쁜 년. 이렇게 부드럽게 응원해줄 수도 있는 것을.

물론 알고 있다. 이미 동생 덕에 정신을 차리고 나니 주변의 이런 응원이 귀에 들어온다는 사실을. 어쨌든 나 양해림, 이렇게 끝낼 수는 없다. 또 포기할 수는 없어. 난 다시 다이어트 의지를 불태웠다.

소금 길게 나이어트를 하다 보면 외출을 하지 않게 되고 음식으로 스트레스를 풀던 사람들이 음식을 제대로 먹지 못하기 때문에 스트레스가 이중으로 쌓여 다이어트 우울증 같은 것이 온다. 다이어트는 수도자 같은 생활을 해야 한다. 주문을 걸듯 스스로에게 끊임없이 의욕과 의지를 불러

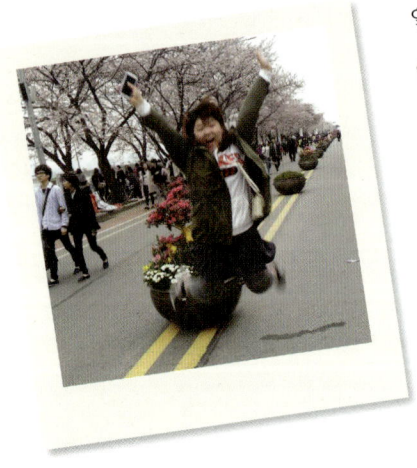

일으켜야 한다. 그러다 스스로 응원하는 것에 치질 때는 주변인에게 기대보자. 욕이든 응원이든 듣고 나면 분명 힘이 된다.

욕과 응원을 받고 나는 나를 괴롭히며 조급하게 만들었던 체중계와 안녕을 선포했다.

"더 이상 너에게 휘둘리지 않겠다. 너는 일주일에 한 번만 만나자!"

그렇게 나의 다이어트는 다시 시작되었다.

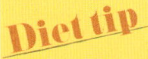

다이어트 우울증에 빠진 당신을 위한 극복법

1. 체중계 멀리하기

매일매일 체중을 재는 것은 몸무게를 유지할 때 하는 행동이다. 체중은 절대 매일매일 빠지지 않는다. 더 이상 움직이지 않는 체중에 우울해지고 싶지 않다면 체중은 일주일에 한 번만 재도록 하자.

2. 뚱뚱했을 때 입었던 옷 입어보기

왜 살을 빼는가. 건강을 위해서이기도 하지만 멋진 외모를 갖기 위해서이기도 하다. 이제 더 이상 못하겠다는 생각이 든다면 예전에 입었던 옷을 입어보자. 헐렁해진 팔뚝, 허리, 허벅지에 기분이 좋아진다.

3. '프리데이' 주기

다이어트는 수도자의 길과 같다. 먹기만 해도 기분이 풀리는 자극적인 음식을 먹지도 못하고 외출도 자유롭지 못한다. 게다가 평소 즐기지 않는 운동까지 꼬박꼬박 해야 한다. 이런 모든 속박이 부담스럽다면 자신에게 하루 자유를 주자. 그날은 다이어트를 잊고 하고 싶은 대로 하는 것이다. 그리고 다음날부터 다시 열심히 다이어트를 하자.

STORY 6

스트레칭이 아닌 진짜 운동이 가능

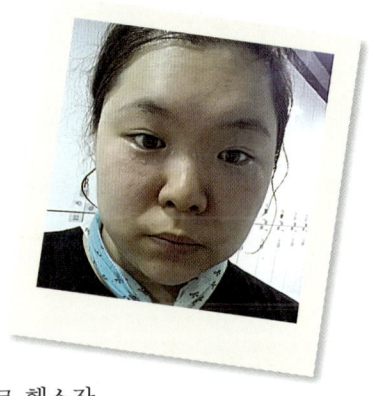

다이어트는 식이요법과 운동을 함께 해야만 효과를 볼 수 있다. 물론 굶어도 빠지지만 이것은 모두 경험해봤듯이 정상 식사를 하는 순간 바로 요요로 이어진다. 또 오래 지속할 수도 없고 건강을 해치기도 한다.

렌틸콩 다이어트를 하기 전부터 의사의 권유로 운동을 시작했었다. 그러나 운동은 힘든 것에 비해 살이 빠지지 않았다. 또 귀찮아 자주 가지 못했다. 그러다 렌틸콩 다이어트를 하면서 살이 조금씩 빠지자 나도 모르게 욕심이 났다. 내 발로 헬스장을 찾았다.

다이어트 운동을 하기 위해 목동에 있는 PT전문 헬스장에 갔다. 다니던 곳이지만 자주 오지 않아 늘 트레이너 선생님께 일단 혼나고 시작해야 했다.

"이런 식이면 곤란해요. 해림 씨는 지금 기초 체력만 키우는 거지 살을 빼는 운동을 하는 것도 아니라고. 의사 선생님도 말했지만 운동을 꾸준히 하지 않으면 죽어요."

"네, 네. 이제 열심히 할게요."

만날 똑같은 답을 하고 다음날 오지 않아 신용을 잃었지만 그래도 어쩌랴 이 답을 하는 순간만은 진심인 걸. 본격 운동을 시작하기 전에 트레이너 선생님과 내 몸 상태에 대한 상담을 시작했다.

"족저근막염, 어깨 회전근 파열, 무릎연골염, 디스크로 인한 허리 통증,

운동을 할 때는 싫지만 운동 후 느껴지는 개운함은 어느 것과도 바꿀 수 없이 좋다.

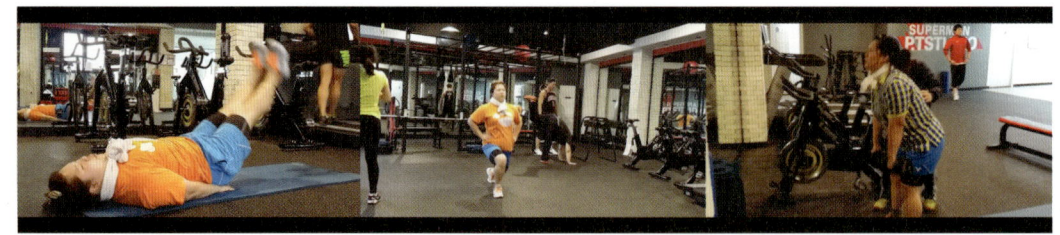

처음에는 고혈압과
체중 때문에
저강도 운동밖에 할 수 없었다.
그러나 점차 살이 빠지면서
기구를 이용하는
근력 운동을 진행할 수 있었다.

고혈압… 구급차 대기하고 운동해야 되는 거 아니에요?"

트레이너 선생님은 일단 몸 상태가 너무 좋지 않으니 제대로 된 운동은 할 수가 없고 기초 체력을 키우는 운동을 하기로 했다. 기초 체력 운동은 저강도 운동으로 운동하는 사람에게는 준비 운동 혹은 스트레칭 정도에 해당한다. 트레이너 선생님이 시범을 보였다.

'이왕 큰 결심을 하고 PT를 받는 건데 TV에서 보던 '다이어트 지옥행 열차' 같은 그런 운동이 아니라 이런 국민체조 같은 것을 하라고?'

소심해서 티는 내지 못했지만 불만스러웠다. 하지만 막상 운동을 진행하니 이것도 나에게는 너무 벅찼다.

런닝머신 위에서 조금만 걸어도 숨이 차서 헉헉 거리는 것은 기본이고 복부 운동을 할 때 복압이 올라가면 고혈압으로 인한 두통으로 운동을 진행할 수 없었다. 하체 운동을 할 때는 무릎과 족저근막염으로 인한 통증으로 또 제대로 할 수 없었다.

눈물이 나왔다. 힘들어서가 아니었다. 이 정도 운동조차도 버티지 못하는 내 몸이 속상해서였다.

하지만 그 책임은 나에게 있음을 알고 있다.

헬스장을 나서며 울적한 내 마음을 다잡았다. 기본 체력을 빨리 만들기 위해 내 평소 생활을 단속하자. 집으로 가기 위해 지하철을 타러 내려가며 에스컬레이터가 아닌 계단을 선택했다. 계단으로 내려가니 무릎도 시큰거리고 발바닥도 아팠다. 이 지긋지긋한 관절염과 족저근막염. 남은 계단을 바라보니 그 끝이 지옥까지 뻗어 있는 거 같았다. 욕이 절로 나왔다.

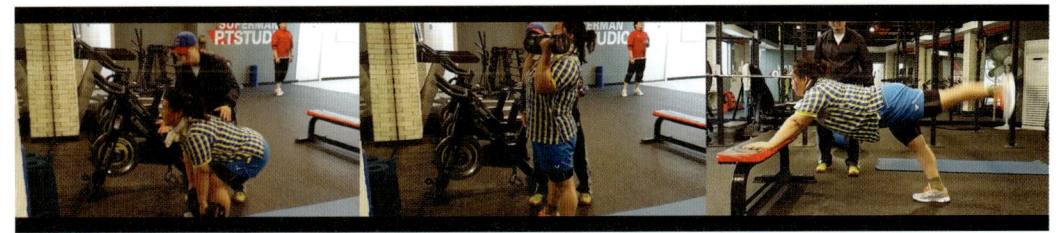

다음 번 운동을 마치고는 지하철이 아닌 버스를 선택했다. 대신 한 정거장 정도는 걷기로. 계단이 없으니 그래도 살만 했다. 두리번거리며 사람 사는 것도 구경하고. 생각보다 재미있었다. 그런데 버스를 타고 갈 때는 그렇게 가깝던 한 정거장이 왜 이렇게 나타나지 않는 거지? 아이고 무릎이야.

다음에 운동을 하러 갔을 때 나의 다이어트 의지를 자랑삼아 지하철 계단 이용한 것과 버스 정류장까지 걸어간 이야기를 했다. 그런데 밖에서는 억지로라도 움직일 수 있었지만 일단 집에 도착하면 움직이지 않게 된다는 것도 솔직히 말했다. 난 밖에 있는 시간보다 집에 있는 시간이 많은데. 그러자 트레이너 선생님께서는 한 가지 방법을 알려주었다.

"빨래를 널 때 세탁기에서 빨래를 한꺼번에 다 가져오지 말고 하나만 꺼내서 힘차게 탈탈 털어 건조대에 널고, 또 하나만 꺼내서 탈탈 털고 건조대에 널어봐요."

그게 운동이 될까? 집에 돌아와서 빨래를 돌렸다. 티셔츠 하나 꺼내 탈탈 털어 널고, 치마를 하나 꺼내 탈탈 털어 널고, 양말은 양 손에 한 짝씩 들고 탈탈 털어 널고….

오, 이거 땀난다, 땀나. 운동 된다.

렌틸콩 다이어트를 하며 생활 자체에 의욕이 생겼다. 만성 두통이 없어지니 아침에 일어날 때 상쾌했고 하루가 가벼웠다. 이런 컨디션은 생활에 대한 의욕과 연결된 것 같다. 그리고 이런

무릎과 발바닥이 아픈 나에게 계단은 도전이었다. 그러나 렌틸콩 다이어트로 무게가 줄자 건물의 3층 정도 높이는 계단으로 다닐 수 있게 되었다. 물론 여전히 힘들긴 하지만 무릎이나 발바닥이 아프지는 않다.

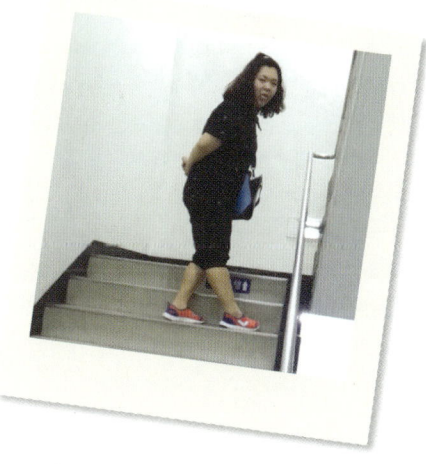

의욕은 몸을 움직이는 긍정적인 효과를 가져 왔다.

일상 생활에서 움직이는 것을 귀찮아 하지 않게 되었고 PT로 저강도 운동도 꾸준히 하자 살이 빠지는 것에 가속도가 붙었다. 그리고 살이 빠지자 혈압이 안정을 찾았는지 복부에 압이 올라가도 두통을 느끼지 않아 복부 운동을 할 수 있게 되었다. 기초 체력을 키우는 저강도 운동만으로도 괴로워했던 나는 렌틸콩 다이어트 한 달 만에 근육 운동을 할 수 있게 되었다.

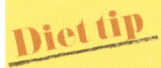

귀차니스트를 위한 생활 속 운동법

1. 빨래를 하나씩 가져와서 널기

세탁기 속 빨래를 하나씩 가져와 널어보자. 허리를 굽히고 빨래를 들어올리고 팔을 터는 동작은 생각보다 운동량이 많다. 텔레비전을 켜두고 세탁기와 건조대를 오가며 하나씩 털어 널다 보면 어느새 땀이 송골송골 맺힌다.

2. 텔레비전 볼 때 앉아서 보기

예전에 한 방송국에서 살찐 사람의 특징으로 바닥에 앉으면 곧 드러눕는다는 것을 꼽았다. 관찰카메라를 진행해본 결과 여러 명이 모여 있는 중에도 정말 살찐 사람들만 하나둘 드러눕기 시작했다. 지금 내 모습도 다른 바 없지 않은가? 혹시 텔레비전을 볼 때 누워서 보는 습관이 있다면 텔레비전 앞에 책상 의자나 식탁 의자를 두고 앉아서 보도록 하자. 집에 와서 가장 많은 시간을 보내는 곳에 텔레비전 앞이라는 점을 생각해봤을 때 텔레비전을 앉아서만 봐도 눕는 것보다 운동량이 크다.

3. 양치질할 때 한쪽 발을 들기

양치질을 할 때마다 한쪽 발로만 서보자. 길지 않은 시간이지만 생각보다 쉽지 않다. 윗니를 닦는 동안 왼발, 아랫니를 닦는 동안 오른발. 간단하지만 균형감각을 키워주는 등 운동이 된다. 양치질할 때만 하는 것이 아쉽다면 설거지를 할 때도 버스나 지하철을 기다릴 때도 적용해볼 수 있다.

STORY 7

최종 감량 12kg

렌틸콩과 함께 한 50일. 짧다면 짧고 길다고 하면 긴 시간이다. 50일이 지나고 나에게는 많은 변화가 있었다. 가장 특징적인 것은 식욕, 말 그대로 먹는 것에 대한 욕구, 욕심이 사라졌다. 그리고 식사량이 줄었다. 내 식욕으로 말할 것 같으면 다른 사람은 손까지 덜덜 떨린다는 양약 식욕억제제를 먹고도 보쌈 중자를 혼자 먹어치운 그런 강력한 놈이다. 그런 식욕을 다스린 것은 렌틸콩이 처음이다.

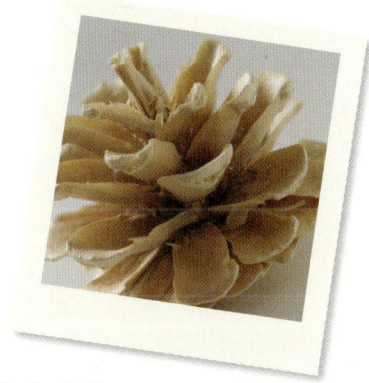

또 배변 습관이 좋아졌다. 전에 나는 만성 변비라기보다 며칠 간 변비가 있고 그 후의 설사를 하는 패턴이 이어졌었다. 그러다 보니 항상 배 속은 답답하고 찝찝했고 화장실을 다녀와도 시원함이 없었다. 하지만 렌틸콩을 먹은 후 변비와 설사는 없어지고 상쾌한 뒷마무리를 할 수 있었다.

그 덕분인지 렌틸콩 다이어트로 가장 먼저 살이 빠진 부위가 배였다. 그리고 가장 많이 빠진 부위기도 했다. 뱃살이 빠지니 바지와 치마가 헐렁해졌다. 또 골반과 옆구리 양쪽으로 튀어나와 있던 살들도 많이 사라졌다.

나는 하체에 비해 상체가 발달한 편이라 살도 상체가 더 안 빠지는 경향이 있다. 그런데 이번에는 달랐다. 다이어트 전에는 속옷 브래지어 둘레 사이즈가 너무 작아 보조 후크를 따로 이어 입었다. 그런데 이제는 보조 후크 없이 입어도 전혀 불편하지 않았다. 게다가 브래지어의 후크 중 맨

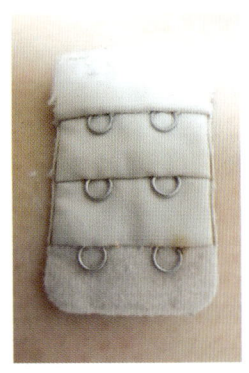

일반 브래지어가 맞지 않아
사용했던 보조 후크. 이것을
사용하지 않아도 되는 순간,
눈물이 핑끔 나왔다.

끝이 아니라 두 번째에 거는 것도 가능하다. 등살이 엄청 빠진 것이다.

등살과 뱃살이 빠지자 상의의 사이즈가 달라졌다. 예전에 입던 옷은 헐렁해졌고 사놓고 작아서 입지 못했던 블라우스는 잘 맞았다.

그밖에도 동생의 말에 의하면 평소 코골이가 심했는데 코 고는 소리의 크기도 횟수도 많이 줄었다고 했다. 또 두통, 손발 저림, 무릎 시림, 발바닥 통증 등 나를 괴롭히던 통증이 모두 사라졌다. 특히 목숨을 위협하던 부정맥 증상이 사라졌다. 기특한 렌틸콩이 내 콧구멍 속, 목구멍 속, 무릎 사이 살까지 두루두루 훑어간 모양이다. 기특하다, 기특해.

그럼 전보다 얼마나 빠진 걸까. 체중계로 스트레스를 받은 후 나는 나 자신을 믿고 체중을 재지 않았다. 옷이 커지고 체력이 좋아지면서 체중이 빠지고 있다는 것은 알지만 정확히 얼마나 빠진지는 몰랐다. 어서 방송을 통해 확인하고 싶었다. 방송 당일, 특별히 사이즈가 작아 입지 못했던 블라우스와 치마를 자신 있게 입고 나갔다.

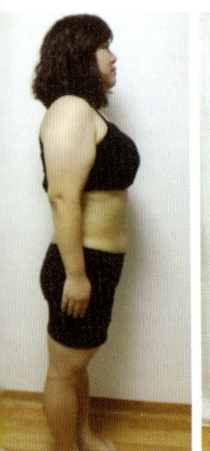
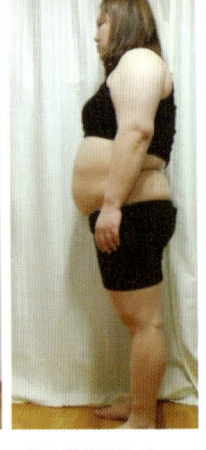

내가 저렇게 뚱뚱했나?
50일 동안 가장 눈에 띄게
빠진 곳은 뱃살.
렌틸콩 다이어트의
가장 큰 특징은 식욕이
억제된다는 것과
뱃살이 많이 빠진다는 것이다.

MBC 스튜디오 다이어트 전 나의 모습이 적나라하게 담긴 전신 패널이 세워져 있었다. 불과 50일 전 사진인데도 낯설었다. 진짜 내 모습이 저랬었나? 내 모습이지만 믿을 수 없었다. 내가 저 정도였다니…!

방송이 시작되고 몸무게를 확인하는 순간이 왔다. 떨리는 마음으로 체중계에 올라섰다.

"83kg군요. 12kg이 빠진 거네요."

MC인 김한석 선배님의 목소리가 들렸다.

방청석에서 박수가 터져 나왔다.

정말 빠졌다.

방송이 나간 후 많은 관심이 이어졌다. 주변에서도 난리가 났다.

"해림아, 정말 예뻐졌다."

"네가 미운 얼굴이 아니었구나. 예전에는 너무 비호감이었는데 이제 호감형이야."

"긁지 않는 복권을 긁기 시작한 건가?"

인터넷상에서도 많은 관심을 받았다.

기사로도 많이 보도되고 기사 밑에 달린 댓글들도 상당했다. 대부분 응원의 목소리였다

"살 빼는 거 정말 쉽지 않은데 얼마나 많은 노력을 한 건가요. 예뻐졌네요."

"대단하다. 축하드려요."

"앞으로도 끝까지 파이팅!"

물론 악플도 많았다.

"고도 비만에서 그 정도 뺀 게 뭐가 자랑이라고. 빼도 충분히 뚱뚱한 듯."

"뺀 거라고? 그렇게 될 때까지 뭐했냐? 살 뺀 지금도 충분히 돼지! 숨 참지 말고 쉬어라 돼지야."

"원래 너 정도 고도 비만은 조금만 안 먹으면 빠진다."

"살 빼도 못생겼다."

뭐, 이것 말고도 더 심한 악플도 많다. 하지만 눈을 감기로 했다. 계속 보고 있으면 다시 이불 속으로, 우울 속으로 빠져들 것 같기 때문이다. 솔직히 이 말이 악플이라고 말하기 힘들다. 다 틀린 말은 아니니깐.

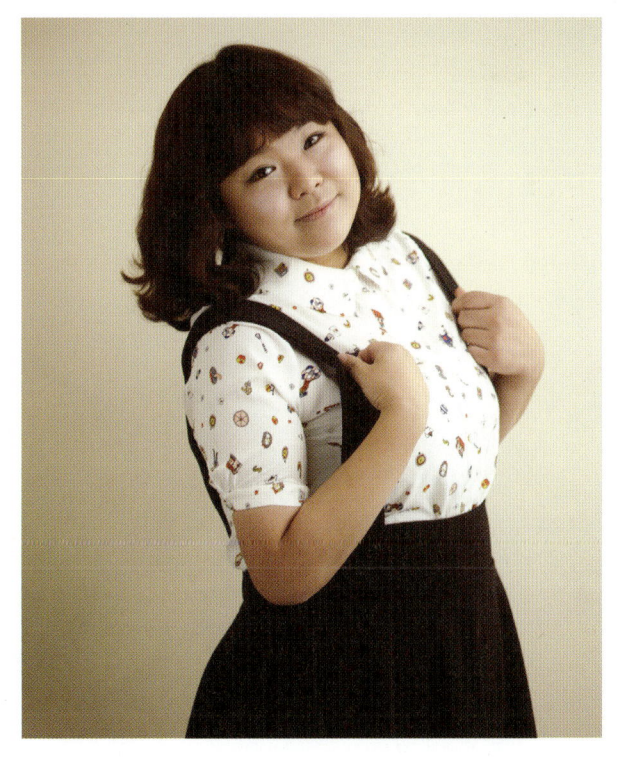

12kg을 감량했지만 나는 아직도 비만이다. 하지만 지난 내 인생에서 수많은 50일이 있었다. 그 많은 50일 동안 나는 보통 살이 쪘다. 그리고 그런 내 몸을 외면했다.

하지만 지난 50일 동안 나는 살을 뺐다. 다른 사람에게 핑계처럼 말하던 것이 모두 내 자신을 속이는 말이라는 것도 깨달았다. 이제 내 몸을, 내 몸 상태를 똑바로 바라 볼 수 있게 되었다. 남들 눈에는 다이어트 성공이 아닐지라도 나에게는 의미 있는 첫걸음이다. 이런 걸음이 모여 어느 날 완전한 다이어트 성공에 다다를 것을 확신한다.

지난 50일 동안 나는 살을 뺐다. 그리고 다른 사람에게 핑계처럼 말하던 것이 모두 내 자신을 속이는 말이라는 것도 깨달았다. 이제 내 몸을 내 몸 상태를 똑바로 바라볼 수 있게 되었다.

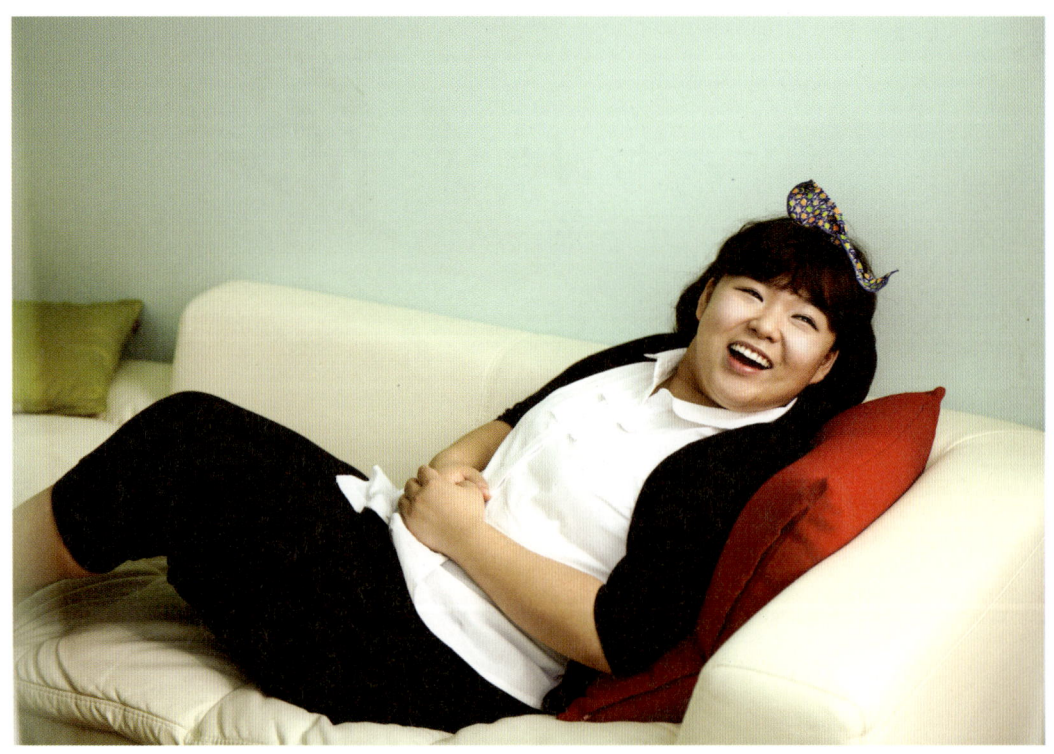

100

STORY 8

두근두근 건강검진

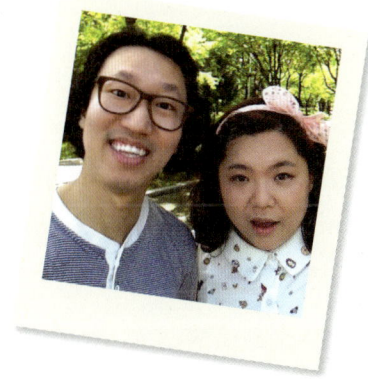

내가 렌틸콩 다이어트를 하게 된 이유는 외모보다도 건강이었다. 외모는 믿기지 않겠지만 나의 남자친구가 늘 예쁘다고 해주기 때문에… 자, 자 돌 내려놓자. 나도 평생 이런 사람 처음 만났다. 조금만 이해해주시길.

어떤 이유든 내가 본격적인 다이어트를 마음먹게 된 것은 부정맥으로 갑자기 쓰러져 병원에 실려 갔을 때 의사 선생님이 하신 말 때문이다.

"이대로는 죽을 수도 있습니다."

죽기 싫었다. 남자친구도 있… 아니 앞으로 할 일도 많다.

예전 한 번 편도절제 수술과 성대결절 수술을 해야 한 적이 있었다. 비만으로 혈압과 간 수치가 너무 높아서 전신마취를 해야 하는 이 수술을 할 수 없다고 했다. 난 급하게 간 수치 내리는 약을 먹으며 급성 다이어트에 돌입했다.

당시 내가 한 다이어트는 역시 원푸드 다이어트의 일종인 두부에 상추만 싸서 먹기였다. 3주 정도 간 수치 내리는 약을 먹으며 소량의 두부만 먹은 결과 혈압과 간 수치가 완전 정상은 아니지만 약간 떨어졌고 난 어렵게 수술을 할 수 있었다. 그때 난 수술실에 들어가는 침대에서 수술에 대한 염려보다 한 가지 생각에 빠졌다.

101

'다이어트, 안 먹으니까 빠지네. 쉽네. 먹는 것만 이렇게 하면 계속 할 수 있겠어!'

수술 후 목에 딱지가 생겼는데 이 딱지가 떨어지면 과다 출혈이 생겨 위험할 수 있다며 병원에서는 부드러운 죽도 아닌 미음, 수프, 아이스크림 같은 것만 먹도록 했다.

상처 관리를 하며 난 여전히 살이 빠진 내 모습에 도취되어 있었다.

'이렇게 밥을 제대로 못 먹으니 몸이 다 회복되고 나면 완전 날씬해지겠다.'

그러나 문제는 미음도 하루 이틀. 3주 동안 두부만 먹었던 나는 아이스크림과 크림수프를 먹자 이성을 잃었다. 그렇게 시작된 식탐은 건더기가 있는 음식을 먹으면 위험할 수 있다는 의사 선생님의 말도 잊은 채 수술 후 며칠 지나지 않아서 추어탕에 밥을 말아먹었다. 그러자 3주간 잠자던 식욕을 더 이상 억제할 수 없게 되었다.

수술 전 두부로 감량했던 체중은 3일도 채 안 돼 돌아왔다. 그리고 일주일도 안 돼서 감량한 체중의 곱빼기를 얻었다. 잊지 않고 돌아오는 요요의 직격탄을 맞은 것이다. 물론 수술 전보다 더 안 좋아진 건강도 덤으로 얻었다.

이런 안 좋은 추억이 있기에 이번 렌틸콩 다이어트를 할 때는 '렌틸콩'만 먹는다는 생각을 버렸다. 렌틸콩을 먹기에 다른 것을 줄인다는 개념으로 식사를 했다. 실제로 렌틸콩의 특성상 쉽게 배가 부르기 때문에 다른 것을 줄이는 것이 쉬웠다.

방송 후 정기 건강검진을 받는 날이 되었다. 내 몸은 얼마나 건강해졌을까? 혹시 오히려 나빠진 건 아닐까?

병원에 도착하니 오랜만에 뵙는 간호사와 의사 분들이 살이 많이 빠졌다고 칭찬해주셨다. 일주일 후 택배로 온 건강검진 결과서.

떨린다. 정말 떨린다. 건강을 위해서 시작한 다이어트 과연 건강을 얻었을까? 잃었을까?

떨리는 마음으로 항목을 확인하기 시작했다.

11203274　양해림

검사항목	2014-06-09	2013-03-11	단위	참고기준치
5. 폐기능 검사(Pulmonary Function Test)				
예측폐활량	3.55	3.61	%	
폐활량	3.46	3.18	%	
%폐활량	97.5	88.1	%	80 이상
일초량	2.70	2.56	%	
일초율	78.03	80.50	%	
Peak Flow	5.61	5.64	%	

● 호흡도 내쉬 흡기량과 분기량을 측정하고 비정상적을 조사하는 간으로 폐의 기능을 보시하는 검사입니다.

검사항목	2014-06-09	2013-03-11	단위	참고기준치
6. 일반혈액검사(Hematologic Test)				
Blood Type(혈액형)	B+	B+		
WBC(백혈구)	9.00	9.91	*10^3	4.0 - 10.0
RBC(적혈구)	4.94	5.09	*10^6	남4.2-6.3 여4.0-5.5
Hb(헤모글로빈)	14.3	14.9	g/dl	남13-17 여12-16
Hct(헤마토크리트)	42.4	43.0	%	남39-52 여36-48
Plt(혈소판)	400	313	*10^3	130 - 400
ESR(적혈구침강속도)	14	6	mm/hr	남1-10 여1-20
MCV(평균적혈구용적)	85.8	84.5	fl	79 - 96
MCH(평균적혈구혈색소)	28.9	29.3	Pg	26 - 33
MCHC(평균적혈구혈색소농도)	33.7	34.7	g/dl	32 - 36
RDW	12.1	11.9	%	11.5 - 13.5
PDW	9.9	10.3	fL	9.0 - 15.2
MPV	9.3	9.4	fL	8.9 - 12.0
N.Seg(중성구백분율)	44.9	45.6	%	43 - 75
Mono(단구백분율)	4.8	5.1	%	2 - 10
Lympo(림프구백분율)	48.7	46.7	%	24 - 45
Eosino(호산구백분율)	1.3	2.3	%	0 - 6
Baso(염기구백분율)	0.3	0.3	%	0 - 2
Band			%	0 - 6

● 적혈구, 혈모글로빈, 헤마토크리트는 빈혈을 알아보는 기본검사이며, 백혈구는 감염여부를 알아보는 지표입니다.

검사항목	2014-06-09	2013-03-11	단위	참고기준치
7. 당뇨 검사(Glucose Level)				
Glucose(공복혈당)	121	154	mg/dl	70 - 100
Hb A1C(당화혈색소)			%/THb	4.5 - 6.1

● 식전혈당검사는 당뇨병을 알아보는 가장 기본적인 지표입니다. 당화혈색소는 지난 1-2개월 동안의 혈당상승 상태를 나타내는 것입니다.

11203274　양해림

검사항목	2014-06-09	2013-03-11	단위	참고기준치
8. 간기능검사(Liver function test)				
T.Protein(총단백)	7.4	7.3	g/dl	5.8 - 8.3
Albumin(알부민)	4.7	4.6	g/dl	3.1 - 5.2
Globulin(글로부린)	2.7	2.7	g/dl	1.5 - 3.5
A/G Ratio	1.7	1.7		1.1 - 3.0
SGOT(AST)	23	73	IU/L	5 - 40
SGPT(ALT)	23	104	IU/L	5 - 40
T-Bilirubin(총 빌리루빈)	1.1	1.0	mg/dl	0.2 - 1.2
D-Bilirubin(직접빌리루빈)	0.5	0.4	mg/dl	0 - 0.6
r-GTP(글루타민환원효소)	14	40	IU/L	남11-49 여7-32
ALP(알카라인포스파타제)	122	125	IU/L	40 - 250

● 간기능은 간의 기본적인 상태를 알아보고 지방간 등을 구분하며 여러가지 간질환을 알아볼 수 있는 검사입니다.

검사항목	2014-06-09	2013-03-11	단위	참고기준치
9. 지질검사(Lipid Test)				
T.Cholesterol(콜레스테롤)	185	220	mg/dl	115 - 200
HDL-Cholesterol(고밀도콜레스테롤)	46	49	mg/dl	남35.3-79.6
Triglyceride(중성지방)	144	160	mg/dl	50 - 200
LDL-Cholesterol(저밀도콜레스테롤)	122	151	mg/dl	77 - 130
Lipoprotein(지단백)			mg/dl	0 - 57
APO A1(지단백 A1)			mg/dl	남104-202 여108-225
APO B(지단백 B)			mg/dl	남52-117 여39-105
NT-proBNP(B형나트륨이뇨펩티드)			ng/L	12 - 133

● 고지혈 지방의 상승은 지질질환과 주요인이 동맥경화나 협심증의 원인이 됩니다.

검사항목	2014-06-09	2013-03-11	단위	참고기준치
10. 신장기능검사(Kidney Function Test)				
BUN(요소질소)	11	12	mg/dl	남8.1-22.0 여7.8-20.5
Creatinine(크레아티닌)	0.8	0.8	mg/dl	남0.8-1.3 여0.6-1.1
B/C Ratio	13.7	15		7 - 29
eGFR(사구체여과율)			mL/min/1.73㎡	70이상

● 신장의 제대 노폐물을 걸러내는 중요한 역할을 하며, 각 검사항목 수치로 신장의 기능과 이상을 추측할 수 있습니다.

검사항목	2014-06-09	2013-03-11	단위	참고기준치
11. 아미노산 대사검사 (Amino acid metabolism test)				
Homocysteine(호모시스테인)			umol/L	5 - 8

● homocysteine 수치는 높으면 심혈관질환등의 위험이 증가합니다.

검사항목	2014-06-09	2013-03-11	단위	참고기준치
12. 췌장염 검사				
Amylase(아밀라제)			IU/L	28 - 100
Lipase(리파아제)			U/L	13 - 60

● 췌장염이나 구강내감염의 여부가 상승합니다.

검사항목	2014-06-09	2013-03-11	단위	참고기준치
13. 전해질 검사(Electrolyte)				
Sodium(나트륨)	145	144	mEq/L	135 - 145
Potassium(칼륨)	4.3	3.9	mEq/L	3.5 - 5.5
Chloride(염소)	108	106	mEq/L	95 - 110
Calcium(칼슘)	9.2	9.0	mg/dl	8.2 - 10.8
Phosphorus(인)	3.9	3.7	mg/dl	2.5 - 5.5
Magnesium(마그네슘)			mg/dl	1.9 - 3.1
Total CO2(총이산화탄소)			mEq/L	24 - 31

● 전해질은 체내에 녹아서 전기를 운반하는 물질로 세포 내외에 위치하며 신경과 근육의 작용에 관여하는 중요한 역할을 합니다.

- 4 -

간, 콜레스테롤, 당수치가 모두 내려갔다.

체중이 빠진 것보다 더 기쁘다.

'콜레스테롤 수치 정상, 당 수치는 아직 불안하지만 많이 떨어지고, 혈압도 완전 정상!'

　다이어트 전보다 많이 건강해졌다. 이제 환자가 아닌 정상인의 몸 상태. 양해림, 이제 결혼은 하고 죽을 수 있겠구나!

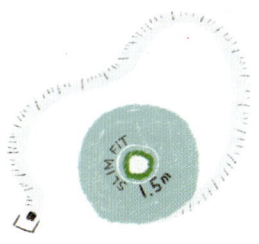

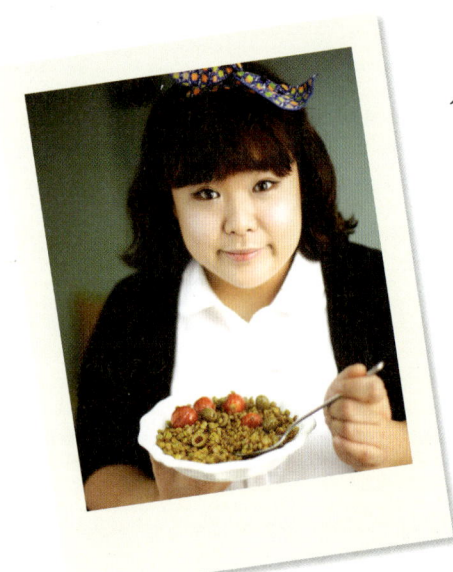

STORY 9

너의 사랑, 나의 사랑 렌틸콩!
너만을 사랑해

세상에는 수많은 다이어트 광고들이 있다. 이것만 먹으면 빠져요! 이것만 하면 빠져요! 이것만! 이것만! 이것만!

그러나 세상에 이것만으로 성공하는 다이어트는 없다. 내가 지금껏 시도했던 원푸드 다이어트나 다이어트 약만으로는 성공할 수 없었듯이… 이런 다이어트가 실패하는 이유는 간단하다. 모든 '이것만'은 그 순간 당장은 살을 빼줄 수는 있겠지만 유지는 해줄 수는 없기 때문이다.

예전의 나에게 렌틸콩으로 다이어트를 하라고 했다면 미련하게 아무것도 안 먹고 딱 삶은 렌틸콩만 먹으며 다이어트를 했을 것이다. 굶주린 배를 움켜쥐며 무엇인가 먹고 싶다는 생각을 간절히 하며. 그러다 며칠 만에 질리고 힘들어서 포기했을 것이다. 이게 나만의 이야기가 아님을 알고 있다. 지금도 예전의 나처럼 다이어트를 하고 있는 다이어터들이 많을 것이다.

이번 렌틸콩 다이어트를 하면서 내가 얻은 것은 '하나만'으로는 절대 다이어트에 성공을 할 수 없다는 것이다. 무리해서 소량의 렌틸콩만을 먹으면 단기에는 살이 많이 빠질 것이다. 그러나 곧 다른 원푸드 음식처럼 다른 음식이 먹고 싶어서 포기하게 된다. 그래서 내가 제안하는 것은 렌틸콩 하나만 먹지 말고 렌틸콩을 맛있게 조리해서 건강하게 질리지 않게 오래 먹으라는 것이다.

그리고 다이어트를 하다가 힘들어 포기하고 싶을 때는 하루쯤 혹은 이틀쯤 포기하는 것도 좋다. 그쯤 포기하고 나면 다시 다이어트를 하고 싶은 생각이 드니깐. 그런 의미에서 다이어트 기간을 정해두거나 감량 목표를 정해두고 목표로 돌진하는 것보다 생활에 다이어트가 스미는 방법을 선택하는 것이 좋다. 그런 점에서 렌틸콩은 최고의 다이어트 도구다.

쌀밥이 좋아 살이 찌는 사람, 배부르게 먹는 것을 좋아 살이 찌는 사람, 빨리 먹어 살이 찌는 사람이 바로 나였다. 비만의 주요 요소인 3가지를 알차게 모두 갖춘 그런 사람이었다.

그런데 이런 식습관에서도 살을 빼도록 해주는 것이 렌틸콩이다. 밥을 해 먹듯이 렌틸콩을 삶아 먹는 것에 거부감이 없다. 처음에는 나도 쌀 대신 먹는 것에 거부감 있어 렌틸콩밥을 해 먹었다. 쌀 많이 콩 조금. 그런데

나는 살찌는 식습관을 모두 가졌다.
어떤 다이어트로도 불가능했던 식습관 개선을 렌틸콩을 통해 할 수 있었다.

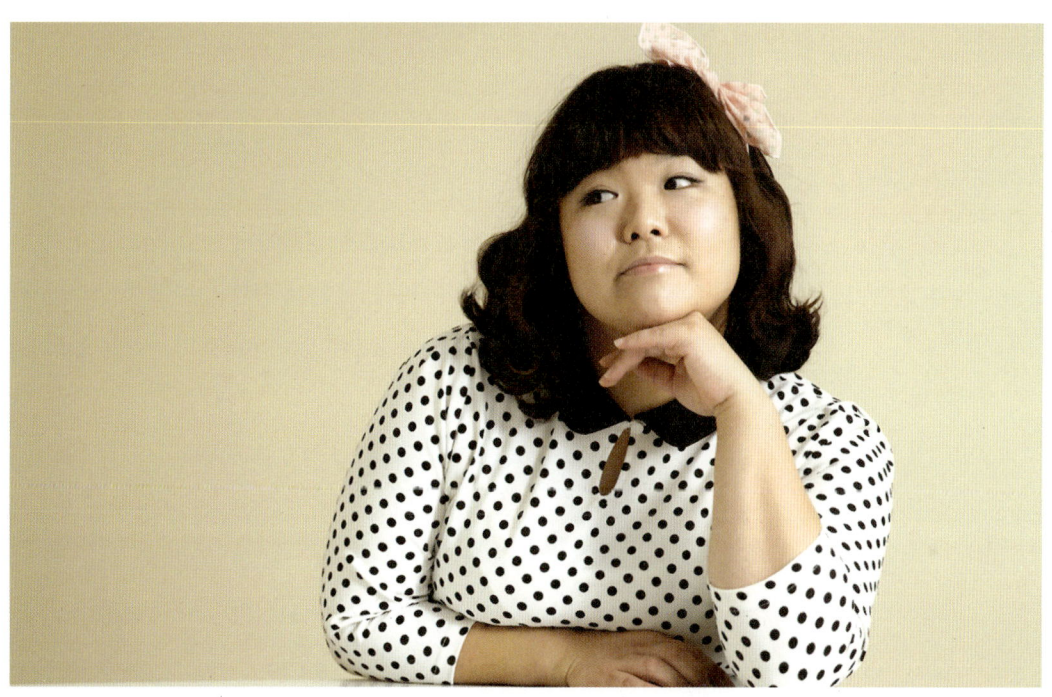

105

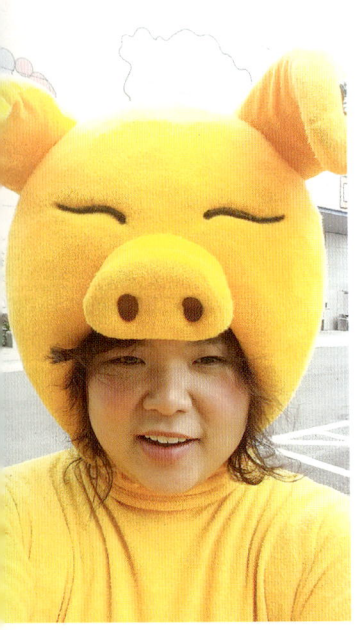

나는 아직 돼지다.
그러나 그냥 돼지가 아니다
매일 조금씩 날씬해지는
다이어트하는 돼지다.
그리고 언젠가 누구보다
아름다워질 그런 돼지다.

어느 순간 밥 대신 렌틸콩을 넣어 음식을 해 먹기 시작했다. 밥이 주는 기분 좋은 느낌을 렌틸콩으로도 느낄 수 있었기 때문이다.

탄수화물을 먹으면 당이 올라서 기분이 좋아지기 때문에 사람들이 밥, 빵과 같은 탄수화물을 찾는다고 들었다. 의학적인 이유는 모르지만 나에게 렌틸콩은 이런 효과를 보였다. 그래서 매일 먹을 수 있었다.

정신적, 심적 효과는 탄수화물인데 실제 성분은 단백질, 그것도 식물성 단백질이었다. 살 빠지는 소리가 절로 난다. 다이어트를 하며 탄수화물을 줄일 때 나타나는 신경질, 예민해짐이 사라지니 나처럼 운동을 싫어하는 사람도 자발적으로 헬스장을 가게 됐다. 그뿐 아니라 생활 속에서 자꾸 움직이려고 노력했다. 렌틸콩으로 내 몸에서 건강한 에너지와 기운이 돌게 된 것이다. 이점이 다른 다이어트와 렌틸콩 다이어트의 가장 큰 차이점이다.

대부분의 다이어터들은 어떻게 해야 살이 빠지는지 모두 알고 있을 것이다. 건강한 식이요법과 적당한 운동요법. 하지만 다이어트를 하다 보면 다이어트 기본 공식에 조급함이 플러스가 돼서 원푸드나 단식과 같이 평생 지속할 수 없는 극단적인 식이요법만이 남는다.

극단적인 식이요법으로 다이어트를 시도해보지만 유지하지 못하고 자신과의 싸움에 지쳐 지레 포기를 선언한다. 다이어트에서 조급함은 다이어트의 악순환을 초래한다.

건강한 식이요법과 적당한 운동요법을 병행하되 조급한 마음을 가지지 말아야 다이어트에 성공할 수 있다. 이것이 진짜 다이어트 성공의 진리다. 이것을 좀 더 구체적으로 공식화해서 말하면 이렇다.

밥처럼 계속 먹을 수 있는 렌틸콩 식사 + 적당한 운동요법 – 조급함
=다이어트 성공

12kg을 감량했지만 아직도 많이 뚱뚱한 고도비만임을 알고 있다. 나에게도 다이어트 성공을 위한 길은 아직도 멀고 험하다. 그 길이 솔직히 무

섭기도 하다. 과연 정말 뺄 수 있을까?

하지만 지금 건강하게 내가 살을 뺄 수 있게 도와주고 있는 렌틸콩이 있으니 걱정은 접어둔다. 용기를 내본다.

나는 할 수 있다! 그리고 내가 했으니 다른 다이어터들도 당연히 할 수 있다.

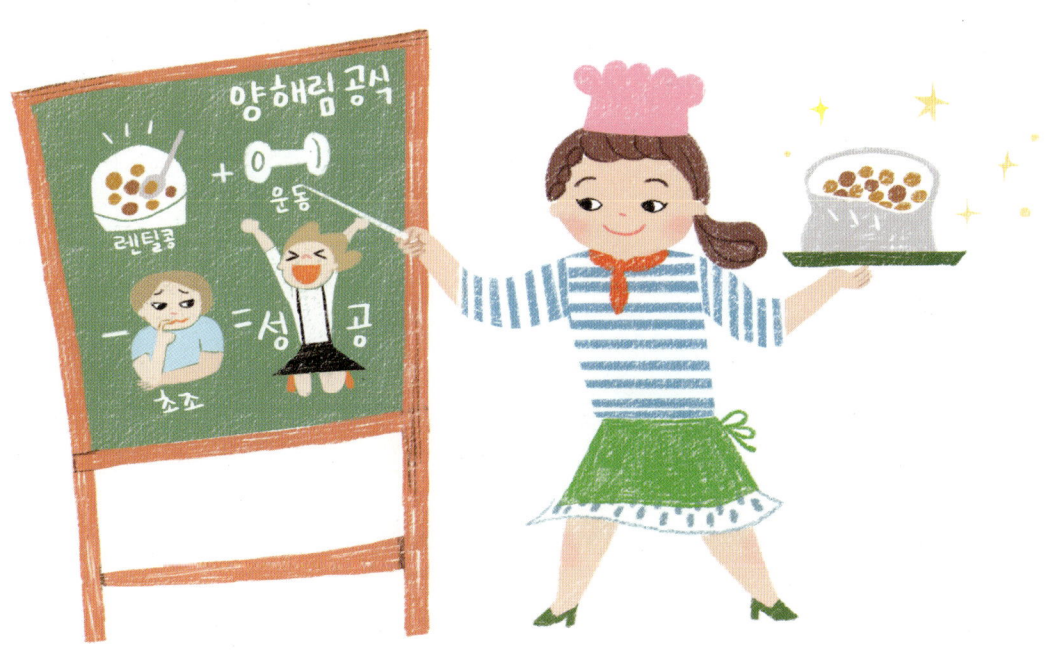

Lentils
Diet
Recipe

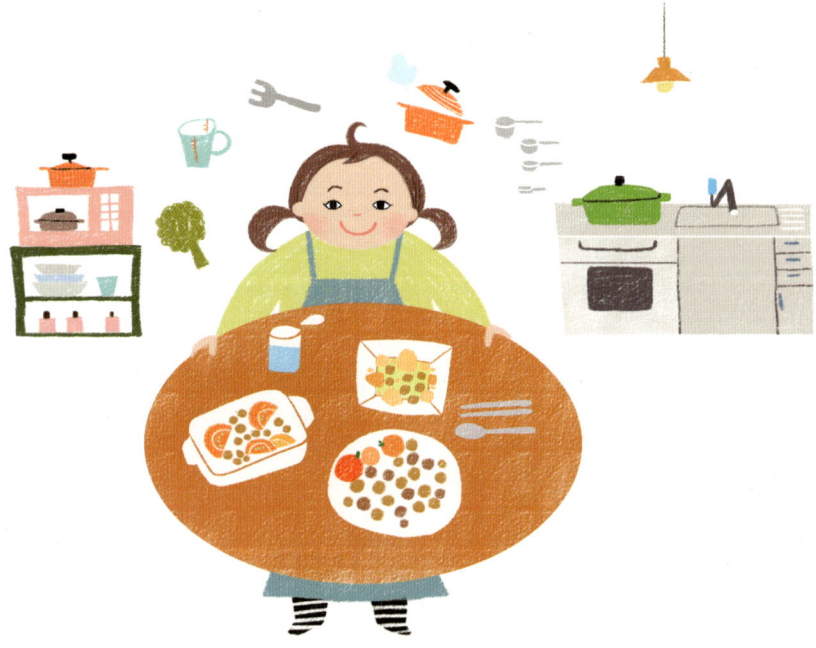

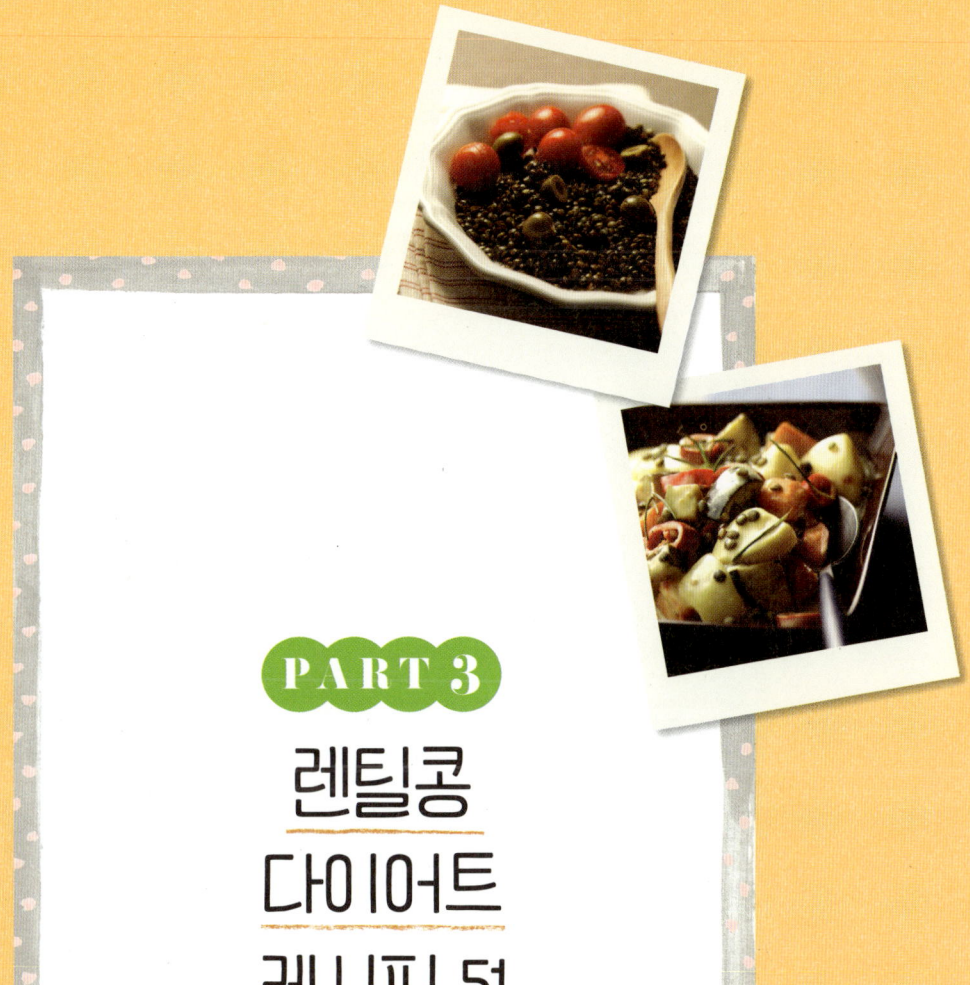

PART 3

렌틸콩
다이어트
레시피 51

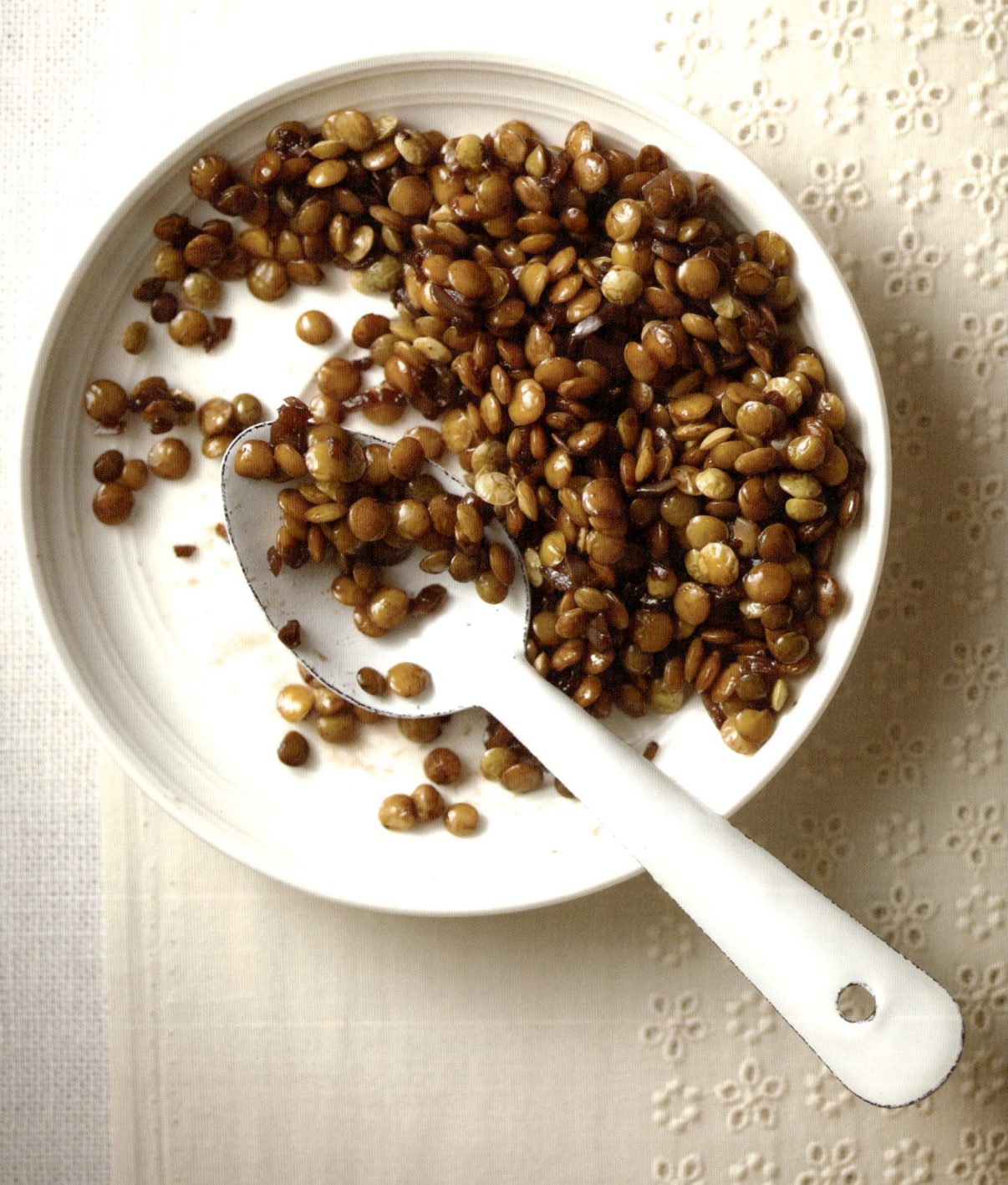

완벽한 한 그릇 음식
렌틸콩 다이어트 레시피

우리나라의 경우 반찬, 국, 찌개 등의 간을 각각 맞춰 한 끼 기준으로 나트륨 섭취량이 많다. 이렇게 짜게 먹는 습관은 몸을 붓게 할 뿐 아니라 고혈압, 당뇨, 동맥경화로 이어질 수 있는 잘못된 식습관이다. 저염식은 건강을 위한 필수 요소로 한 그릇 음식의 경우 과도하게 염분을 섭취하는 습관을 조절할 수 있는 가장 간단한 방법이다. 그런 점에서 모든 음식을 한 그릇 음식으로 소개하고 있는 이 책의 음식은 다이어트는 물론 당뇨, 고지혈증 등의 생활습관병 예방에도 효과적이다.

여기서 소개하는 음식은 칼로리는 낮지만 각각의 재료가 하나의 영양소에 편중되어 있지 않고 다양한 식재료를 활용하여 영양적으로 상호 보완 효과가 있다. 또한 같은 재료를 섭취하는 것에서 오는 지루함을 없애도록 구성된 다양한 조리법은 지속적으로 식이조절을 가능하게 해준다는 점에서 다이어트 식단으로 매우 추천할 만하다.

렌틸콩을 다이어트 식품을 섭취하기 위해서는 가급적 기름을 많이 사용하지 않은 담백한 조리법을 권장한다. 렌틸콩은 색깔에 따라 조리법이 다르다. 브라운 렌틸콩은 질감이 살아 있는 걸쭉한 스프용으로, 그린 렌틸콩은 살짝 데쳐 녹색 잎이 많은 샐러드용으로, 레드 렌틸콩은 푹 삶아 으깨서 먹는 요리에 사용하면 좋다.

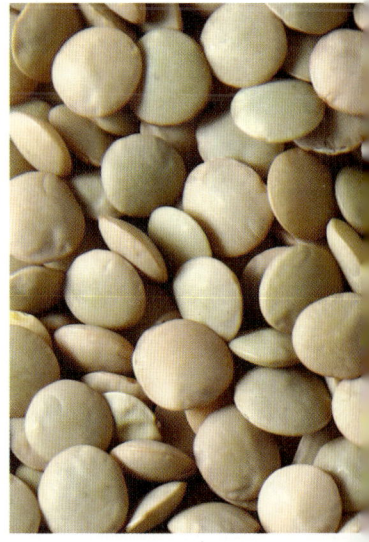

렌틸콩은 흐르는 물에 살살 헹구는 정도로 씻어 사용하고, 다른 콩과 달리 불리지 않고 사용해도 무방하다. 다만 모든 두류의 날 것에는 독성이 있을 수 있으므로 꼭 익혀 먹도록 한다. 브라운 렌틸콩과 그린 렌틸콩으로 조리를 하다 보면 껍질이 벗겨지는 경우가 있는데, 이 껍질은 먹어도 무방하다.

렌틸콩은 모든 식재료와도 잘 어울리므로 다양한 요리가 가능하다. 예를 들어서 쌀과 함께 잡곡밥 형태로 이용하면 단백질과 식이섬유가 상호 보완되는 효과를 볼 수 있으며, 육류나 생선과 함께 조리하면 식이섬유와 비타민을 보완해주는 효과가 있다. 또 채소나 과일과 함께 조리하면 난백질과 무기질을 보완해주는 효과도 있다.

렌틸콩 요리와 함께 하면 좋은 식재료

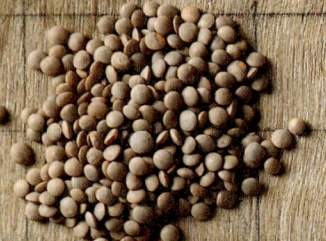

브라운 렌틸콩
도정을 전혀 하지 않은 렌틸콩. 식이섬유가 매우 풍부하다. 입자가 단단하여 모양 유지나 식감이 있어야 하는 요리에 사용하는 편이다.

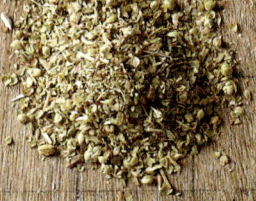

허브 가루
콩 냄새에 민감한 사람들에게 거부감을 없앨 수 있다. 허브 가루를 사용하면 간을 약하게 해도 입에 향이 맴돌아 저염식 요리에 좋다.

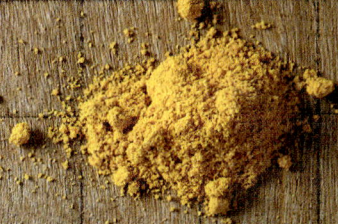

카레 가루
체내 지방 대사를 촉진시켜 다이어트에 효과적이다. 특유의 향 때문에 간을 약하게 해도 맛있게 먹을 수 있다. 렌틸콩과 맛 궁합이 매우 좋다.

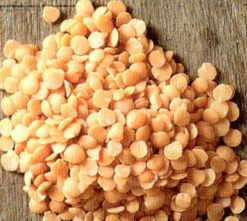

레드 렌틸콩
완전히 도정을 마친 렌틸콩. 가장 크기가 작고 조직이 연약하여 잘 으깨진다. 조리 시간이 다른 렌틸콩에 비해 짧으며 부드러운 식감이 필요한 요리에 많이 쓰인다.

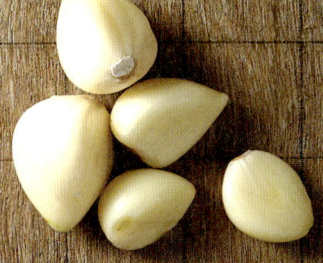

통마늘
세계 10대 건강 식품. 암을 예방하고 콜레스테롤 수치를 낮춰준다. 렌틸콩의 비타민B1의 흡수를 돕기 때문에 렌틸콩과 함께 조리하면 좋다.

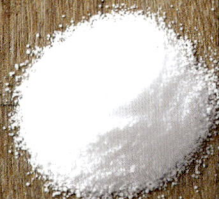

소금
저염식이 건강식이기는 하지만 체내에 염분이 너무 적어도 수분을 유지시키지 못해 문제가 된다. 소금을 사용할 때는 가급적 천일염을 곱게 빻아 사용하도록 한다.

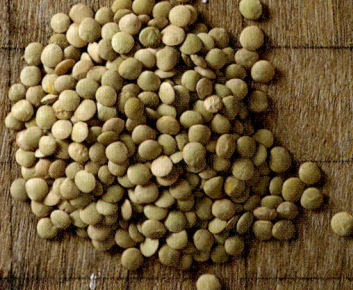

그린 렌틸콩
1회 정도 도정을 한 렌틸콩. 조리를 해도 모양이 쉽게 변하지 않아 샐러드나 볶음 요리에 사용하면 좋다.

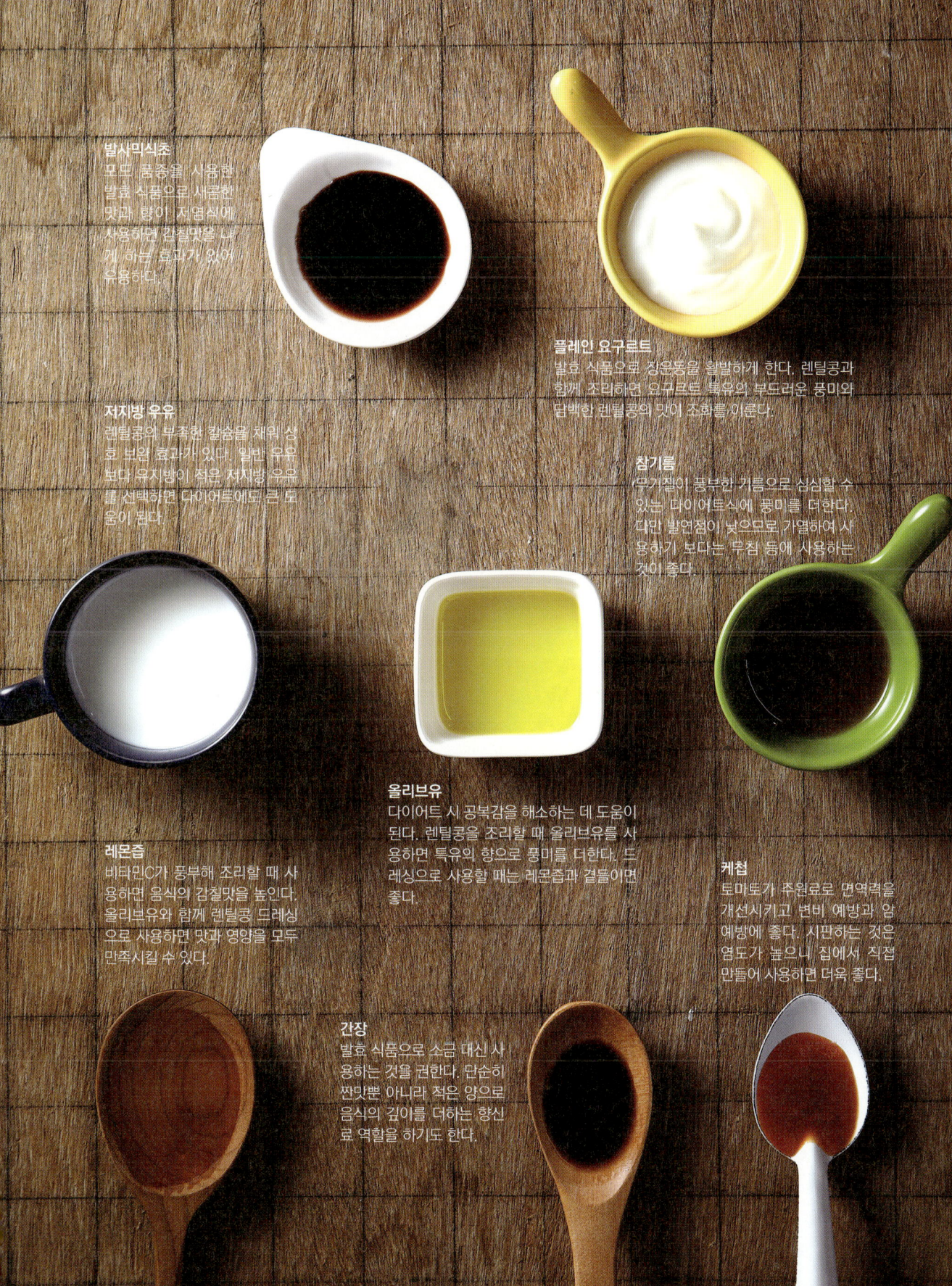

발사믹식초
포도 품종을 사용한 발효 식품으로 시큼한 맛과 향이 저염식에 사용하면 감칠맛을 내게 하는 효과가 있어 유용하다.

플레인 요구르트
발효 식품으로 장운동을 활발하게 한다. 렌틸콩과 함께 조리하면 요구르트 특유의 부드러운 풍미와 담백한 렌틸콩의 맛이 조화를 이룬다.

저지방 우유
렌틸콩의 부족한 칼슘을 채워 섭호 보완 효과가 있다. 일반 우유보다 유지방이 적은 저지방 우유를 선택하면 다이어트에도 큰 도움이 된다.

참기름
무기질이 풍부한 기름으로 심심할 수 있는 다이어트식에 풍미를 더한다. 다만 발연점이 낮으므로, 가열하여 사용하기 보다는 무침 등에 사용하는 것이 좋다.

올리브유
다이어트 시 공복감을 해소하는 데 도움이 된다. 렌틸콩을 조리할 때 올리브유를 사용하면 특유의 향으로 풍미를 더한다. 드레싱으로 사용할 때는 레몬즙과 곁들이면 좋다.

레몬즙
비타민C가 풍부해 조리할 때 사용하면 음식의 감칠맛을 높인다. 올리브유와 함께 렌틸콩 드레싱으로 사용하면 맛과 영양을 모두 만족시킬 수 있다.

케첩
토마토가 주원료로 면역력을 개선시키고 변비 예방과 암 예방에 좋다. 시판하는 것은 염도가 높으니 집에서 직접 만들어 사용하면 더욱 좋다.

간장
발효 식품으로 소금 대신 사용하는 것을 권한다. 단순히 짠맛뿐 아니라 적은 양으로 음식의 깊이를 더하는 향신료 역할을 하기도 한다.

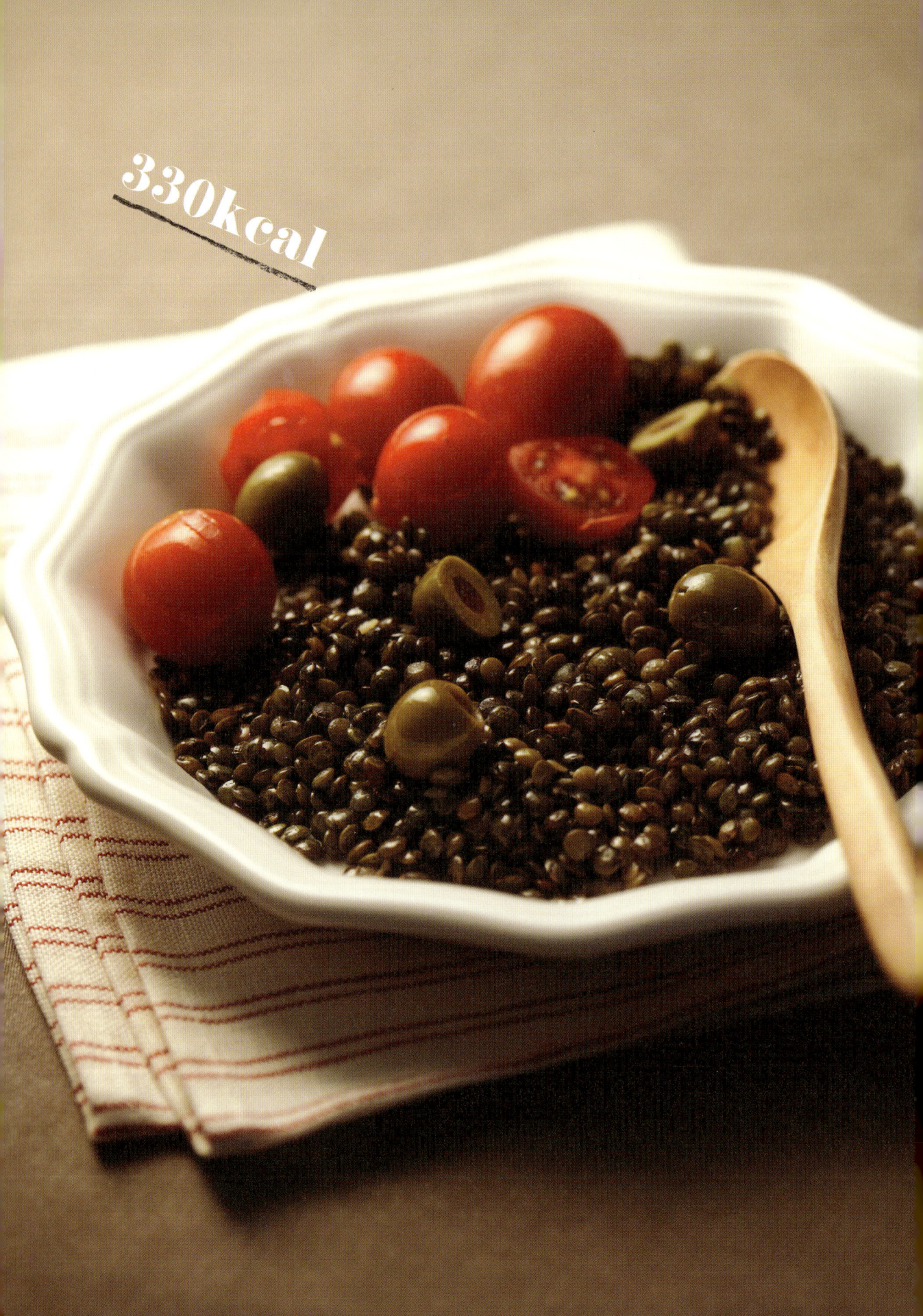

330kcal

렌틸콩올리브볶음

재 료

렌틸콩	1컵
그린 올리브	3개
방울토마토	5개
발사믹식초	1큰술
올리브유	1작은술
소금·후춧가루	약간씩

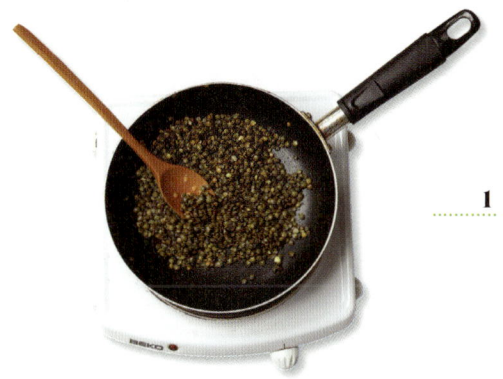

1

만 드 는 법

1 팬에 올리브유를 두르고 중불에서 렌틸콩을
2~3분간 볶는다.

2 1에 그린 올리브, 방울토마토를 넣고 1분 정도 더
볶는다.

3 발사믹식초를 두르고 소금과 후춧가루를 약간씩
넣어 간을 한다.

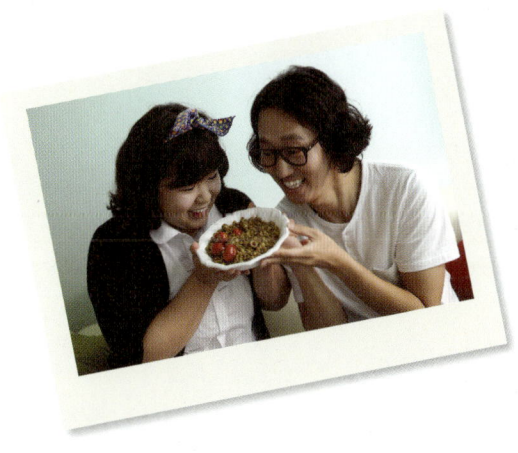

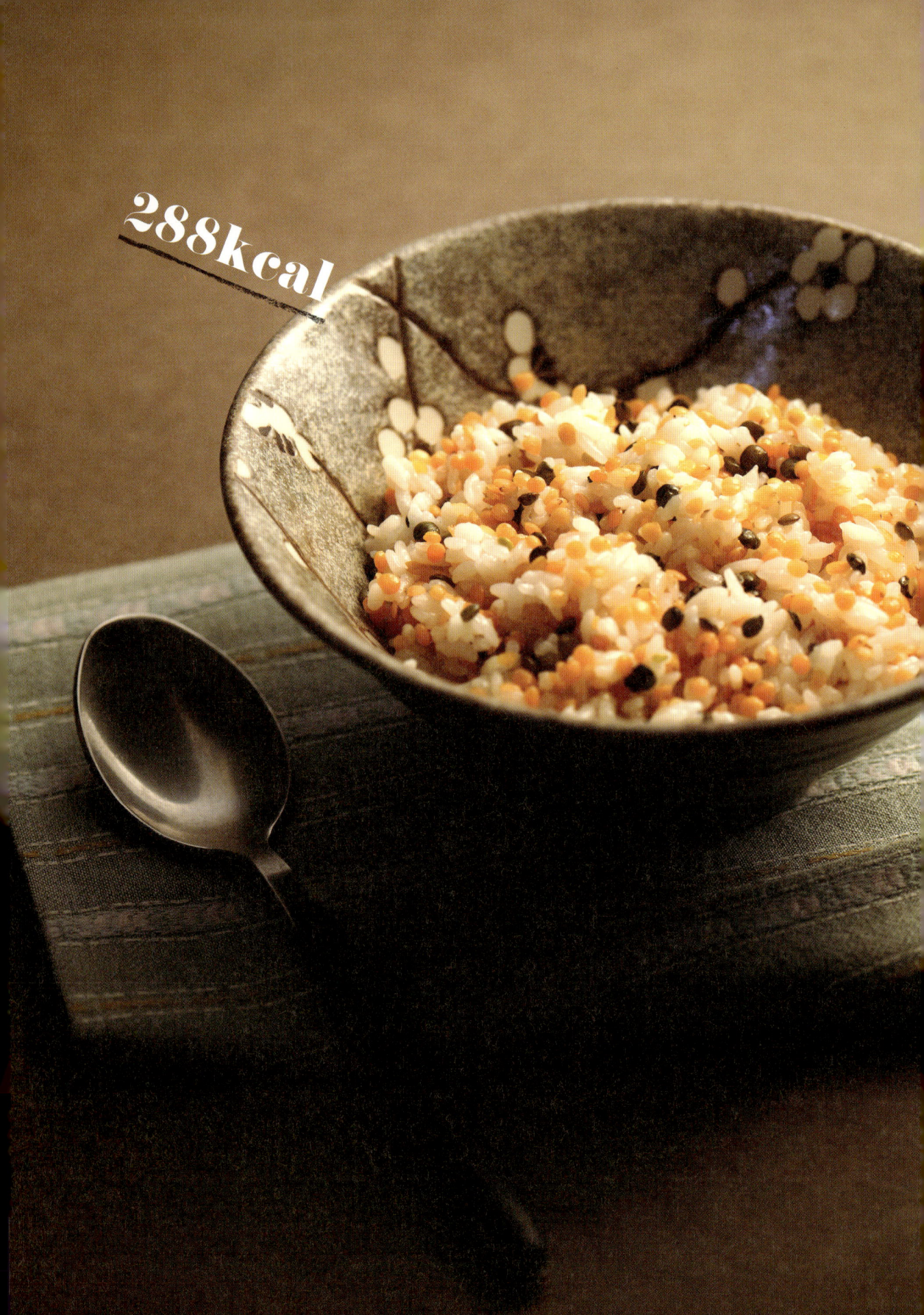

288kcal

렌틸콩밥

브라운 ●
그린 ●
레드 ●

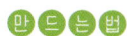 재 료

렌틸콩	1/4컵
불린 쌀	1/2컵
물	1컵

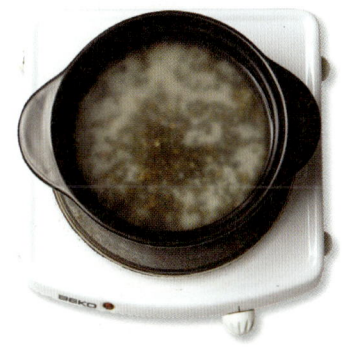

2

마 드 는 법

1 냄비에 렌틸콩과 불린 쌀을 넣고 평평하게
만든다.

2 물을 넣는다.

3 센불로 조리를 시작하여 김이 나기 시작하면
약불로 바꾸고 10분 후 불을 끈다. 그 상태로 냄비
뚜껑을 열지 말고 5분간 뜸을 들인다.

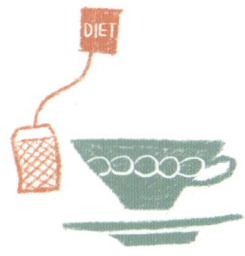

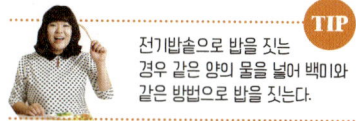

TIP 전기밥솥으로 밥을 짓는
경우 같은 양의 물을 넣어 백미와
같은 방법으로 밥을 짓는다.

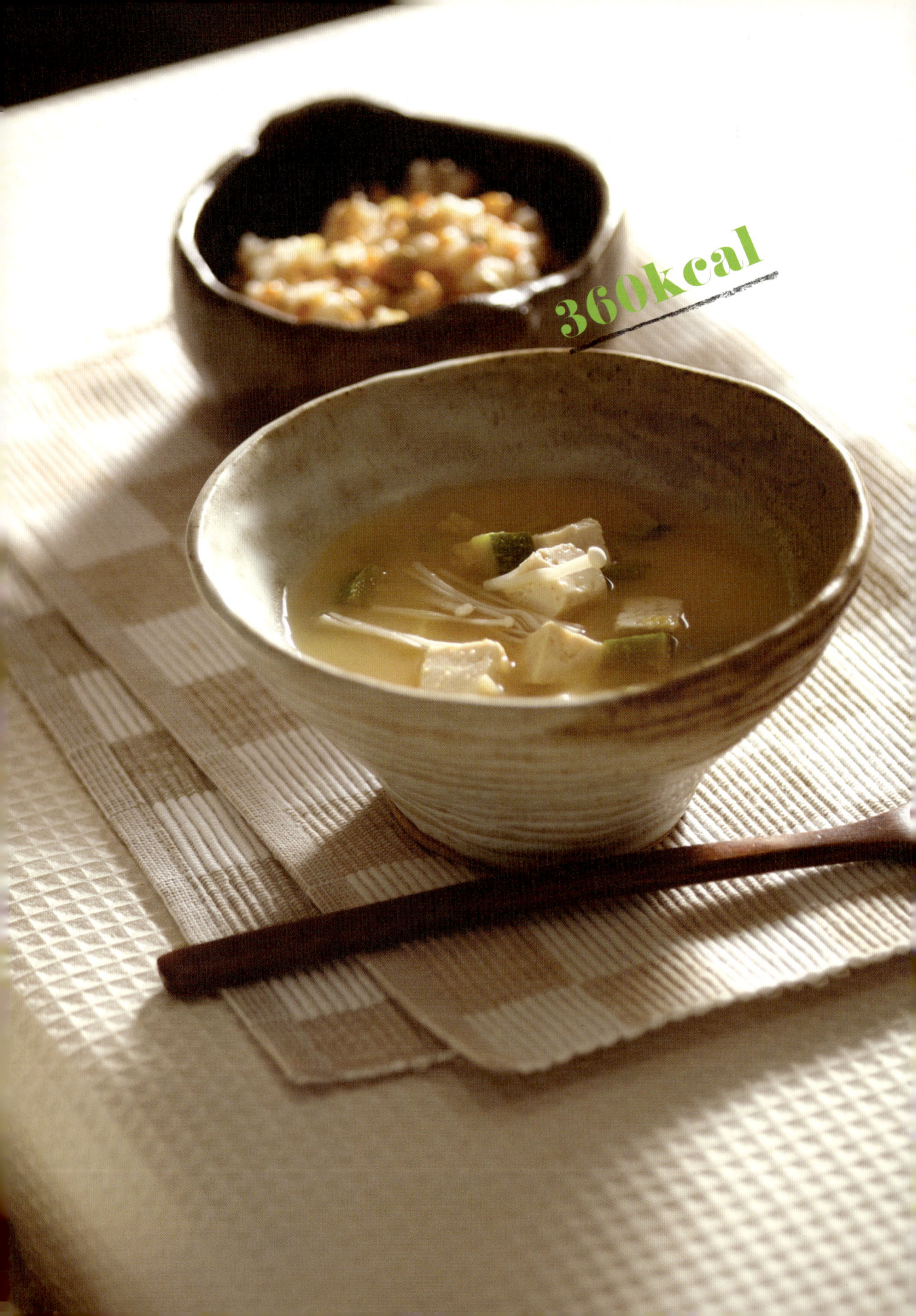

360kcal

렌틸콩미소국과 렌틸콩밥

브라운 ●
그린 ●
레드 ●

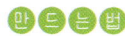 재 료

렌틸콩	1/4컵
두부	1/4모
양파	1/8개
애호박	1/6개
팽이버섯	적당히
미소된장	2큰술
물	3컵
렌틸콩밥(116쪽 참조)	1/2공기

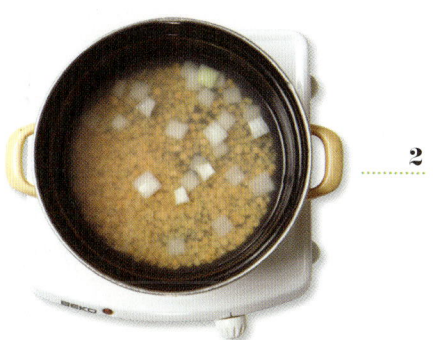

2

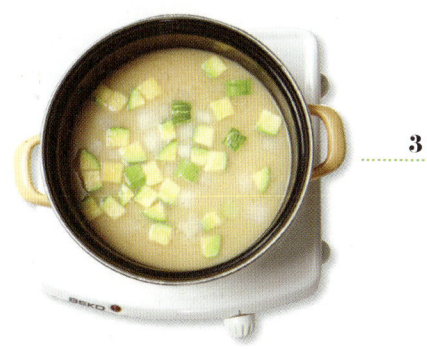

3

만 드 는 법

1 두부, 양파, 애호박, 팽이버섯은 손톱 크기로 썬다.

2 냄비에 물을 넣은 후 먼저 렌틸콩, 양파를 넣고
팔팔 끓인다.

3 **2**에 애호박을 넣고 미소된장을 풀어 한소끔 끓인
후 두부, 팽이버섯을 넣고 1분 정도 끓인다.

4 렌틸콩밥과 함께 곁들인다.

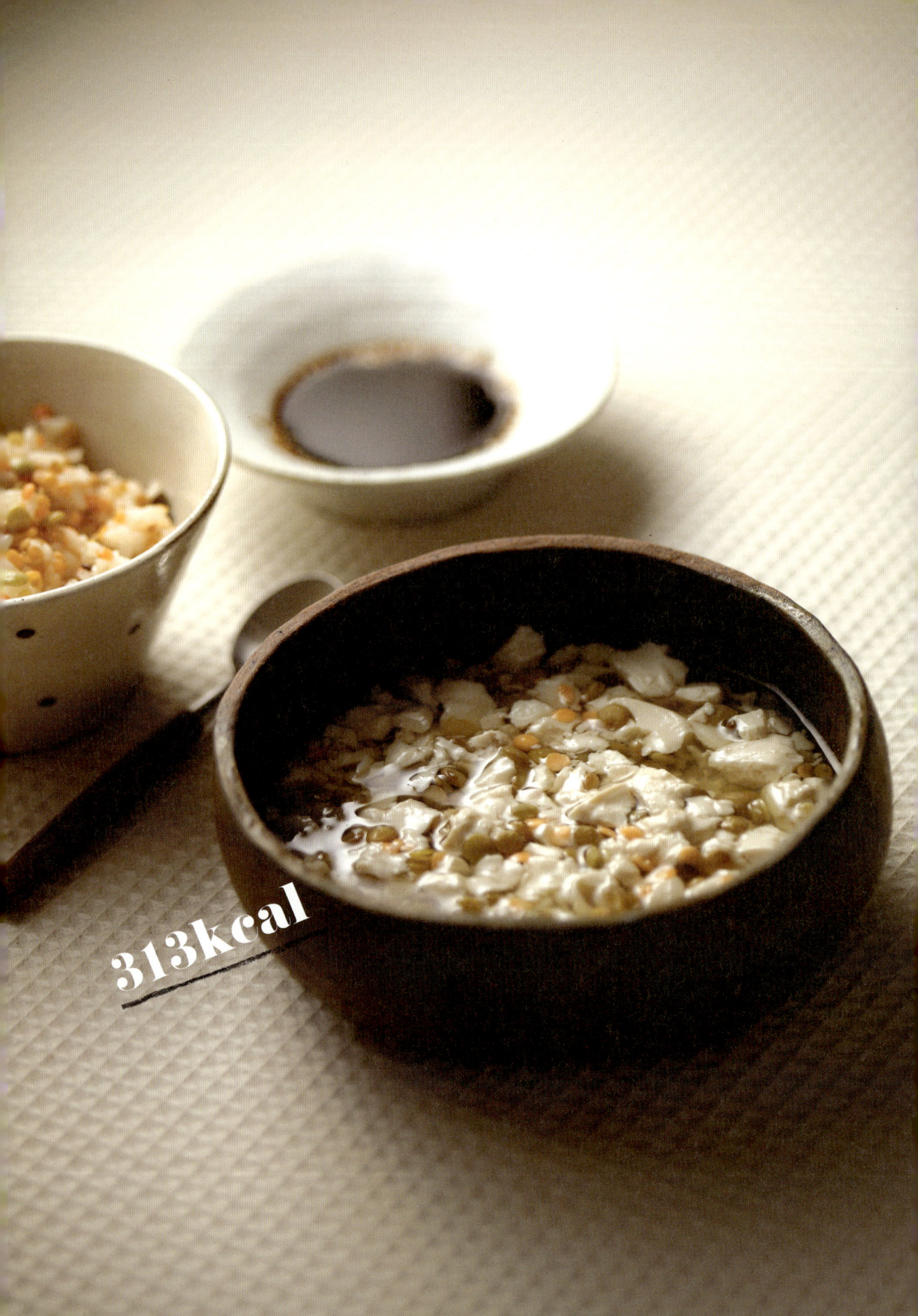

313kcal

렌틸콩순두부찌개와 렌틸콩밥

재료

렌틸콩	1/4컵
순두부	1/2모(약 200그램)
물	1/2컵
간장	1큰술
렌틸콩밥(116쪽 참조)	1/2공기

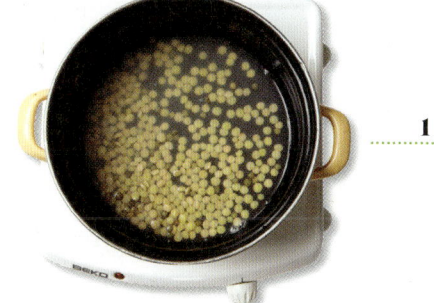
1

만드는법

1 냄비에 렌틸콩 넣고 물을 부어 약 2분 정도 끓인다.

2 1에 순두부를 넣고 한소끔 끓인다.

3 간장으로 간을 한다.

4 렌틸콩밥과 함께 곁들인다.

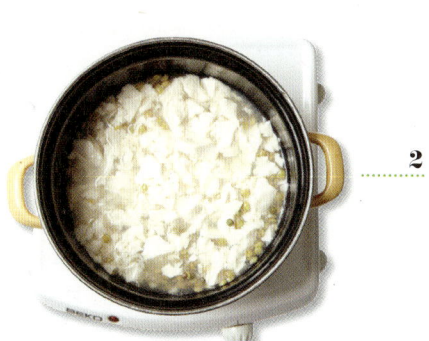
2

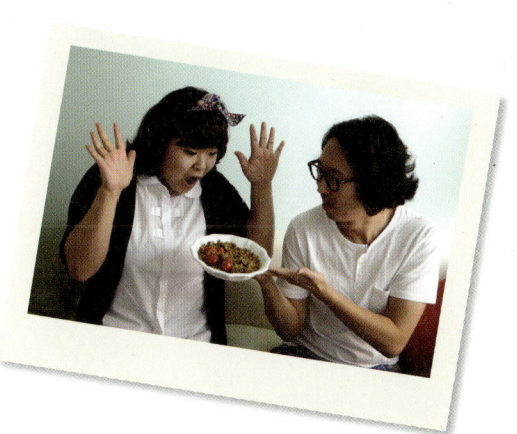

121

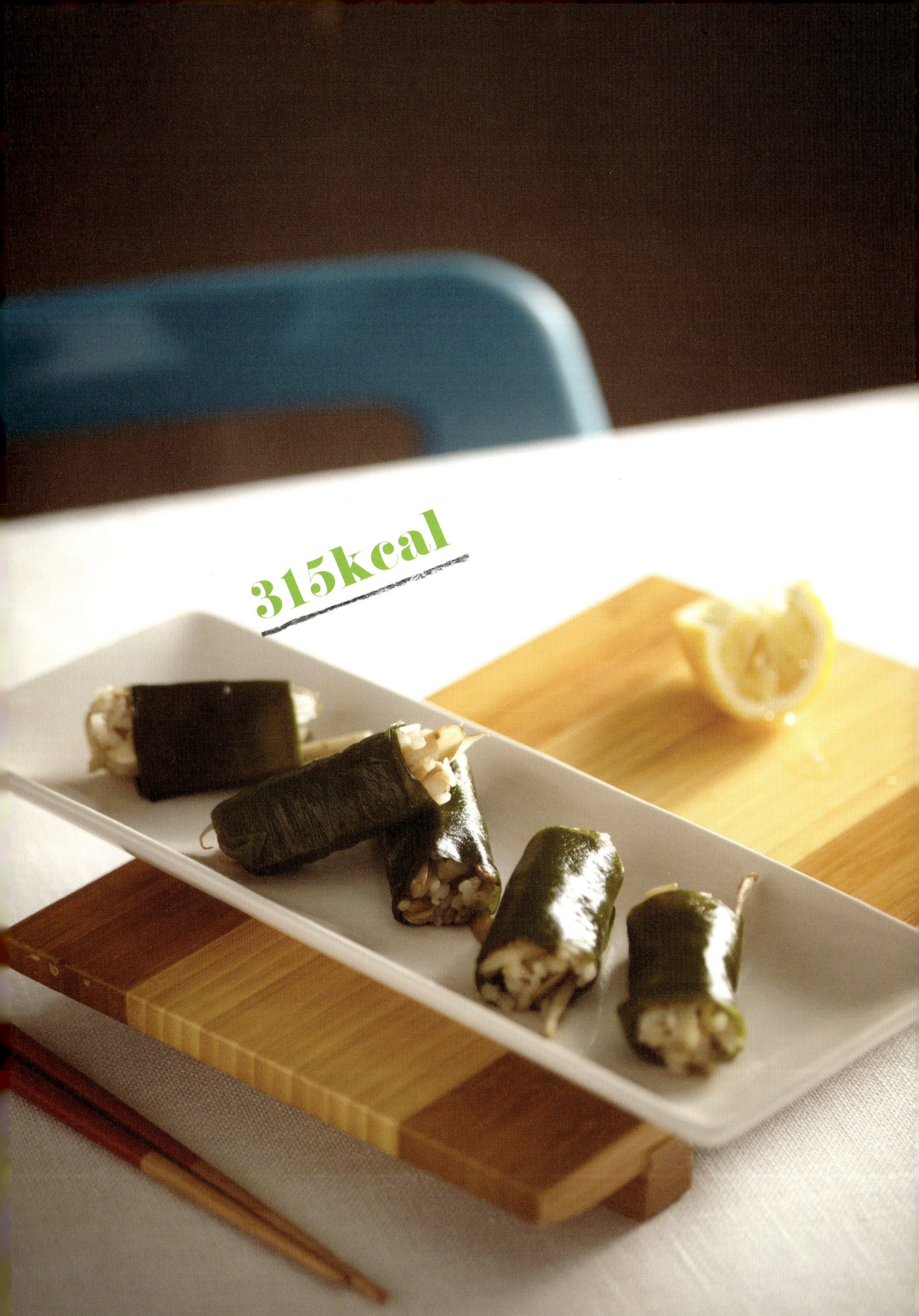

315kcal

렌틸콩우엉다시마쌈밥

재 료

렌틸콩	1/4컵
우엉	1/4개
불린 쌀	1/2컵
물	1컵
쌈다시마	1장

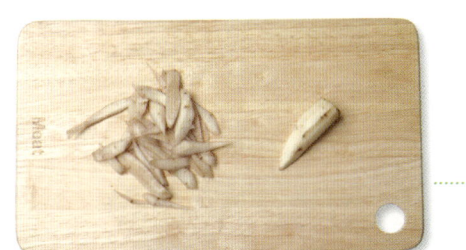

1

만 드 는 법

1 우엉은 어슷썰기를 한다.

2 센불로 달군 냄비에 렌틸콩과 불린 쌀을 함께
1분간 볶은 후 우엉을 넣는다.

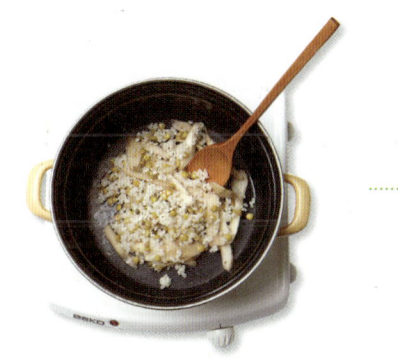

2

3 2에 물을 넣고 뚜껑을 덮은 뒤 센불에서 조리를
시작하여 김이 나면 약불로 줄이고 10분 후 불을
끈다. 그 상태로 뚜껑을 열지 말고 5분간 뜸을
들인다.

4 쌈다시마를 물에 잠깐 담가 짠맛을 없앤다.

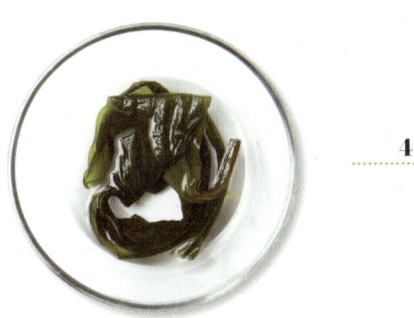

4

5 밥이 완성되면 쌈다시마를 5×7cm 정도의
크기로 자르고 밥을 올려 돌돌 만다.

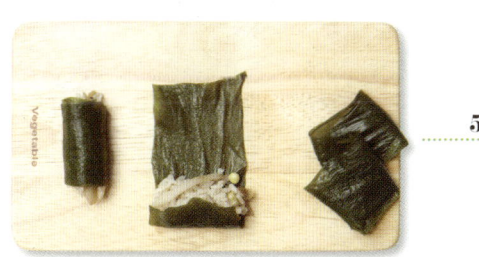

5

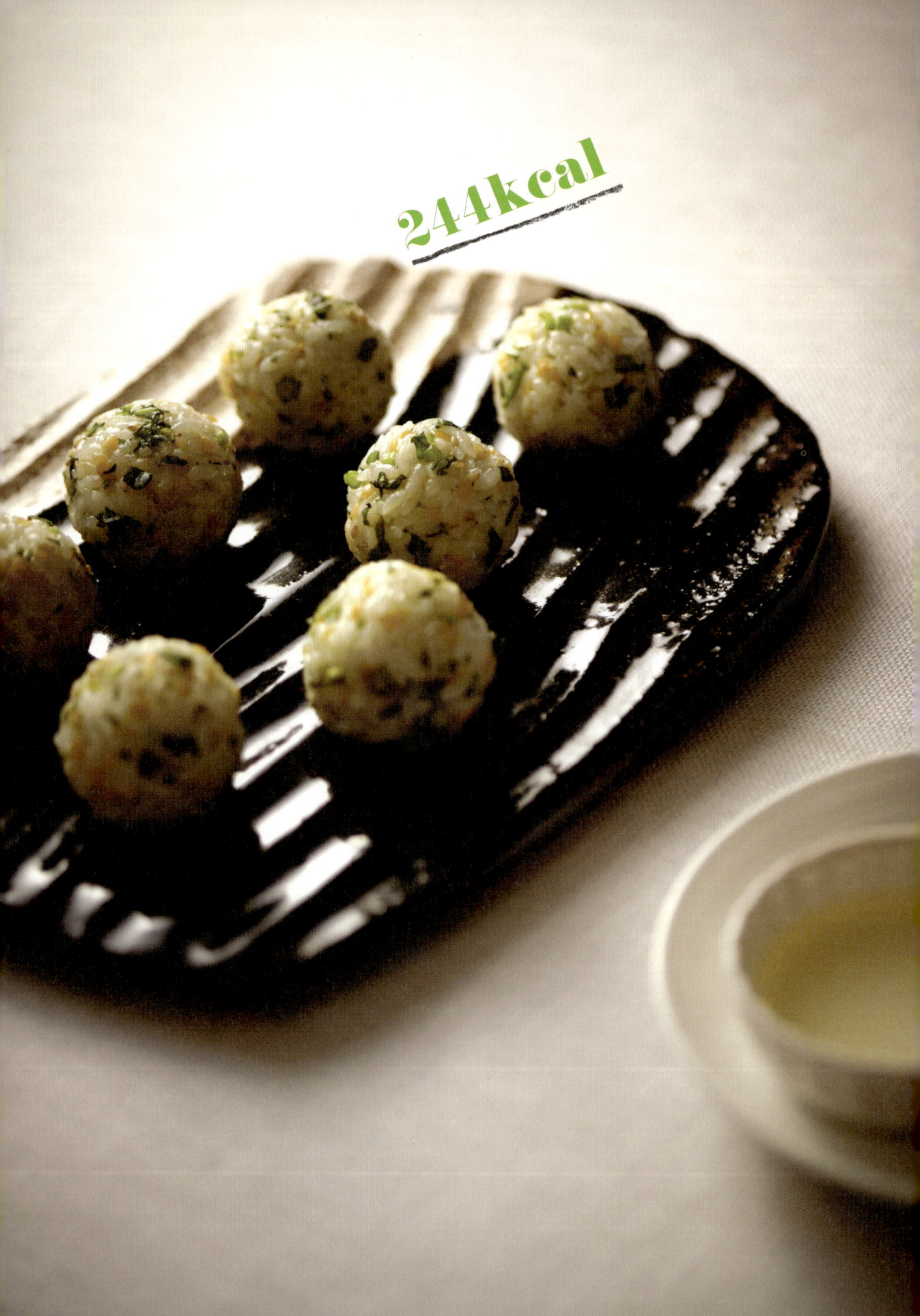

244kcal

렌틸콩두부주먹밥

재 료

렌틸콩밥(116쪽 참조)	1/4공기
두부	1/2모
쑥갓	2줄기
미나리	1줄기

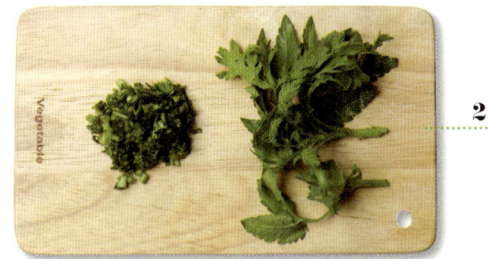

2

만 드 는 법

1 두부를 끓는 물에 한소끔 삶는다.

2 쑥갓, 미나리는 잘게 다진다.

3 삶은 두부를 으깬 후 렌틸콩밥, 다진 쑥갓,
　미나리를 버무려 둥글게 빚는다.

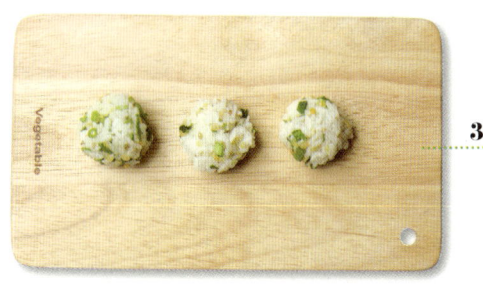

3

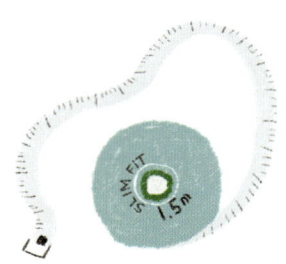

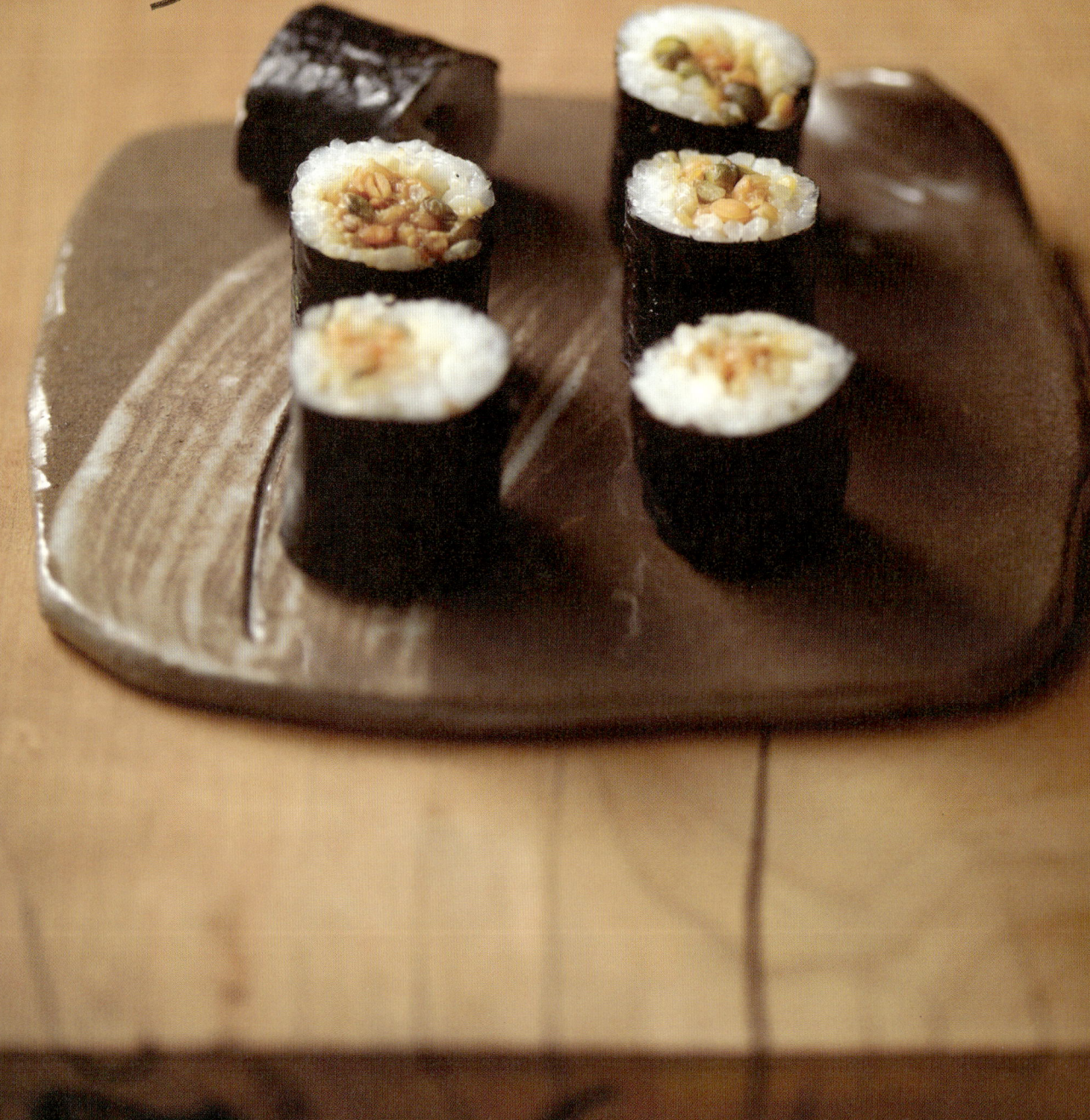
240kcal

렌틸콩김밥

브라운 ○
그린 ●
레드 ●

재 료

렌틸콩	1/4컵
된장	1작은술
김	1/2장
밥	1/2공기
참기름	1~2방울

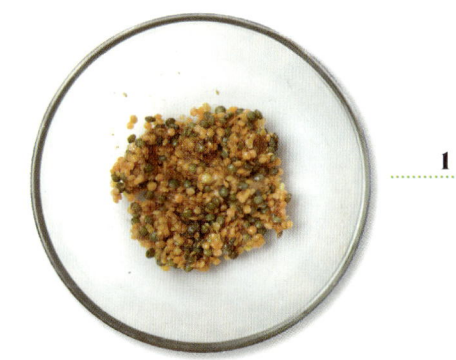

만 드 는 법

1 렌틸콩을 끓는 물에 삶아 된장, 참기름과 버무린다.

2 김을 반으로 잘라 김발 위에 올리고 그 위에 밥을 깐다.

3 밥 위에 **1**을 얹어 만다.

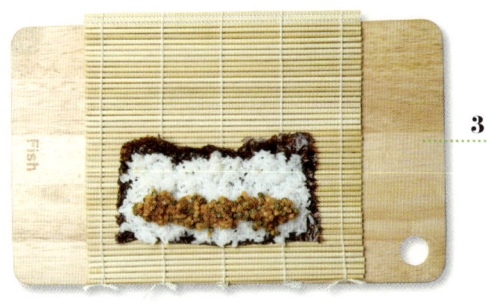

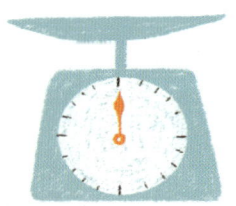

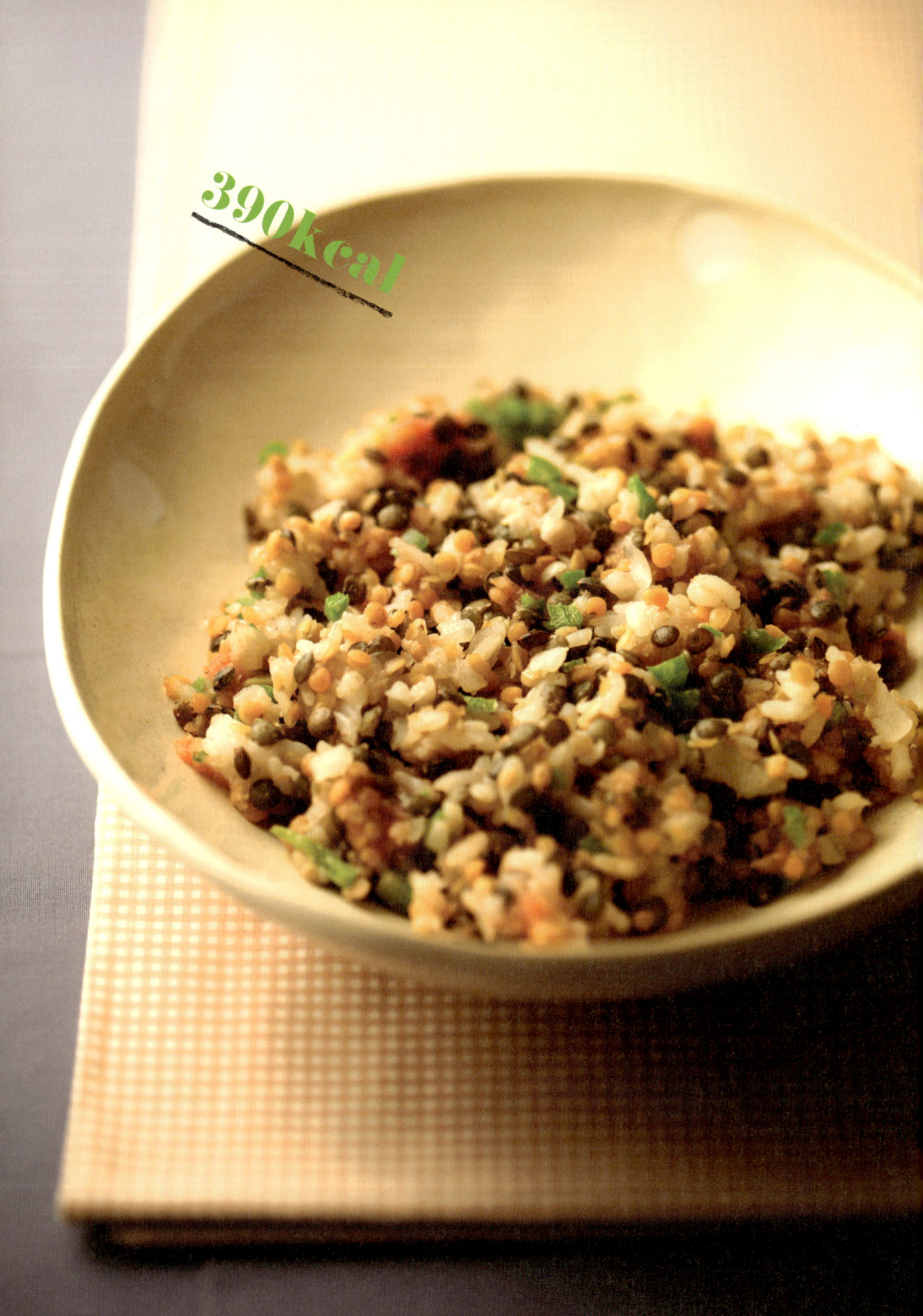

390kcal

렌틸콩볶음밥

브라운 ○
그린 ●
레드 ●

재료

렌틸콩 ································· 1/4컵
밥 ······································ 1/2공기
명란 ··································· 1덩이
피망 ··································· 1/4개
양파 ··································· 1/8개
올리브유 ···························· 1큰술
후춧가루 ····························· 약간

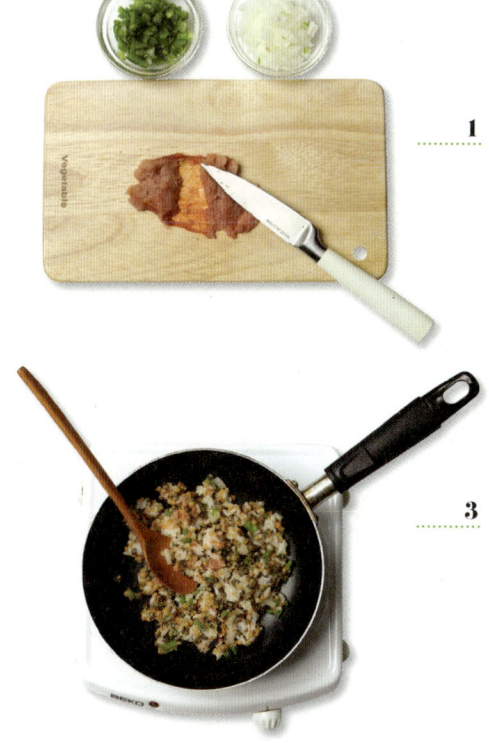

1

만드는법

1 피망, 양파를 잘게 다진 후 칼등으로 명란의 속을
   판다.

2 팬에 올리브유를 두르고 중불에서 렌틸콩을 1분
   정도 볶은 후 다진 양파, 피망을 넣어 다시 1분
   정도 더 볶는다.

3 2에 밥과 명란을 넣고 센불에서 30초 정도
   볶다가 후춧가루를 뿌려 마무리한다.

3

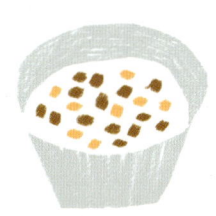

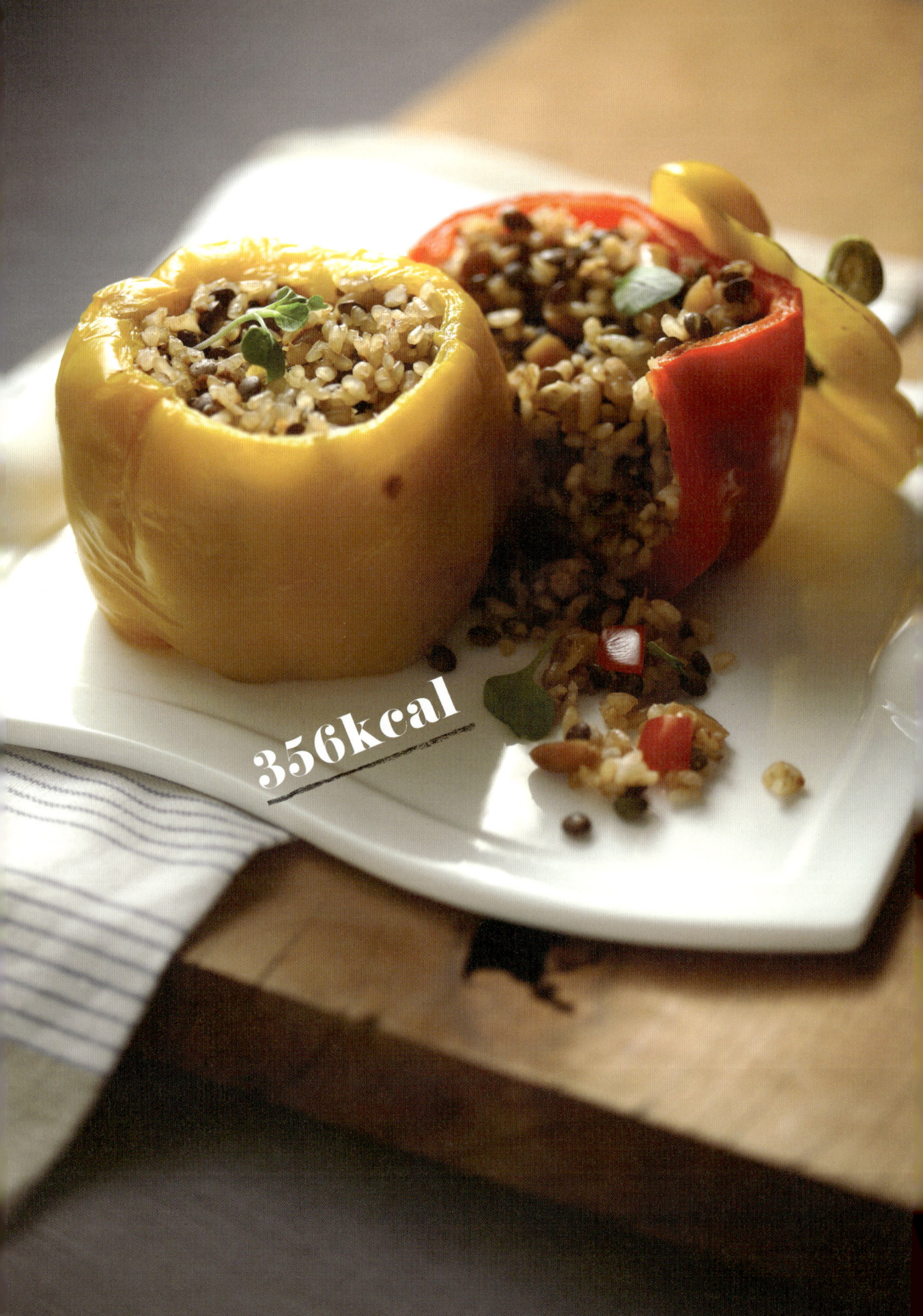

356kcal

렌틸콩파프리카찜밥

브라운 ●
그린 ●
레드 ○

재료

렌틸콩 ·······························1/2컵
불린 쌀 ·····························1/2컵
파프리카 ······························2개
다진 견과류(땅콩, 호두, 잣 등) ·······3큰술
굴소스 ·····························1작은술
올리브유 ···························1작은술
물 ···································1컵

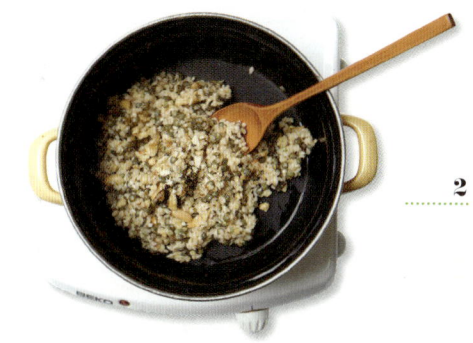

2

만드는법

1 팬에 올리브유를 두르고 중불에서 불린 쌀을 2분
  정도 볶다가 렌틸콩을 넣어 함께 볶는다.

2 물을 부어가며 볶다가 쌀알이 반쯤 익었을 때
  다진 견과류와 굴소스를 넣는다.

3 파프리카 꼭지가 있는 부분을 뚜껑처럼 도려내고
  씨를 파낸다.

4 파프리카 속에 2를 넣어 채운다.

5 김이 오른 찜통에 4를 넣고 10분간 찐다.

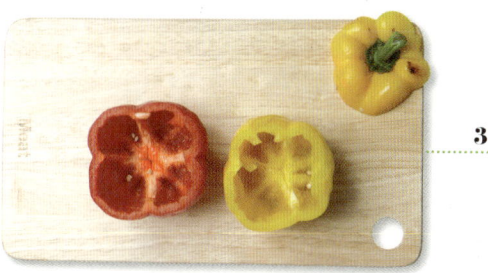

3

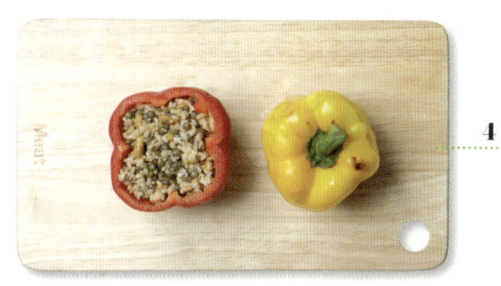

4

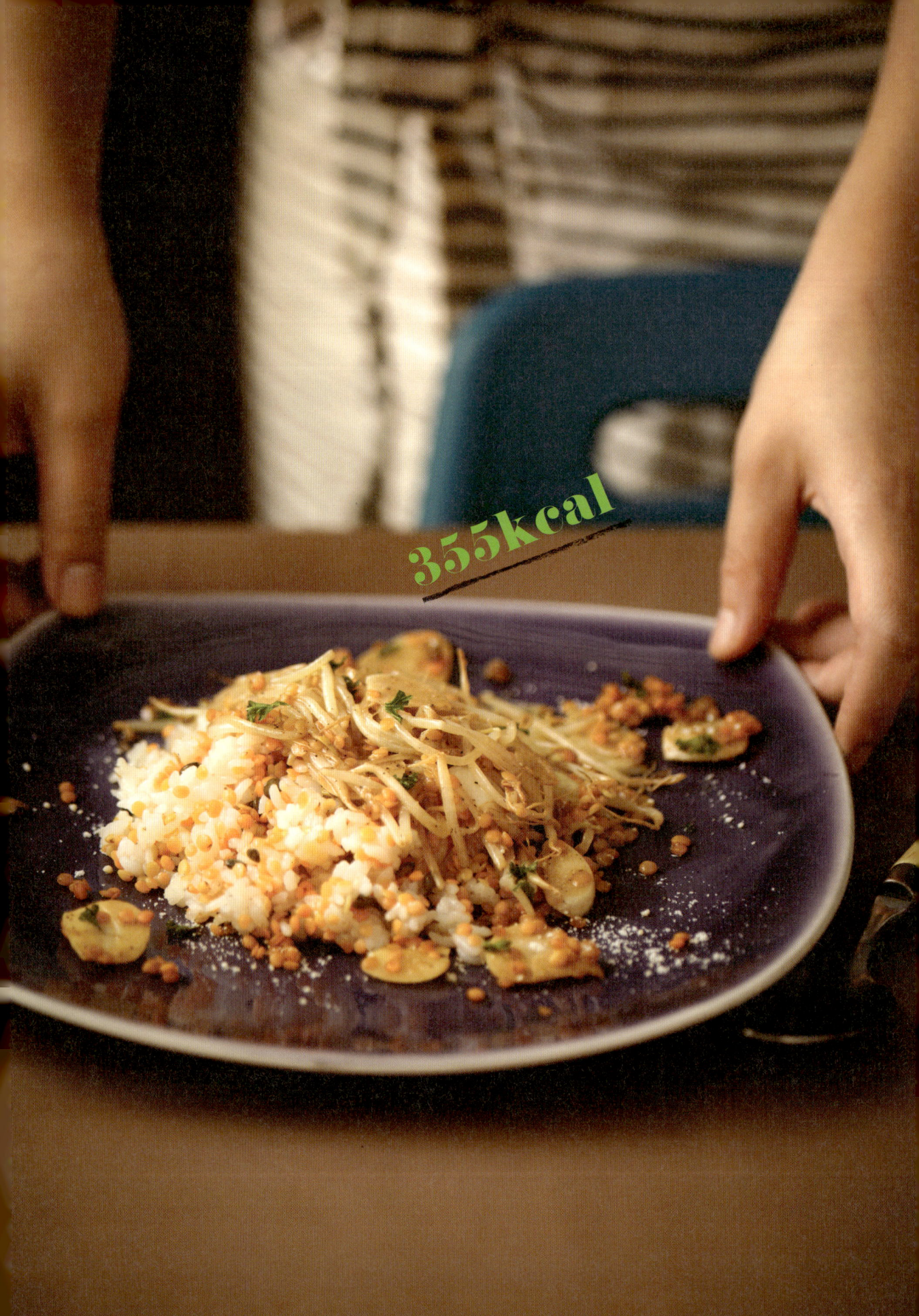

355kcal

렌틸콩숙주볶음덮밥

브라운 ○
그린 ●
레드 ●

재료

렌틸콩	1/2컵
숙주	50그램
렌틸콩밥(116쪽 참조)	1/4공기
마늘	1/4컵
굴소스	1작은술
올리브유	1작은술
파마산치즈 가루·후춧가루	약간씩

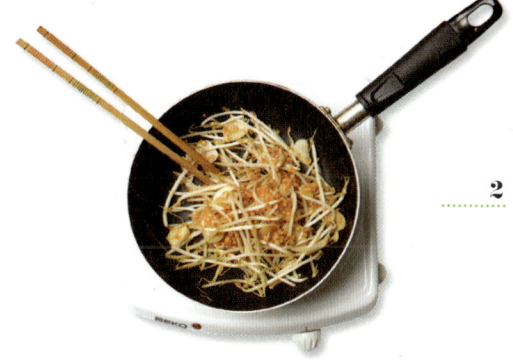

2

만드는법

1 마늘을 얇게 편으로 썰고 올리브유를 두른 팬에 마늘, 렌틸콩을 넣어 2분간 볶는다.

2 **1**에 숙주, 굴소스를 넣어 센불로 가볍게 볶은 후 파마산치즈 가루, 후춧가루를 넣는다.

3 그릇에 렌틸콩밥을 담은 후 그 위에 **2**를 얹는다.

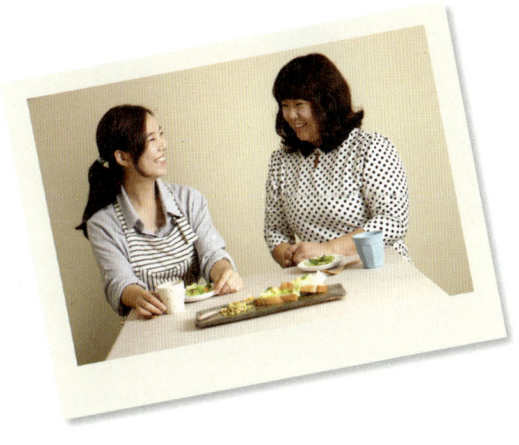

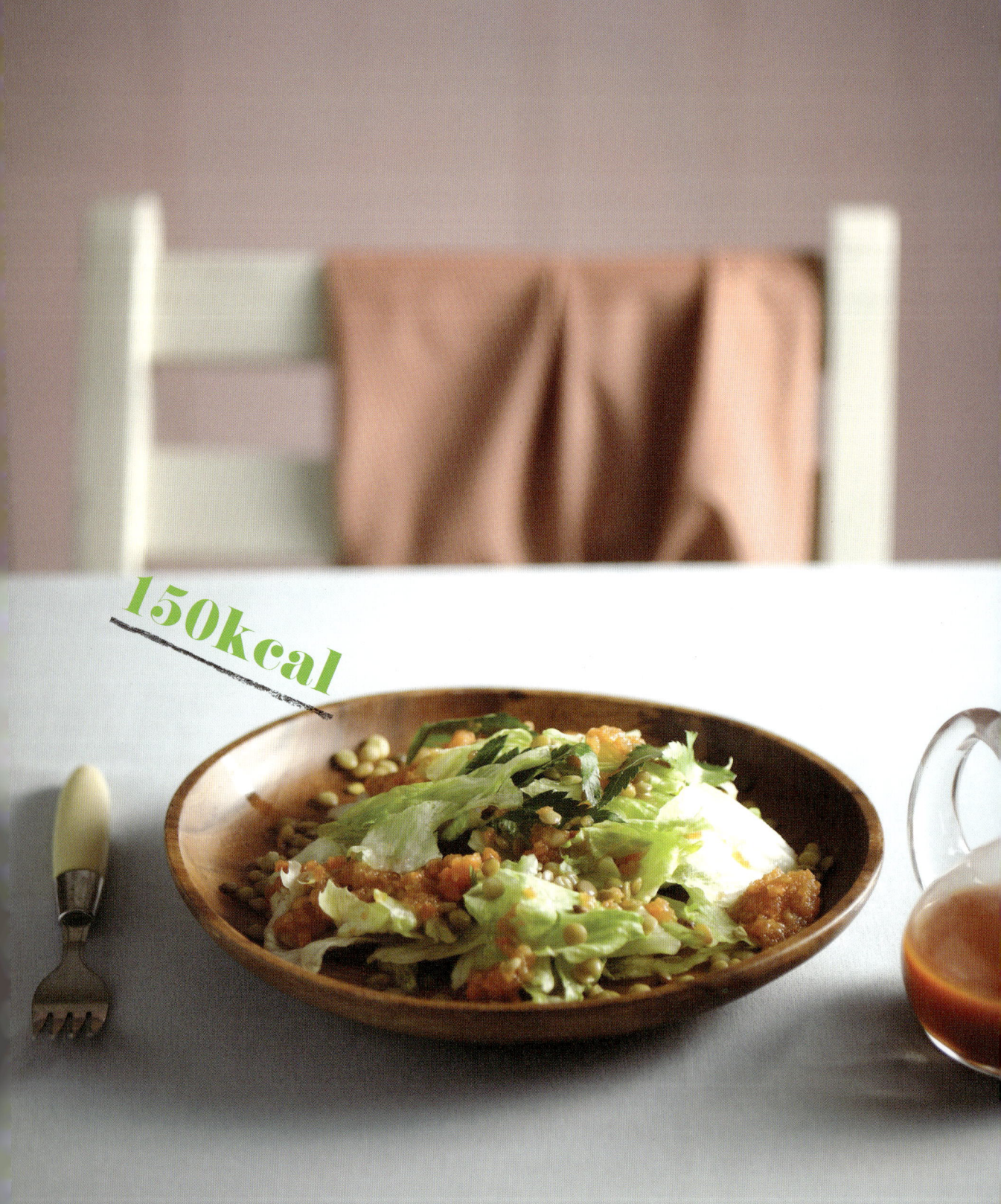

150kcal

렌틸콩샐러드

재료

렌틸콩	1/4컵
양상추	2장
오이	1/4개

드레싱

사과	1/2개
당근	40그램
레몬즙	1큰술
소금·후추	약간씩

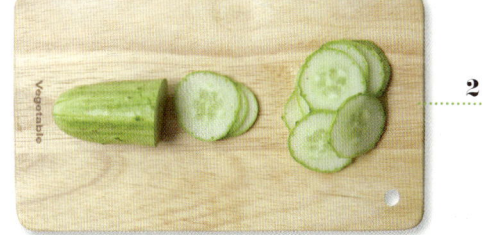

2

만드는법

1 렌틸콩을 10분간 삶은 후 체로 건져 물기를 빼 둔다.

2 양상추를 한 입 크기로 찢고 오이는 얇게 썰어 **1**과 함께 접시에 담는다.

3 사과와 당근은 껍질을 벗긴 뒤 믹서로 곱게 간다.

4 **3**에 레몬즙, 소금, 후추를 넣어 드레싱을 만든다.

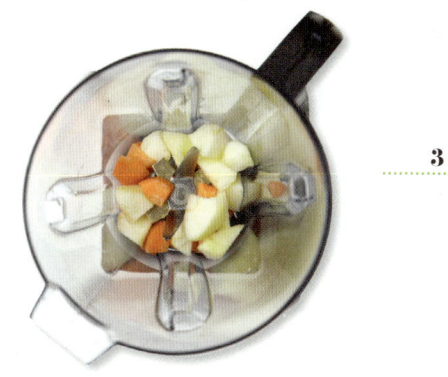

3

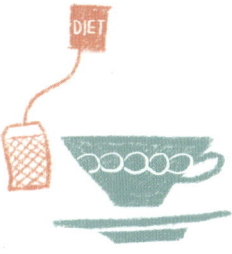

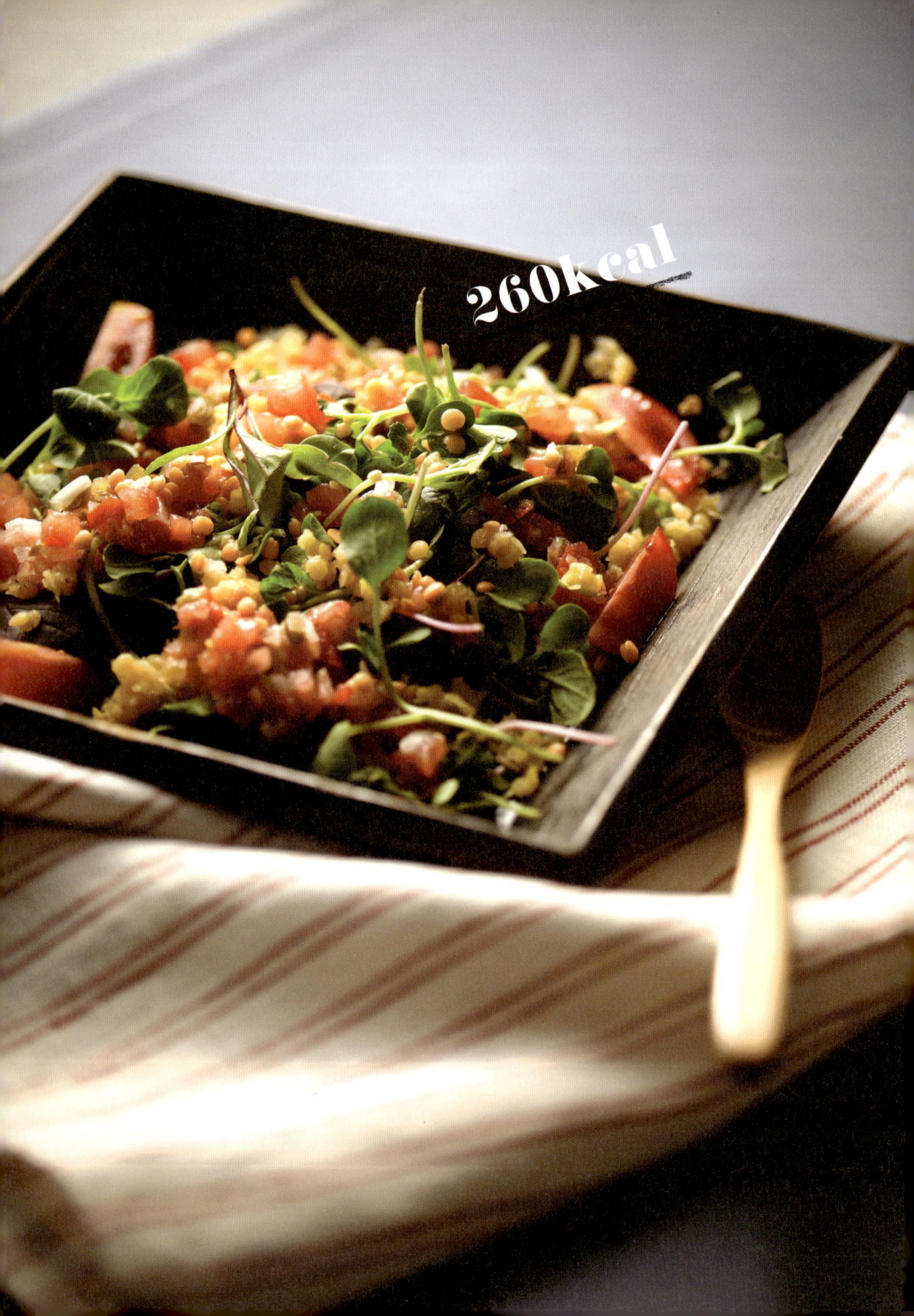
260kcal

렌틸콩어린잎채소샐러드

재료

렌틸콩	1/4컵
어린잎 채소	30g

드레싱

토마토	1/2개
피클	1큰술
양파	1/8개
올리브유	1큰술
레몬즙	1작은술
소금·후춧가루	약간씩

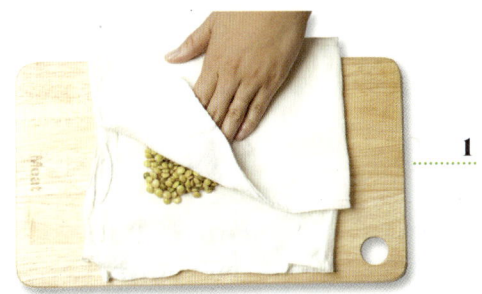

1

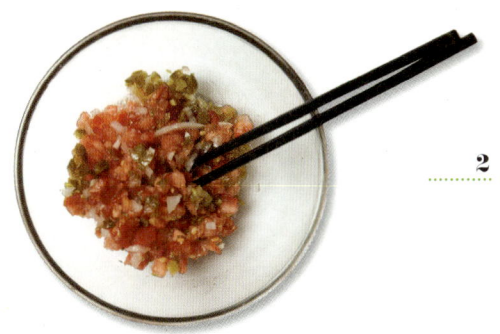

2

만드는법

1 렌틸콩은 한소끔 삶은 뒤 체로 건져 면포로 눌러
물기를 뺀다.

2 토마토, 피클, 양파는 잘게 다져 나머지 드레싱
재료와 함께 섞는다.

3 접시에 어린잎 채소와 렌틸콩을 담고 드레싱을
곁들인다.

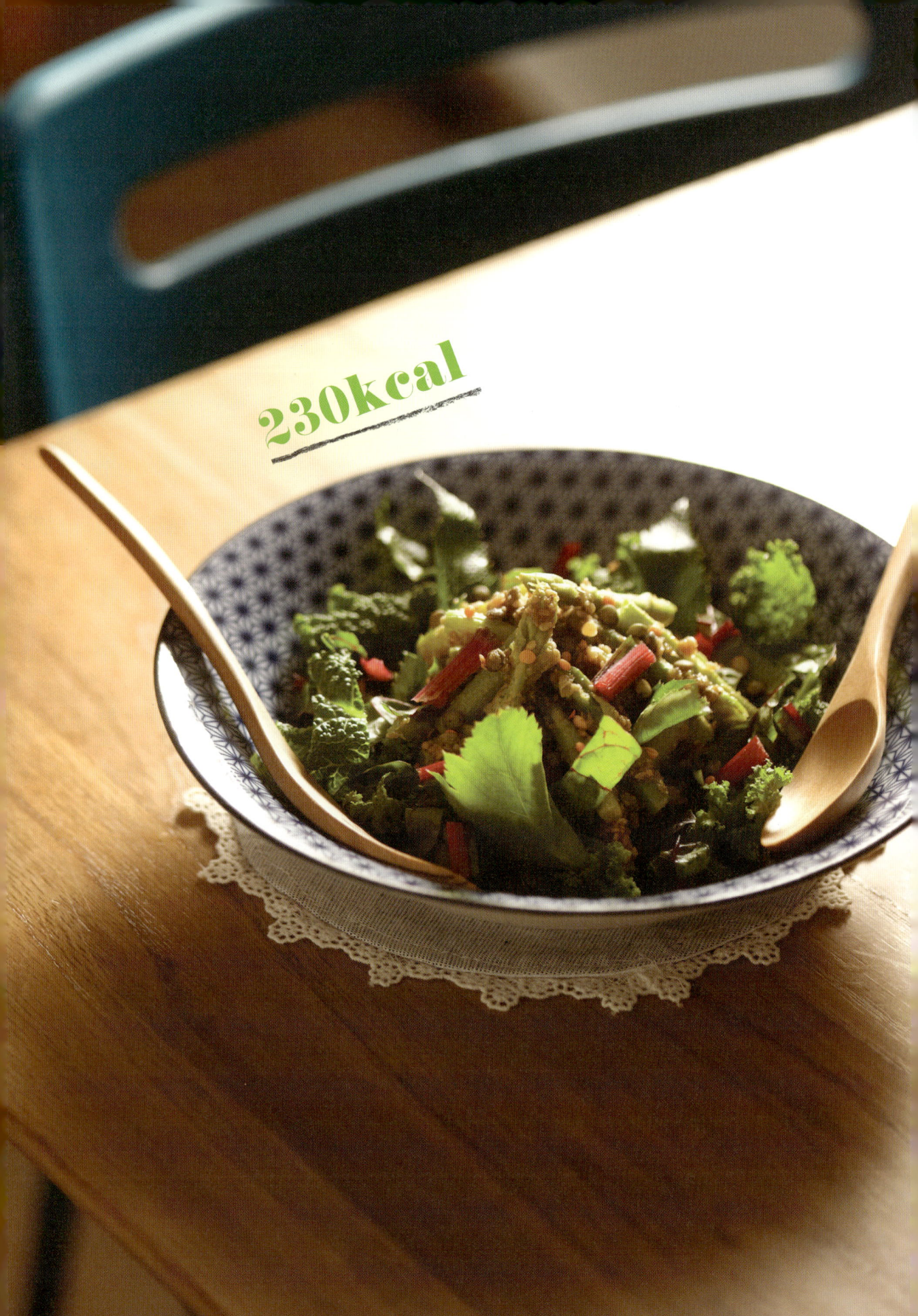

230kcal

렌틸콩아스파라거스샐러드

브라운 ○
그린 ●
레드 ●

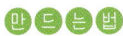 재 료

렌틸콩 ·································· 1/4컵
아스파라거스 ····················· 5개
모둠 쌈 채소(겨자채, 적채, 상추 등) ······ 30그램
드레싱
깨 ······································· 2큰술
땅콩버터 ······························ 1작은술
간장 ··································· 1작은술
올리브유 ····························· 1큰술

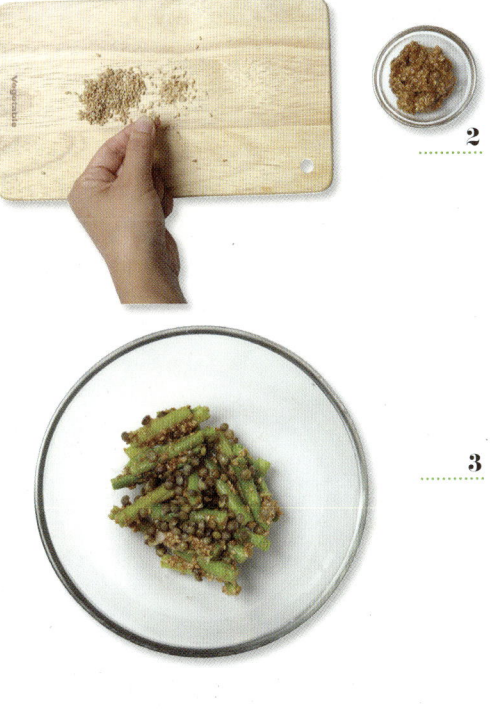
2

3

만 드 는 법

1 렌틸콩, 아스파라거스를 약 2분간 각각 삶는다.

2 깨를 손으로 부셔서 땅콩버터, 간장, 올리브유와
섞는다.

3 삶은 아스파라거스를 4~5cm 크기로 자른 후
삶은 렌틸콩과 함께 **2**의 드레싱으로 버무린다.

4 접시에 쌈 채소와 **3**을 담는다.

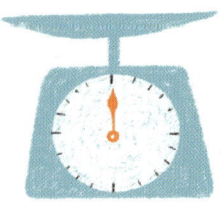

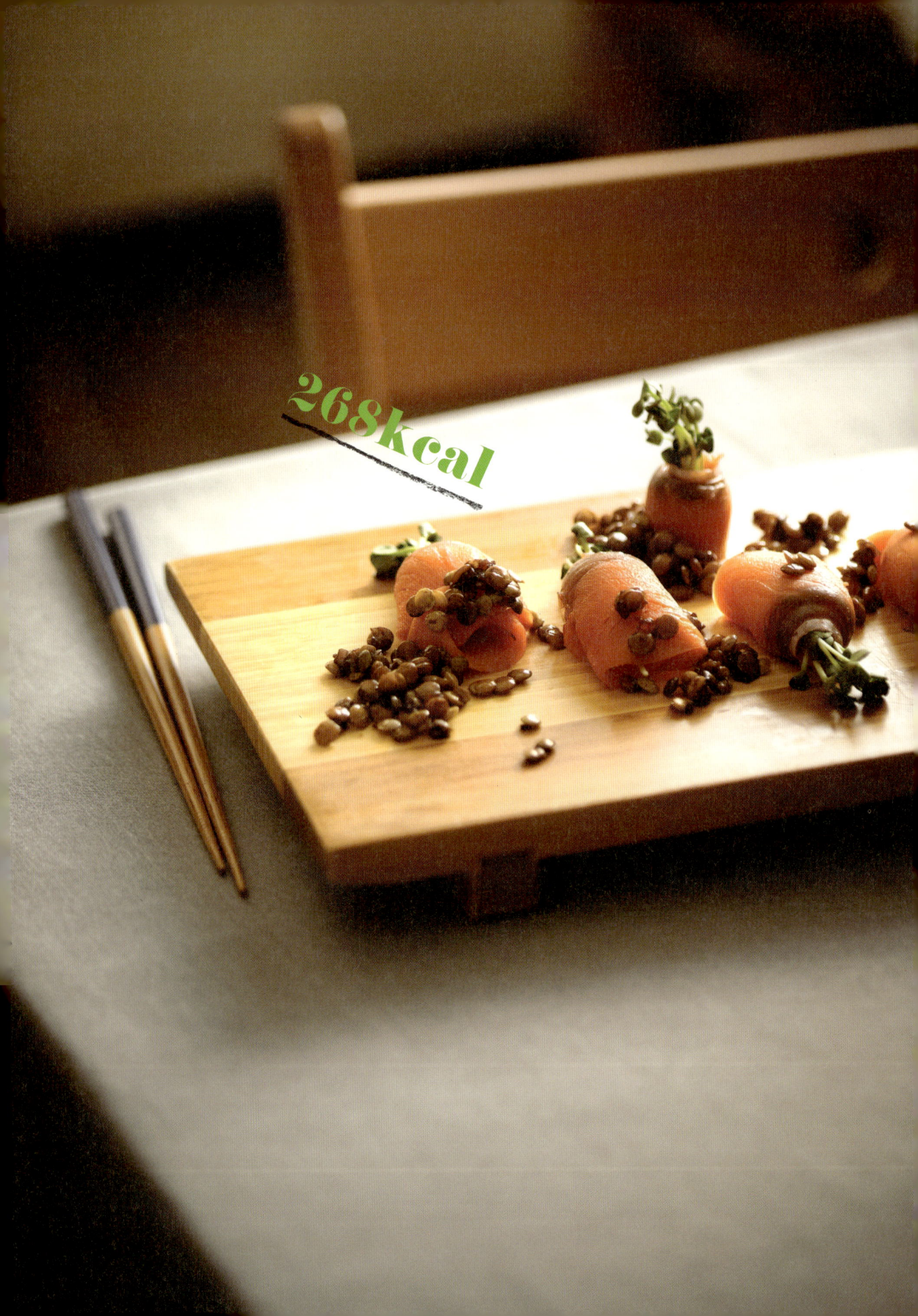

268kcal

렌틸콩연어롤말이샐러드

재료

렌틸콩	1/2컵
훈제연어슬라이스	100그램
양파	1/8개
무순	적당히
발사믹식초	2큰술
후춧가루	약간

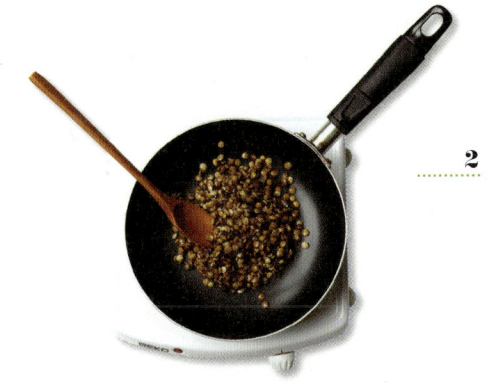

2

만드는법

1 양파를 잘게 다진다.

2 팬을 달군 후 중불에서 먼저 렌틸콩을 약 2분간 볶다가 잘게 다진 양파를 넣어 1분간 더 볶는다.

3 2에 발사믹식초, 후춧가루를 넣어 한 번 더 볶는다.

4 연어에 무순을 올려 돌돌 만 후 3을 곁들인다.

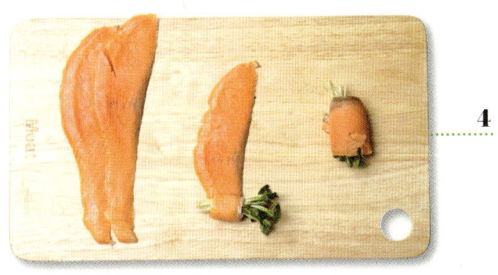

4

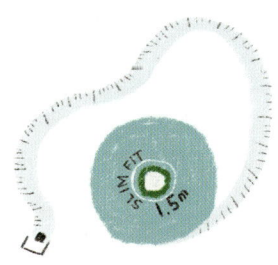

141

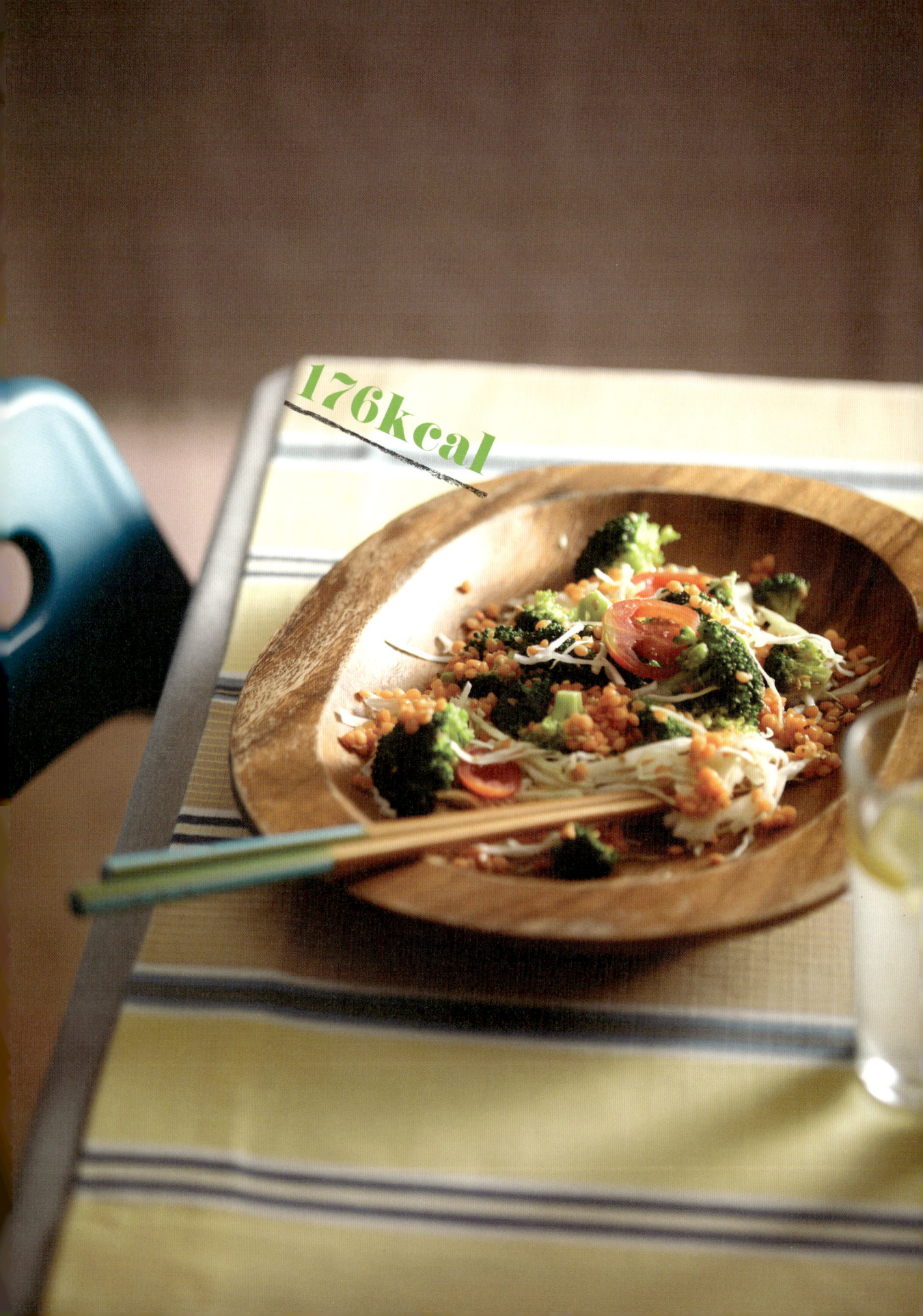

176kcal

렌틸콩브로콜리깨무침샐러드

브라운 ○
그린 ●
레드 ●

재료

렌틸콩	1/4컵
브로콜리	1/2송이
양배추	1장
깨	2큰술
참기름	1작은술
간장	1작은술

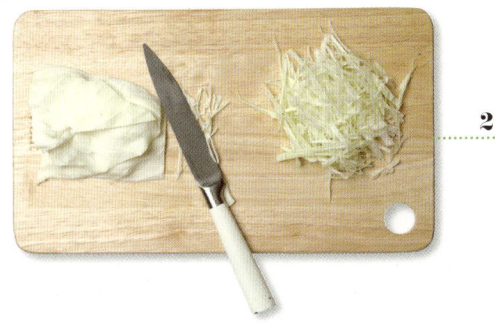

2

만드는법

1 렌틸콩을 끓는 물에 7분간 삶는다.

2 양배추를 얇게 채 썬다.

3 깨를 손으로 부순다.

4 브로콜리를 끓는 물에 살짝 데친 후 한입 크기로 썰고 모든 재료를 함께 버무린다.

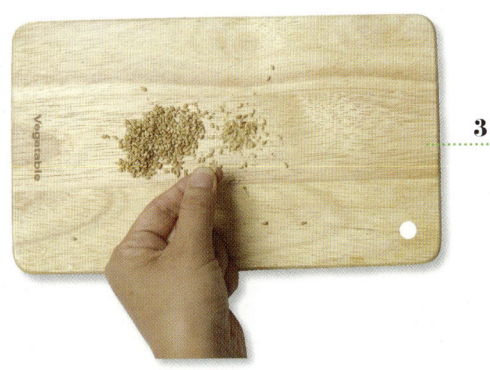

3

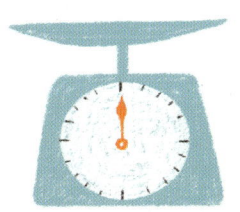

143

277kcal

렌틸콩토마토수프

브라운 ○
그린 ○
레드 ●

재료

렌틸콩	1/2컵
토마토	1개
양파	1/6개
단호박	1/10개
양배추	1장
다진 마늘	1작은술
케첩	1큰술
물	2컵
올리브유	1작은술
소금·후춧가루	약간씩

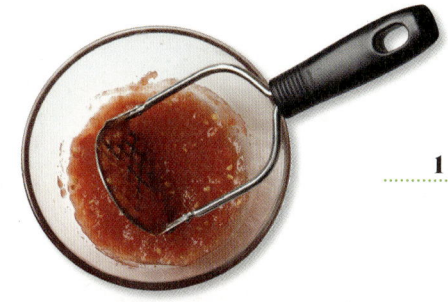

1

만드는법

1 토마토는 십자로 칼집을 낸 후 끓는 물에 삶아
껍질을 벗겨 으깬다.

2 단호박, 양파, 양배추를 잘게 다진다.

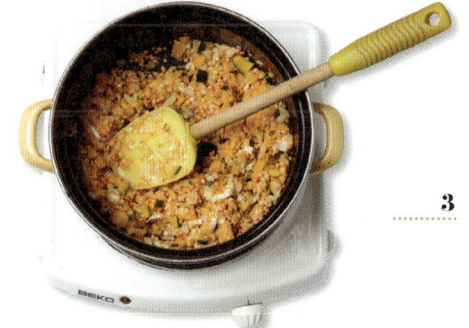

3

3 냄비에 올리브유를 두르고 렌틸콩을 먼저
중불에서 30초 정도 볶다가 양파, 단호박, 다진
마늘을 함께 넣고 달달 볶는다. 마지막으로
케첩을 넣어 재료에 전체적으로 스미도록 볶는다.

4 3에 양배추와 으깬 토마토를 넣고 물을 부어
센불에 한소끔 끓인다.

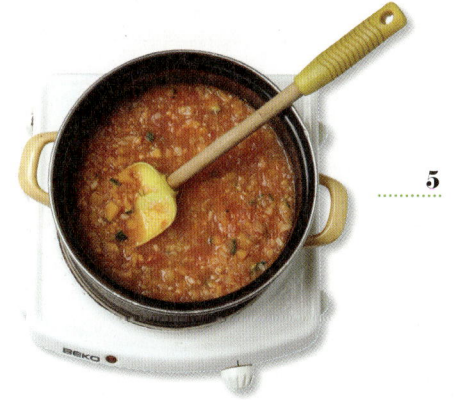

5

5 불을 중약불로 줄이고 농도가 걸쭉해질 때까지
10분 정도 끓이고 소금, 후춧가루로 간을 한다.

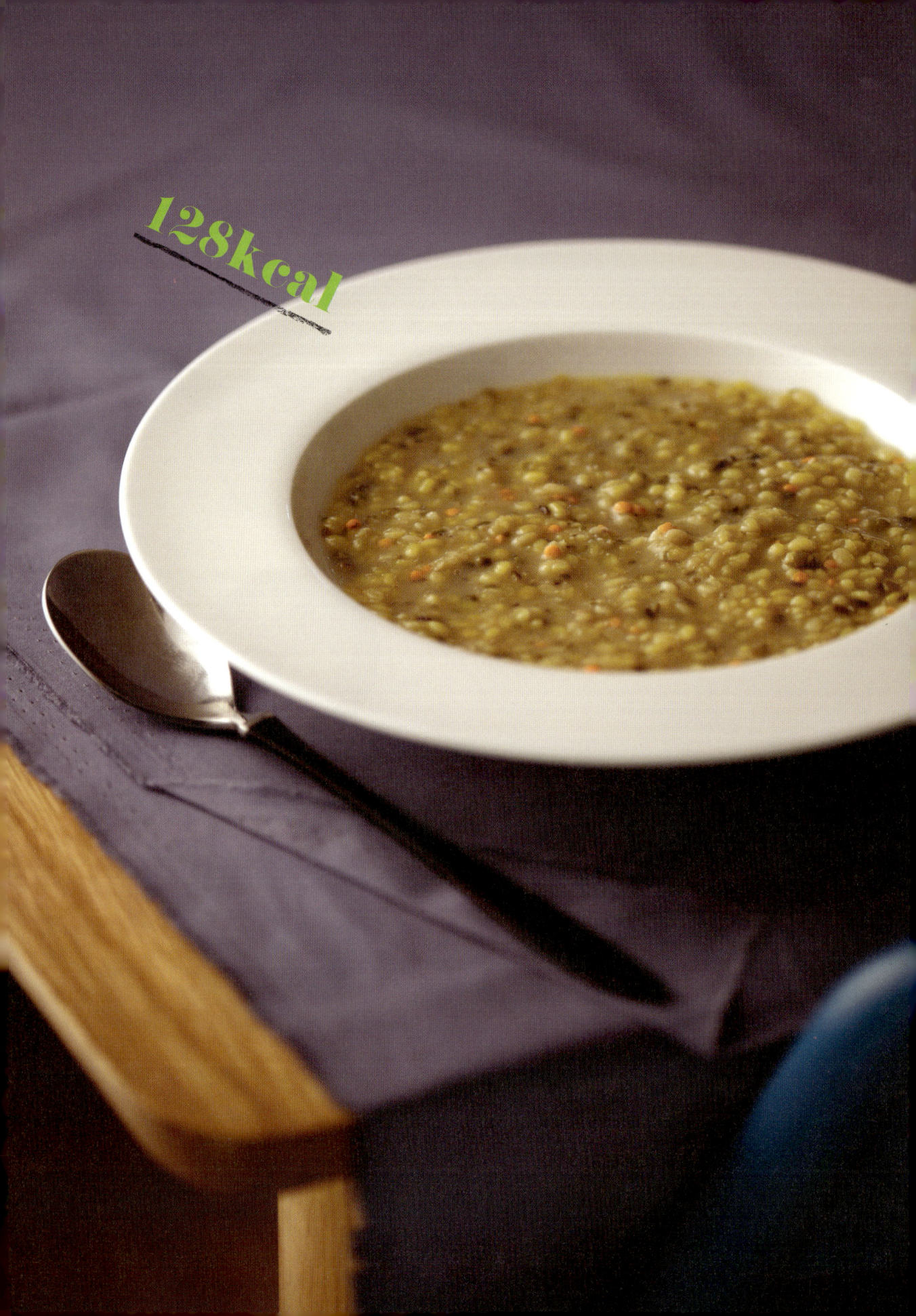

128kcal

렌틸콩녹두죽

브라운 ○
그린 ○
레드 ●

재료

렌틸콩	1/4컵
불린 녹두	1/2컵
올리브유	1작은술
물	2컵
소금·후춧가루	약간씩

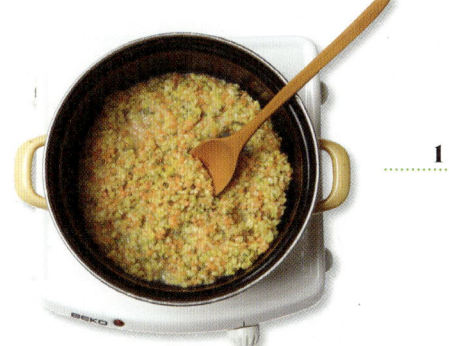

1

만드는법

1 냄비에 올리브유를 두른 후 중불에서 약 2분간 렌틸콩과 불린 녹두를 볶는다.

2 물을 넣고 중불에서 저어가며 익히다가 걸쭉해지면 불을 끄고 소금, 후춧가루로 간을 한다.

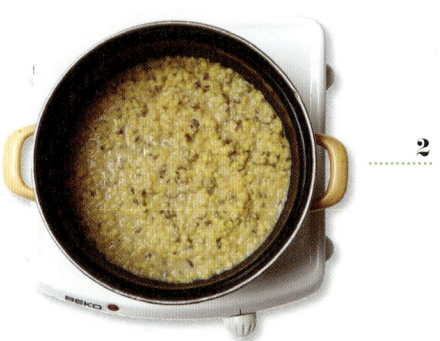

2

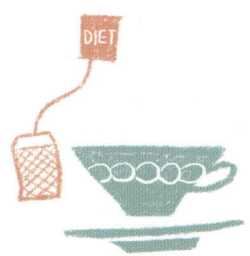

147

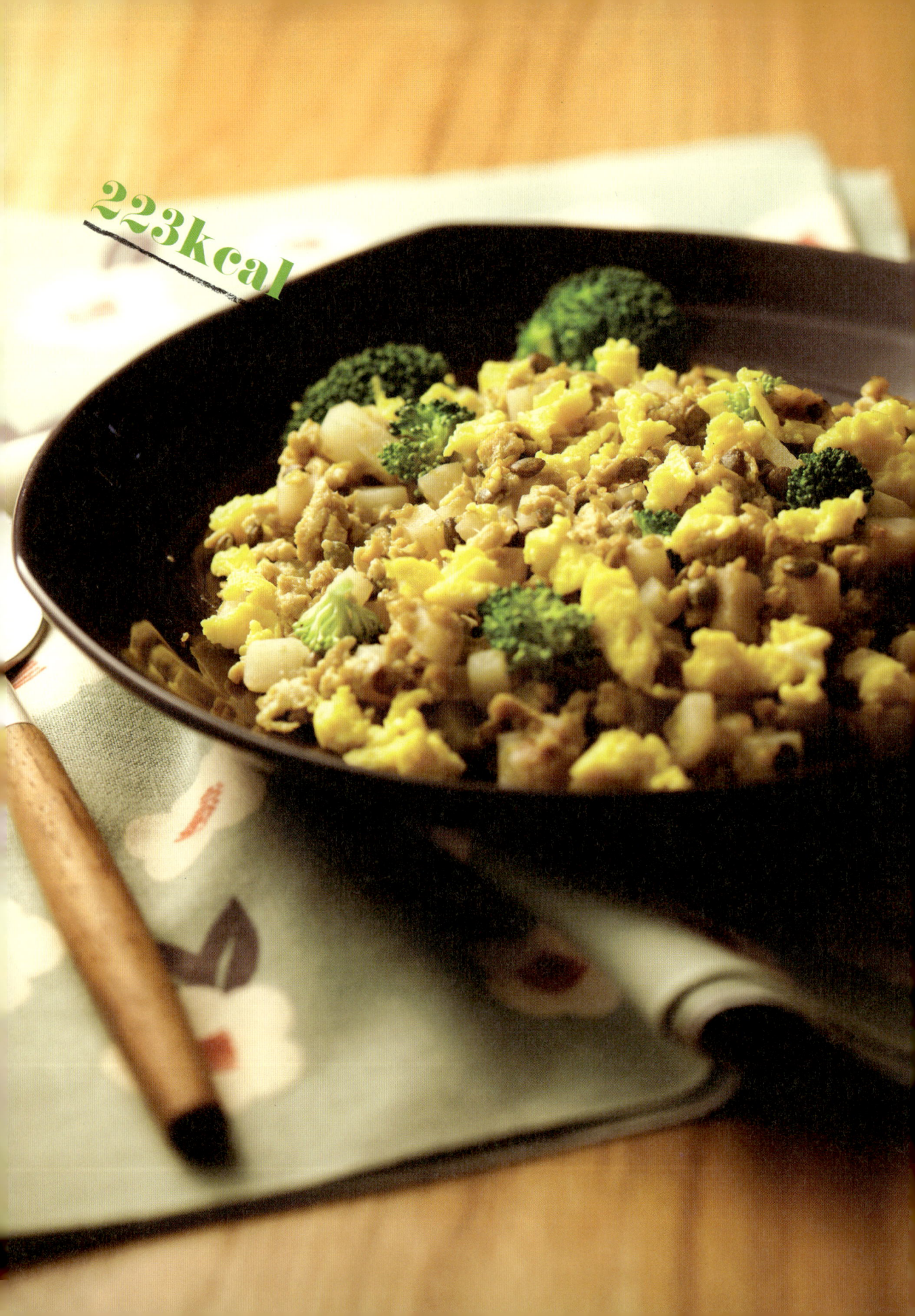

223kcal

렌틸콩스크램블

브라운 ○
그린 ●
레드 ○

재료

렌틸콩 ·· 1/4컵
감자 ·· 1/2개
달걀 ·· 1개
우유 ·· 1큰술
소금·후춧가루 ······························· 약간씩

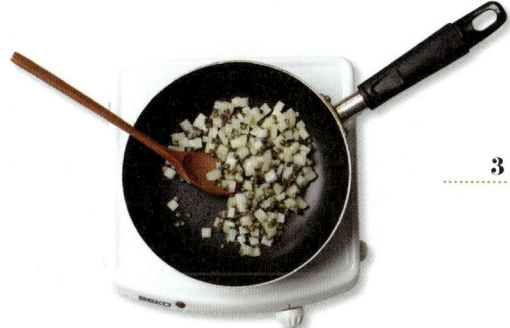

3

만드는법

1 감자는 손톱 크기로 깍둑썰기 한다.

2 달걀에 우유, 소금, 후춧가루를 넣어 곱게 푼다.

3 팬을 달군 후 렌틸콩과 감자를 넣고 중불에서 2분간 볶는다.

4 **2**의 달걀을 넣어 젓가락으로 몽글몽글한 상태가 되도록 볶듯이 저어준다.

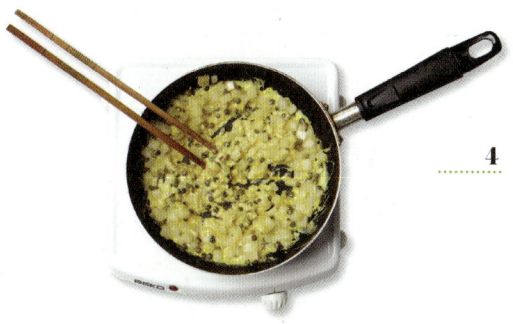

4

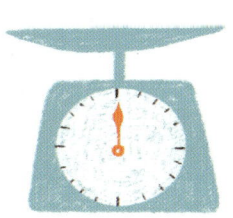

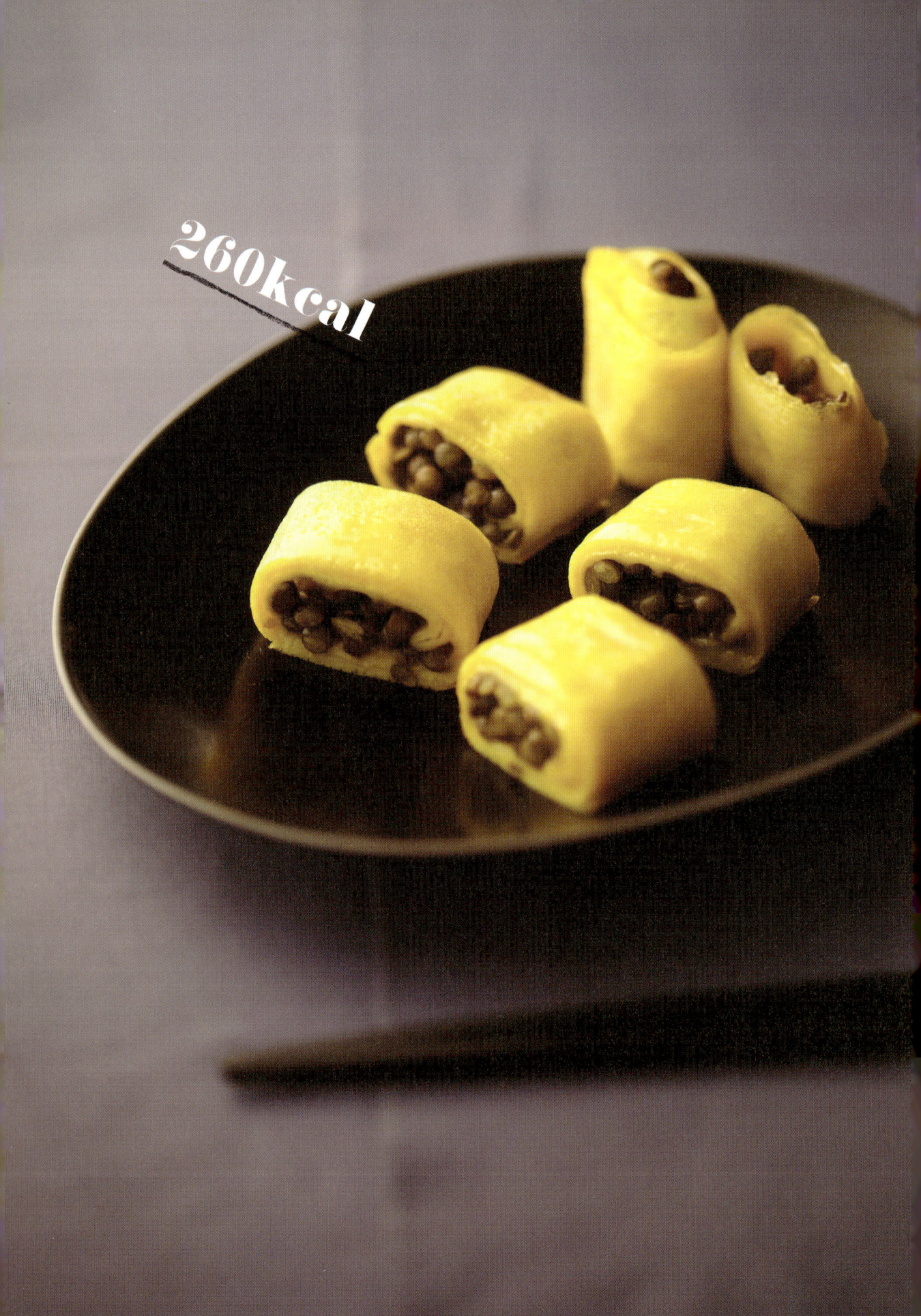

260kcal

렌틸콩달걀말이

재 료

렌틸콩 ··· 1/4컵
달걀 ·· 2개
올리브유 ··· 1작은술
소금·후춧가루 ···································· 약간씩

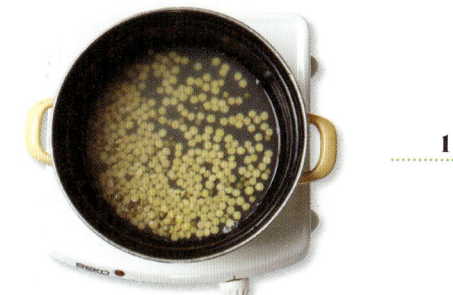

1

만 드 는 법

1 렌틸콩을 끓는 물에 한소끔 삶는다.

2 달걀에 소금, 후춧가루를 넣어 곱게 푼다.

3 팬에 올리브유를 두르고 중약불에서 **2**를 부어
익힌다.

4 밑면이 익으면 위에 삶은 렌틸콩을 얹고 계란을
돌돌 만다.

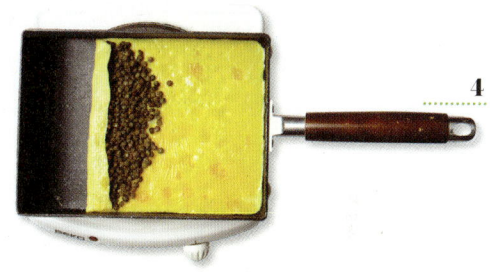

4

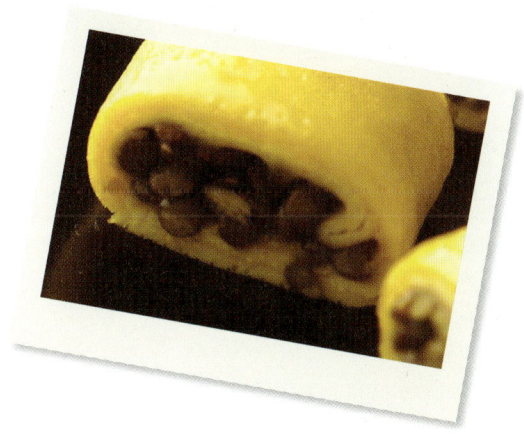

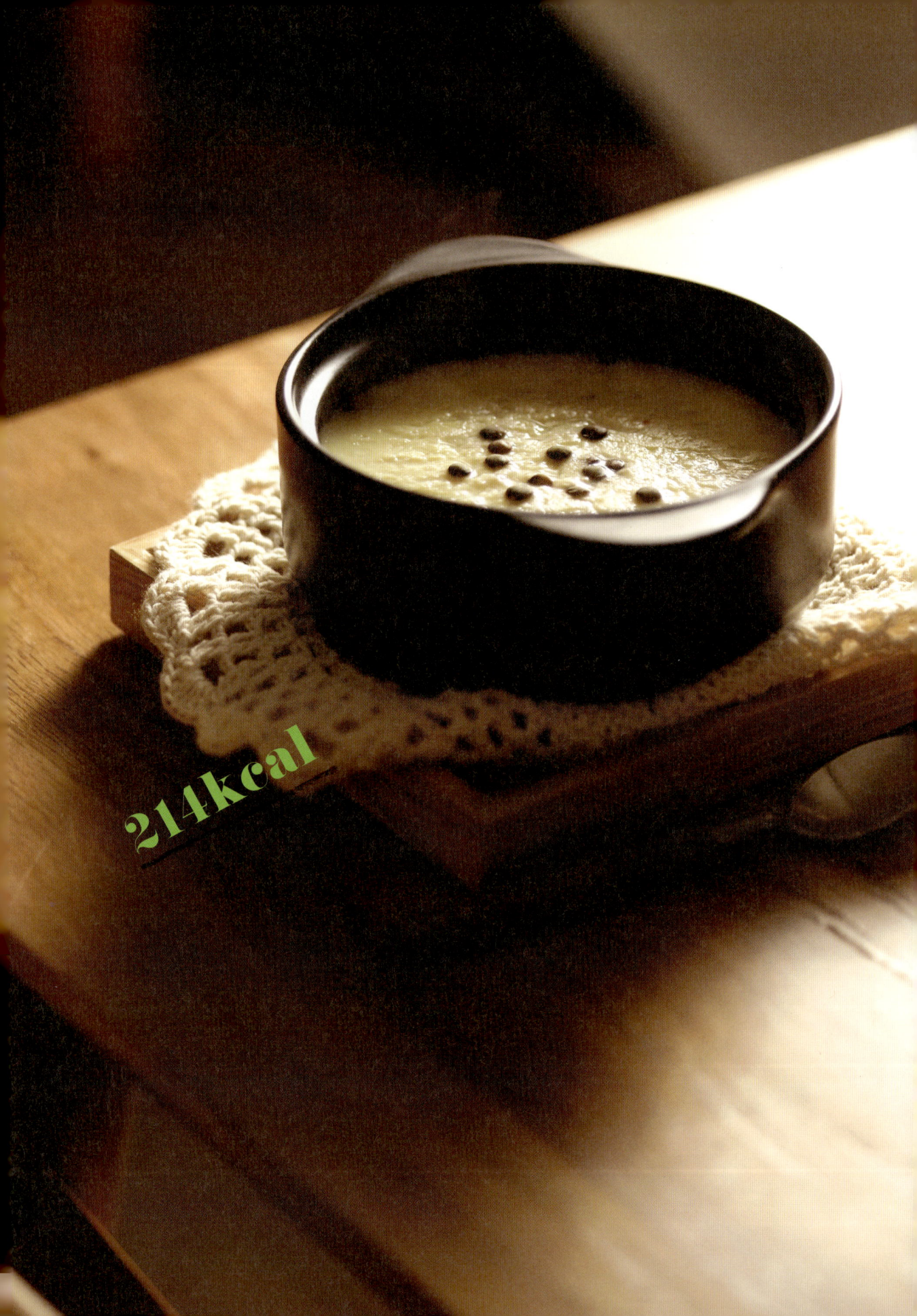

214kcal

렌틸콩달걀찜

재료

렌틸콩	1/4컵
달걀	2개
물	1컵
소금·후춧가루	약간씩

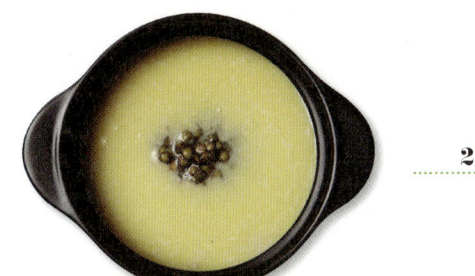

2

만드는법

1 달걀에 소금, 후춧가루를 넣어 곱게 푼 후 물을
넣는다.

2 찜기에 렌틸콩을 넣고 **1**의 붓는다.

3 냄비에 물을 자작하게 넣고 김이 오르면 **2**를 넣고
중탕으로 15분 정도 익힌다.

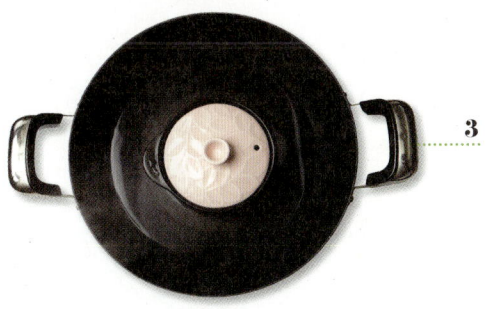

3

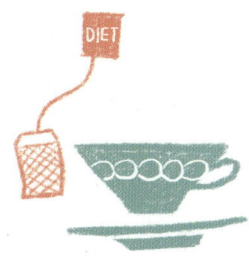

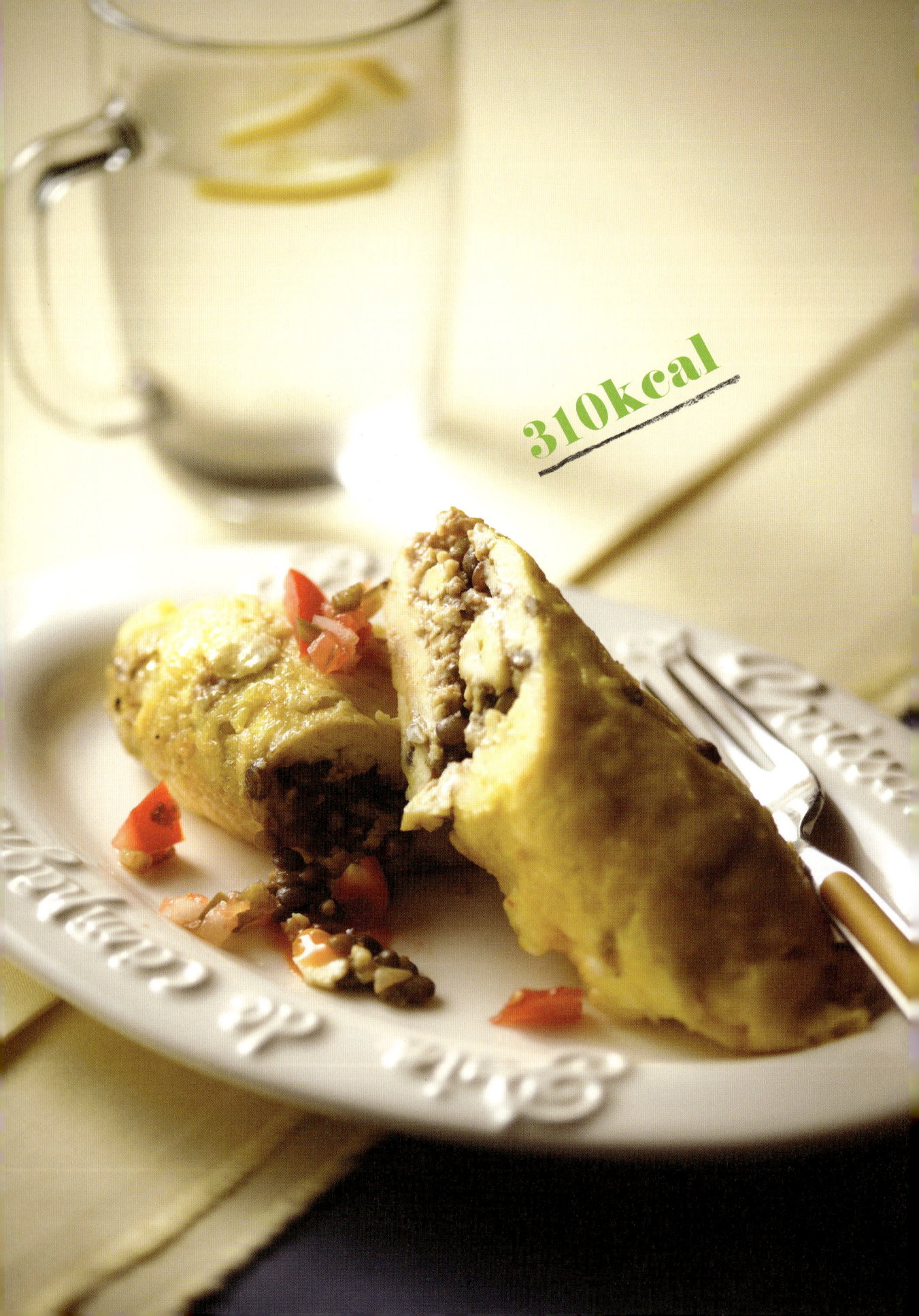

310kcal

렌틸콩오믈렛

브라운 ○
그린 ●
레드 ○

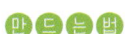

재료

렌틸콩	1/4컵
피망	1/4개
양파	1/8개
달걀	2개
케첩	1큰술
저지방 우유	1작은술
올리브유	1작은술
소금·후춧가루	약간씩

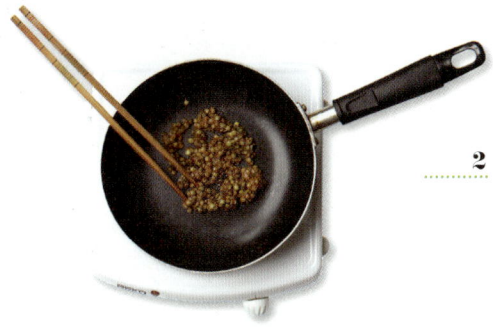

........2

만드는법

1 피망, 양파는 잘게 다진다.

2 렌틸콩과 **1**에 케첩을 넣어 2분간 함께 볶는다.

3 달걀에 우유, 소금, 후춧가루를 넣어 곱게 푼다.

4 팬에 올리브유를 두르고 **2**를 부어 중불에서
스크램블을 만들듯이 젓가락으로 휘젓는다.

5 볶아 둔 렌틸콩을 **4**에 넣고 약불에서 럭비공
모양으로 말아가며 익힌다.

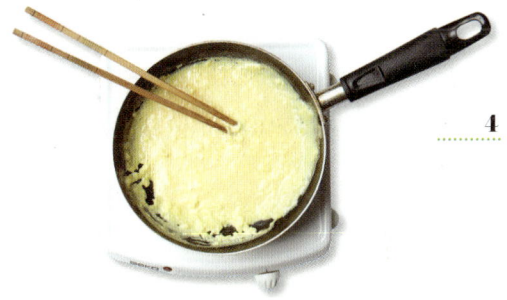

........4

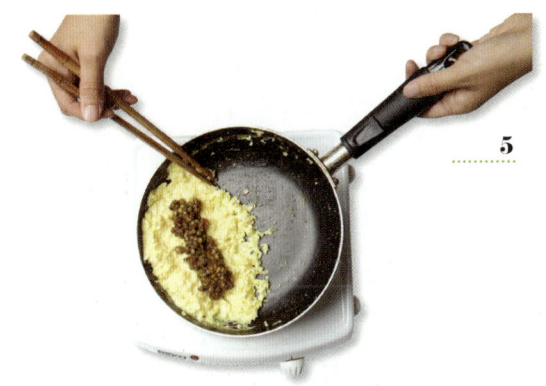

........5

155

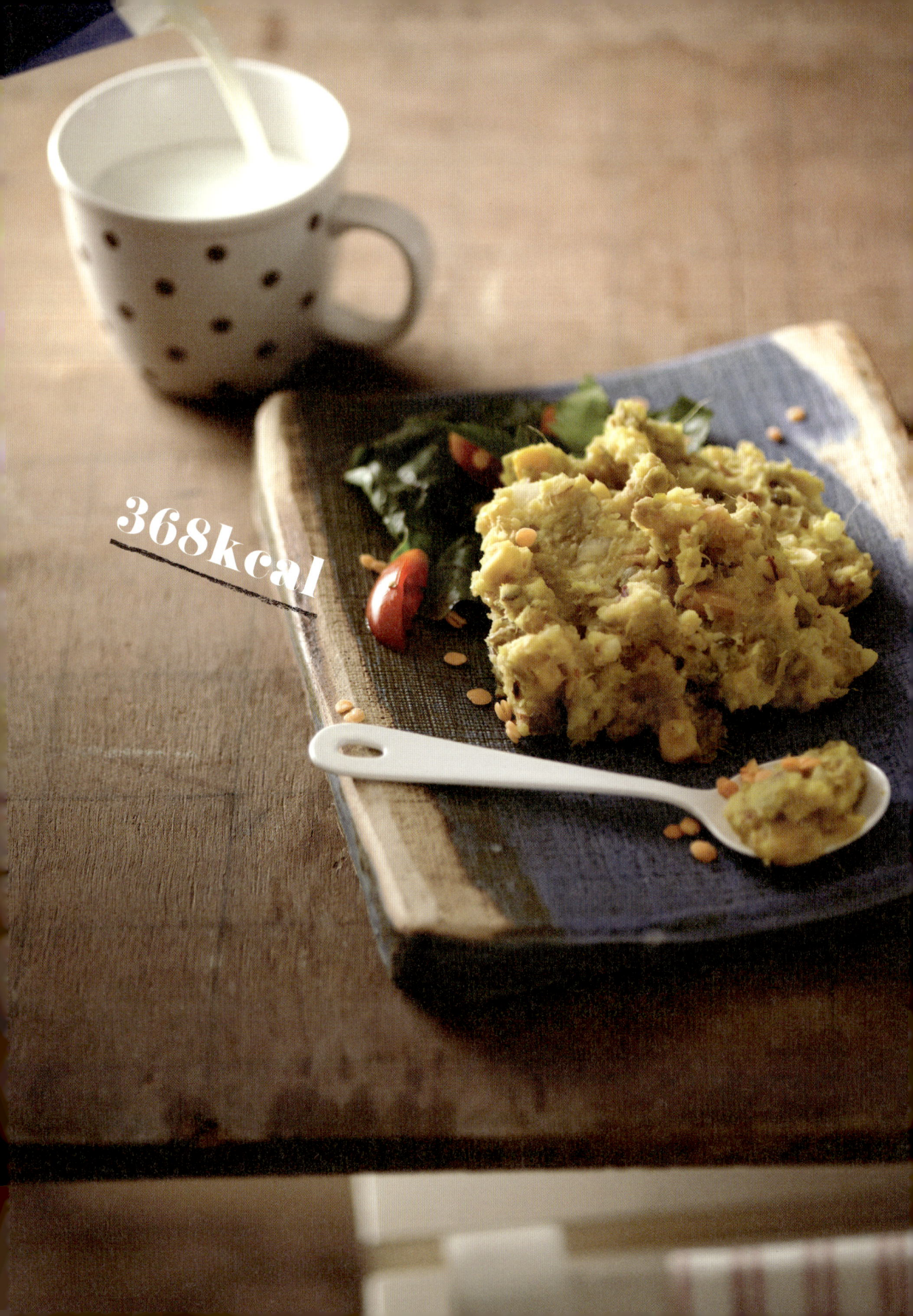

368kcal

렌틸콩고구마범벅

재료

렌틸콩	1/4컵
찐 고구마(주먹 크기)	1/2개(100그램)
양파	1/4개
캔 옥수수	1큰술
다진 견과류(땅콩, 호두, 잣 등)	2큰술
허니머스타드	1큰술
저지방 우유	3큰술

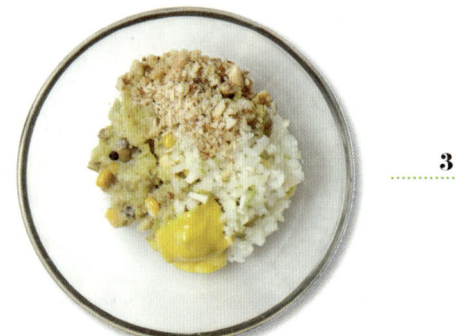

3

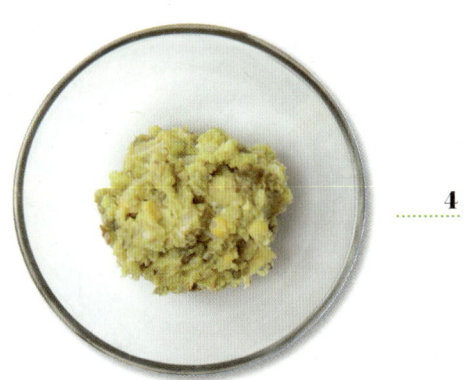

4

만드는법

1 렌틸콩을 끓는 물에 10분간 삶는다.

2 양파를 잘게 다진다.

3 믹싱볼에 모든 재료를 넣는다.

4 고구마를 으깨가며 재료를 골고루 버무린다.

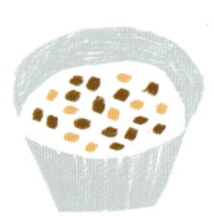

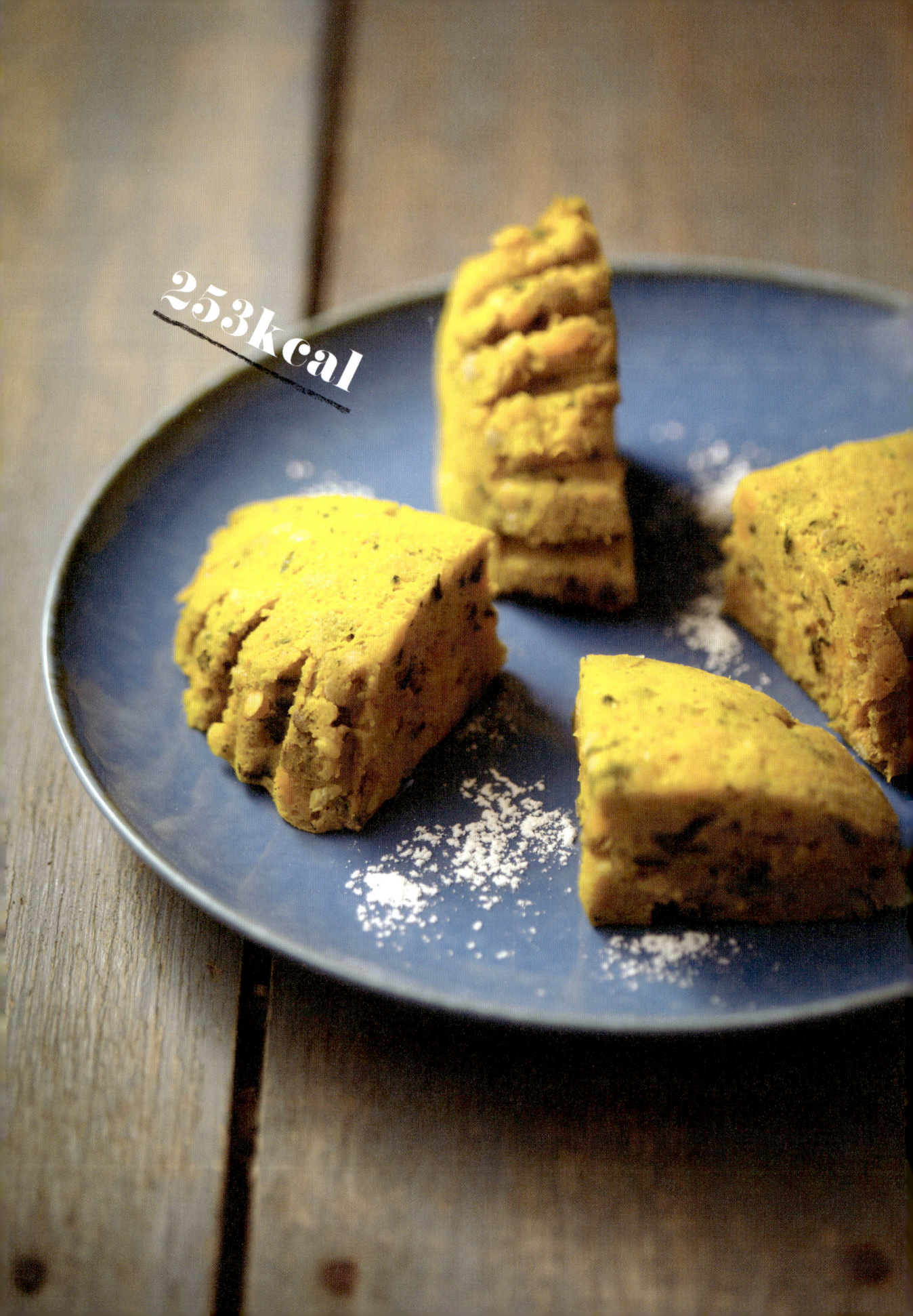
253kcal

렌틸콩단호박카스테라

재료

렌틸콩	1/2컵
단호박	1/4개
달걀	1개

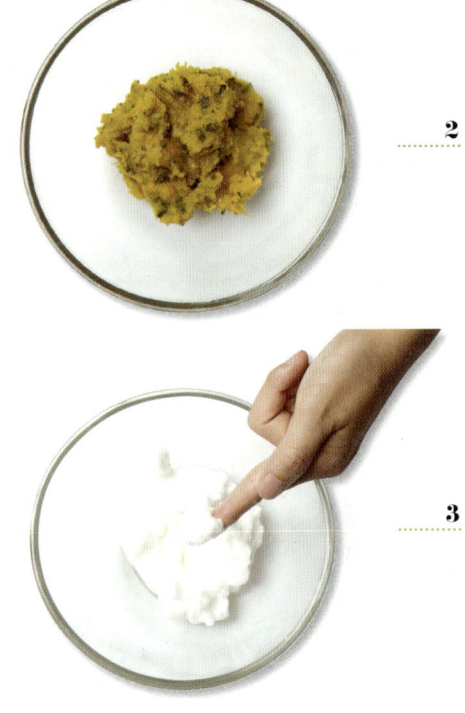

2

만드는법

1 단호박을 김이 오른 찜통에 10분간 찌고 달걀을 노른자와 흰자로 분리한다.

2 달걀노른자에 찐 단호박을 넣어 으깬 후 식힌다.

3 달걀흰자를 거품기로 저어 손가락으로 찍어 올렸을 때 거품이 흐르지 않을 정도로 단단하게 만든다.

4 3에 렌틸콩과 식힌 단호박을 넣고 섞은 후 랩을 씌워 전자레인지에 7분간 가열한다.

3

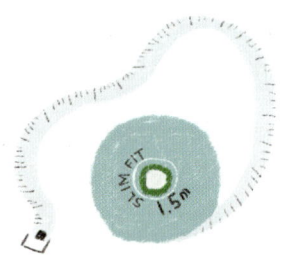

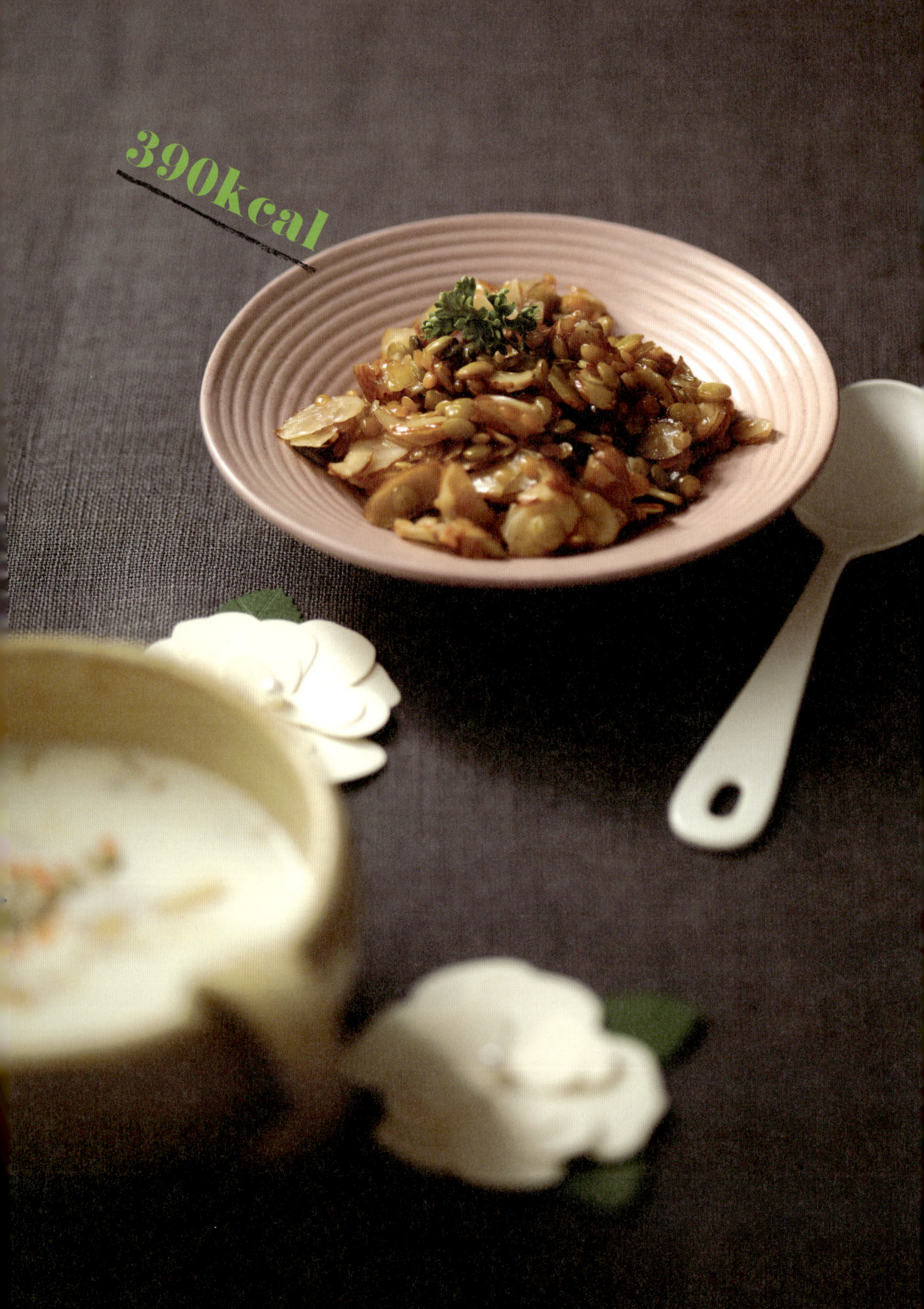

390kcal

렌틸콩시리얼과 저지방 우유

재료

렌틸콩 ··· 1/2컵
슬라이스 아몬드 ··· 3큰술
올리고당 ··· 1큰술
저지방 우유 ··· 1컵

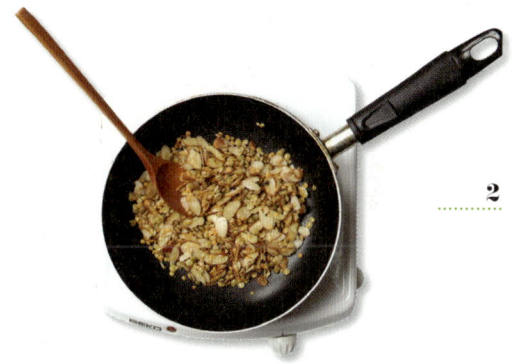

2

만드는법

1 팬을 달군 후 중불에서 렌틸콩을 5분간 볶다가 슬라이스 아몬드를 넣고 약 2분간 함께 볶는다.

2 1에 올리고당을 넣어 센불에서 버무리듯 1분간 볶는다.

3 냉장고에 넣어 식힌다.

4 저지방 우유와 함께 곁들인다.

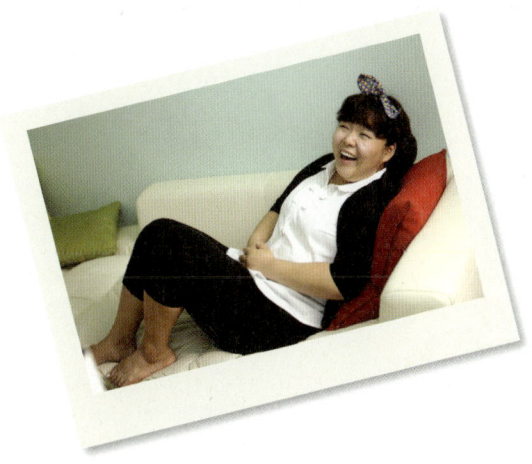

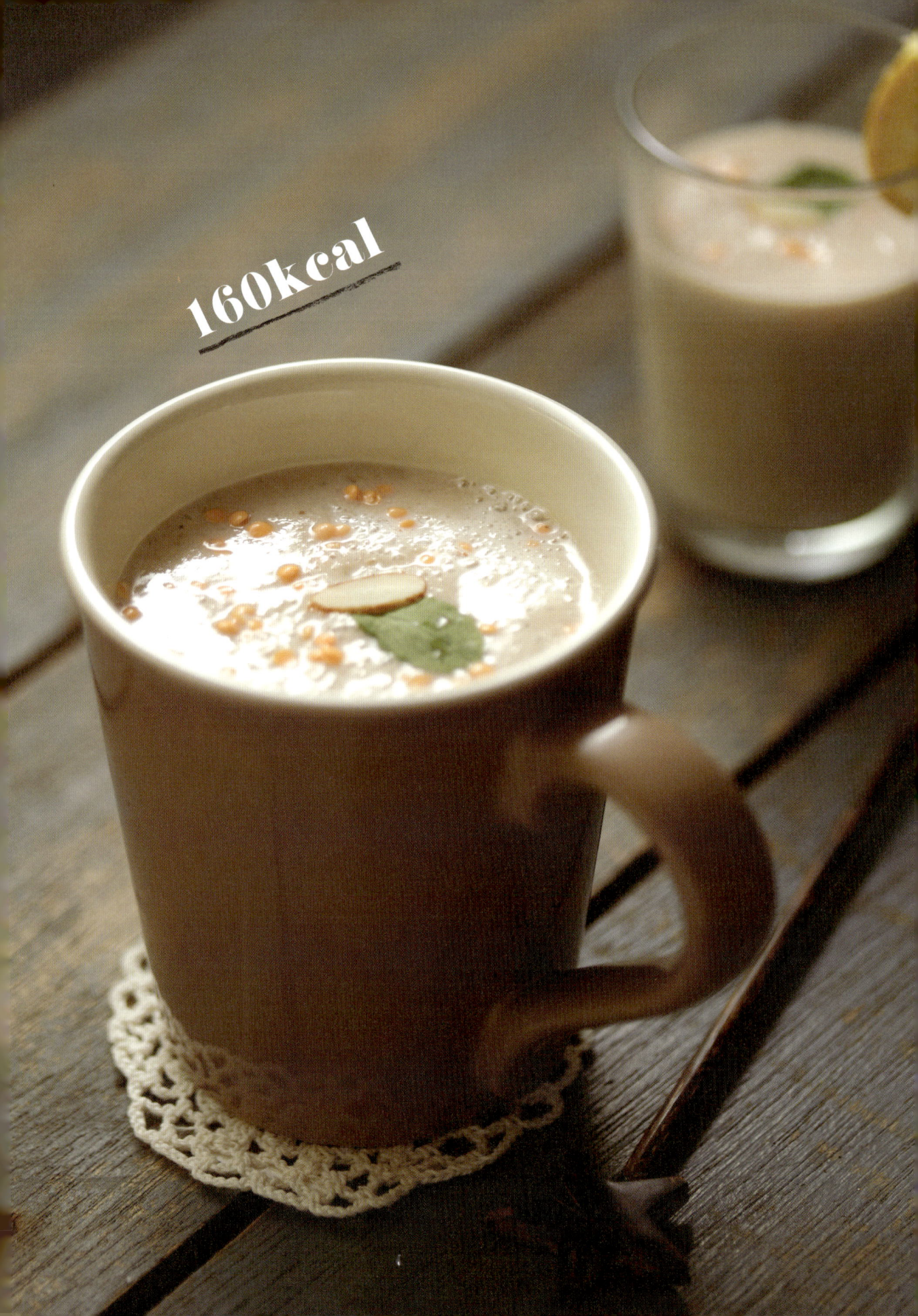

160kcal

렌틸콩셰이크

브라운 ○
그린 ●
레드 ●

재료

렌틸콩 ··· 1/4컵
바나나 ··· 1/2개
저지방 우유 ··· 1/2컵
물 ··· 1/2컵

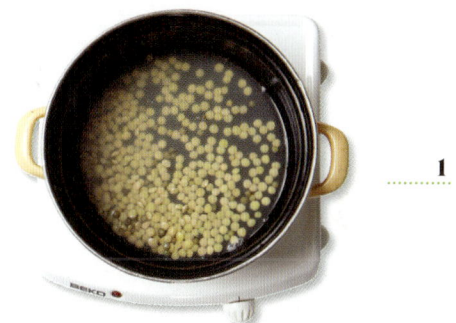

1

만드는법

1 렌틸콩을 끓는 물에 10분간 삶는다.

2 믹서에 삶은 렌틸콩, 바나나, 저지방 우유, 물을
넣고 곱게 간다.

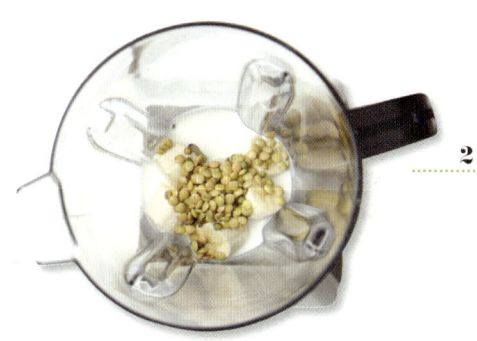

2

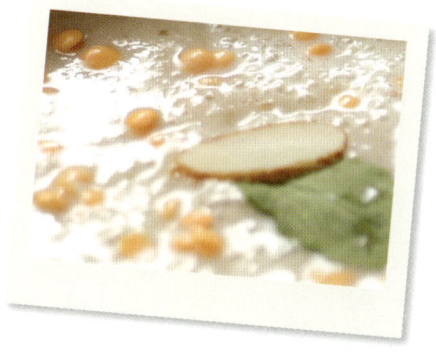

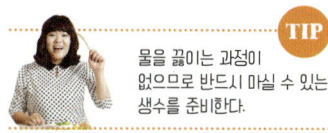

TIP
물을 끓이는 과정이
없으므로 반드시 마실 수 있는
생수를 준비한다.

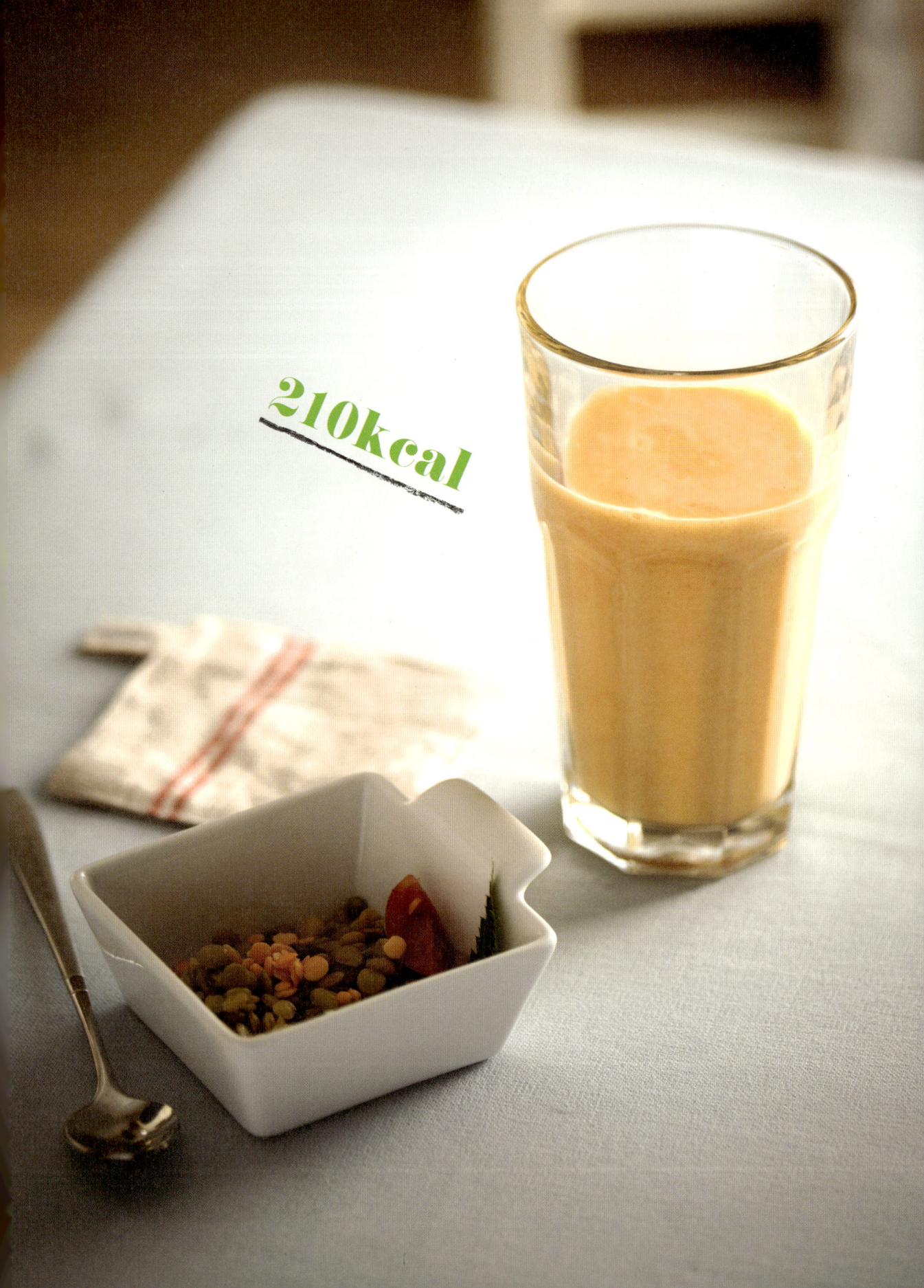

210kcal

렌틸콩해독주스

브라운 ○
그린 ○
레드 ●

재료

렌틸콩 ……………………………… 1/4컵
물 ………………………………… 1/4컵
사과 ……………………………… 1/4개
당근 ……………………………… 40그램
샐러리 …………………………… 1/2개
프레인 요구르트 ………………… 1/4컵

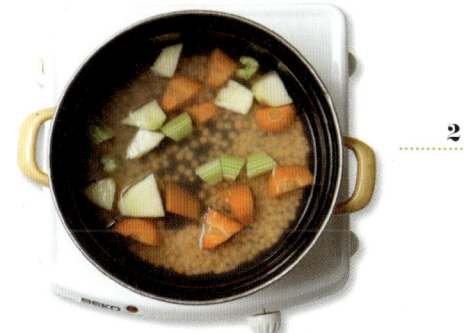
2

만드는법

1 렌틸콩에 물을 붓고 한소끔 끓인다.

2 사과, 당근, 샐러리를 듬성듬성 썰어 **1**에 넣고
10분간 끓여 식힌다.

3 믹서에 **2**와 플레인 요구르트를 넣어 곱게 간다.

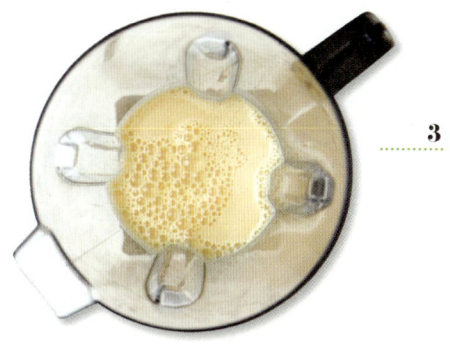
3

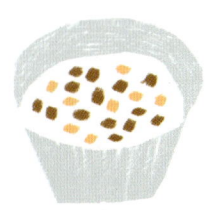

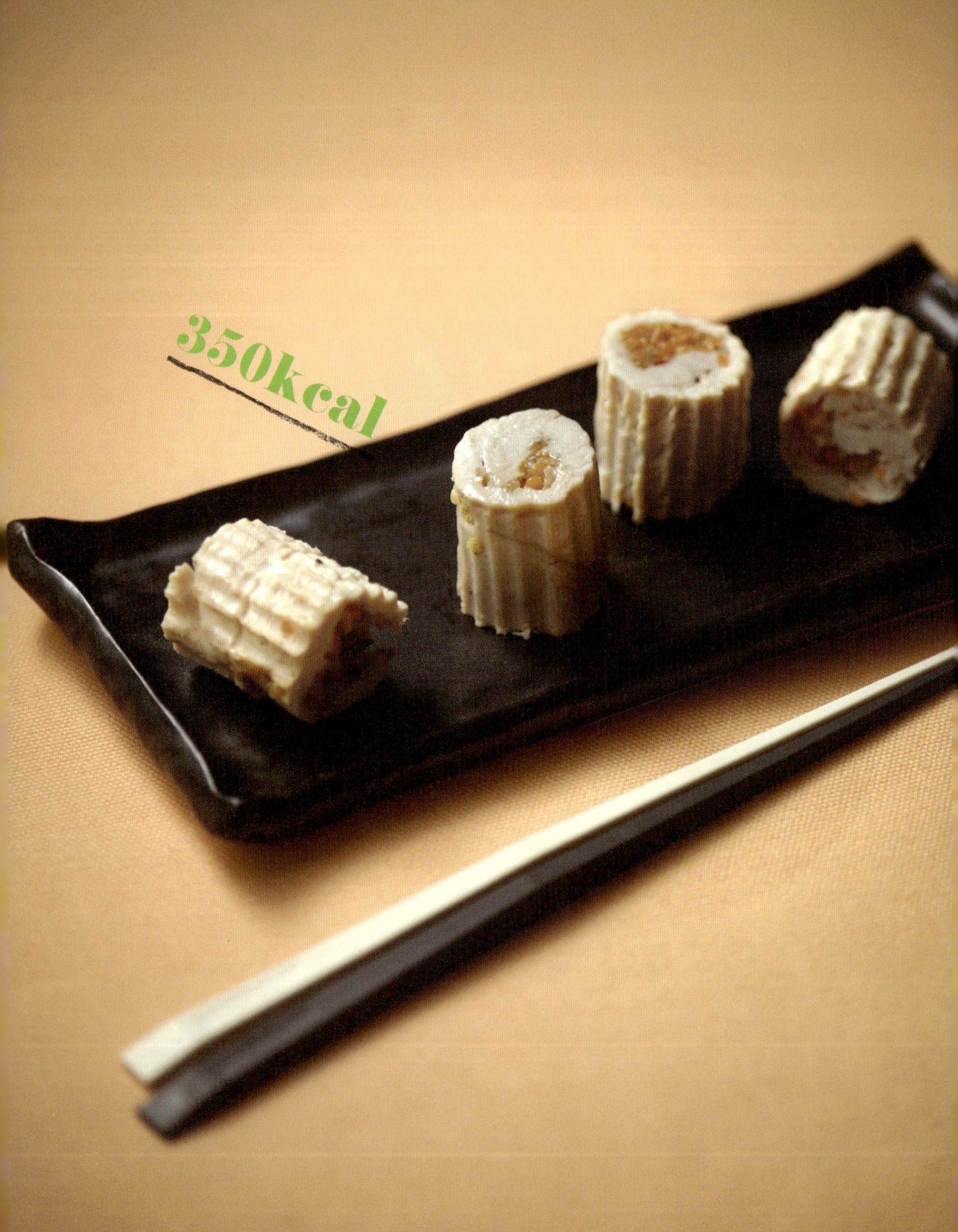

350kcal

렌틸콩닭가슴살말이

 **재 료**

렌틸콩	1/2컵
닭가슴살	150그램
양파	1/8개
홍고추	1/2개
다진 마늘	1작은술
간장	1큰술
후춧가루	약간

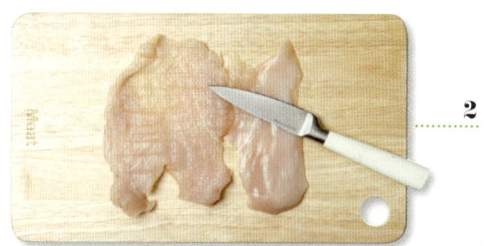

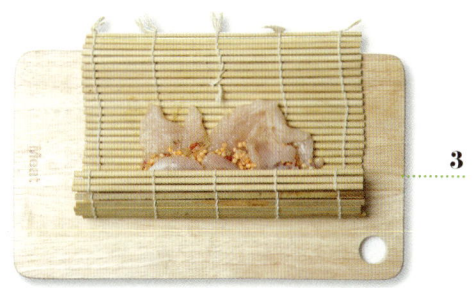

만 드 는 법

1 양파와 홍고추를 잘게 다진 후 렌틸콩, 다진 마늘,
　간장을 함께 섞는다.

2 닭가슴살을 얇게 저민 후 칼등으로 두드린 후
　후춧가루를 뿌린다.

3 닭가슴살을 김발 위에 올리고 **1**을 얹어 돌돌
　만다.

4 **3**을 김이 오른 찜통에 10분간 찐다.

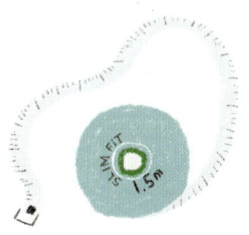

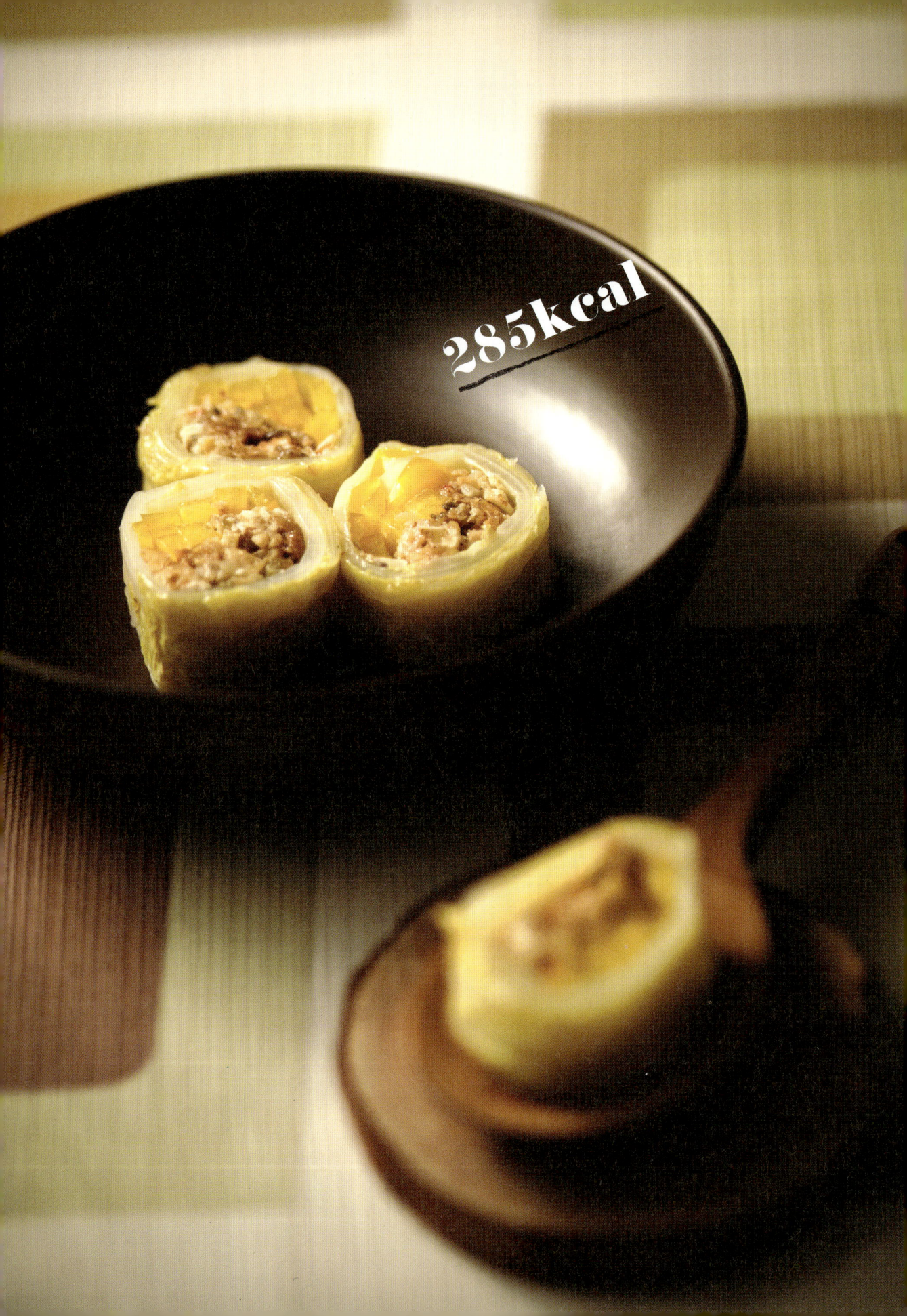

285kcal

렌틸콩배추말이

브라운 ○
그린 ○
레드 ●

재료

렌틸콩 ·· 1/2컵

알배추 잎 ······································· 3장

다진 견과류(땅콩, 호두, 잣 등) ·············· 3큰술

파프리카 ·· 1/4개

된장 ·· 1작은술

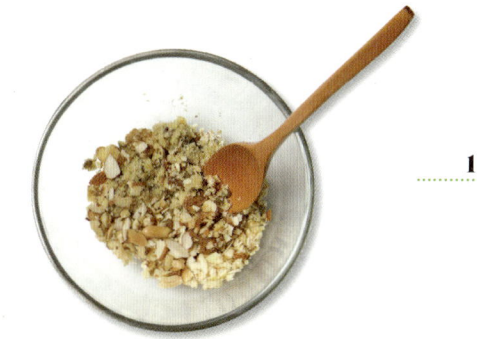

1

만드는법

1 렌틸콩은 끓는 물에 삶아 으깬 후 다진 견과류,
된장과 함께 버무린다.

2 김이 오른 찜통에 배추 잎을 7분간 찐다.

3 파프리카를 가늘게 채 썬다.

4 김발 위에 찐 배추 잎을 깔고 그 위에 채 썬
파프리카와 **1**을 얹는다.

5 김밥을 말듯이 돌돌 만다.

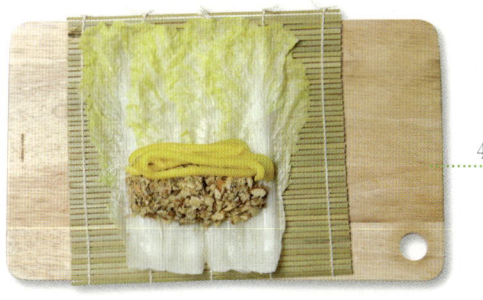

4

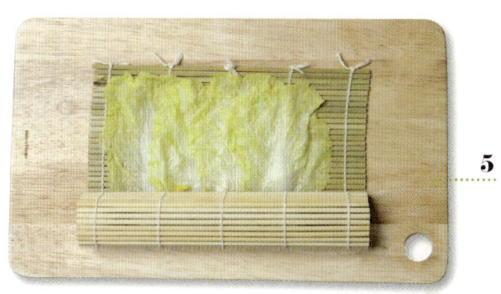

5

169

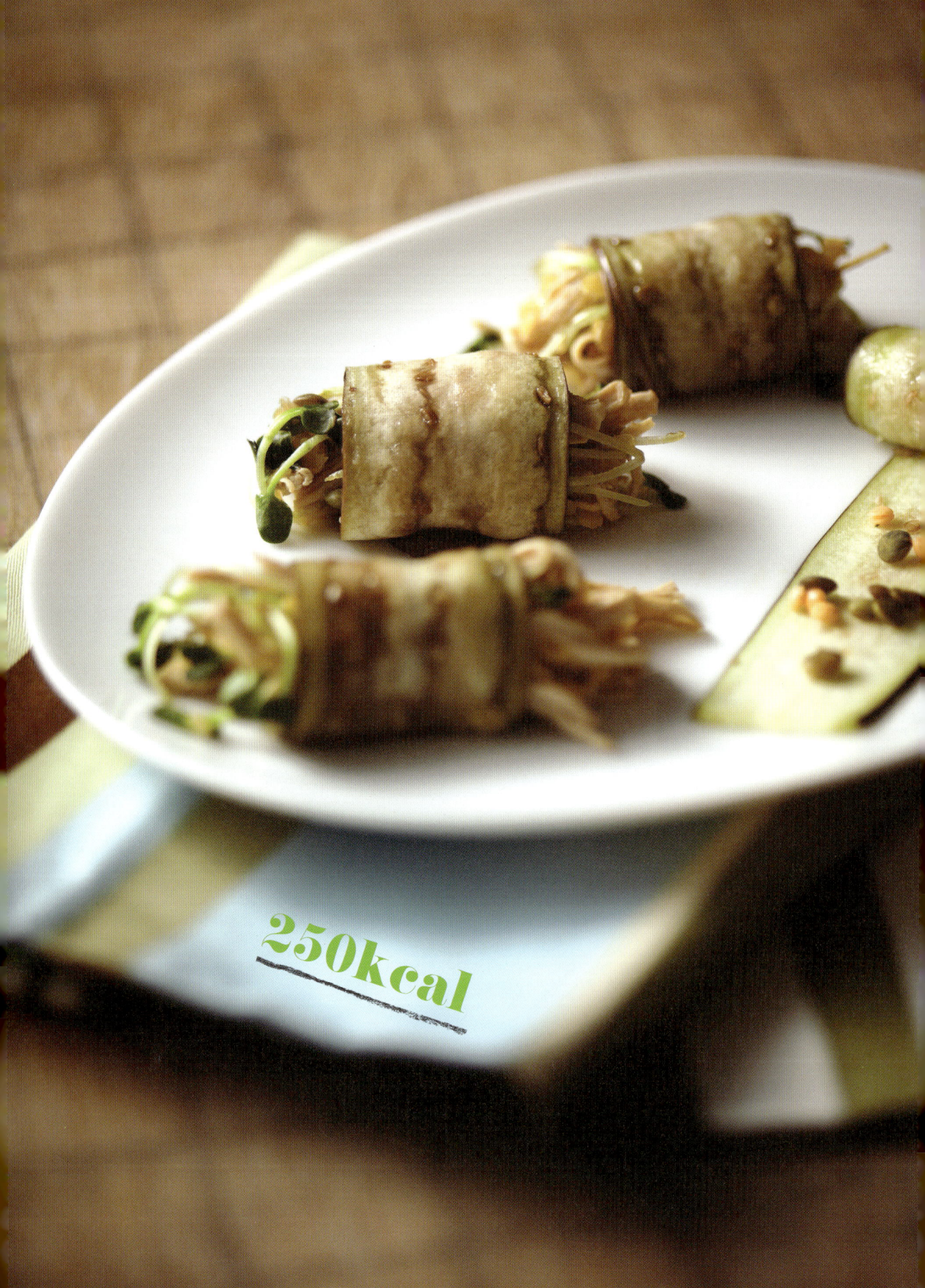

250kcal

렌틸콩가지말이

브라운 ○
그린 ●
레드 ●

재료

렌틸콩	1/2컵
가지	1/2개
닭가슴살	75그램
무순	적당량
간장	1큰술
후춧가루	약간

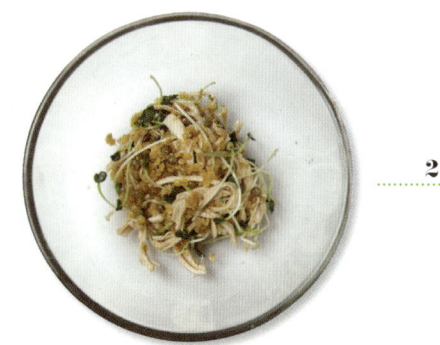

2

만드는법

1 렌틸콩을 끓는 물에 10분간 삶는다.

2 닭가슴살을 삶아 잘게 찢은 후, 렌틸콩, 무순,
간장, 후춧가루를 그릇에 모두 담아 버무린다.

3 가지를 얇게 저며 팬에 중약불로 노릇하게
굽는다.

4 **2**를 구운 가지 위에 얹어 돌돌 만다.

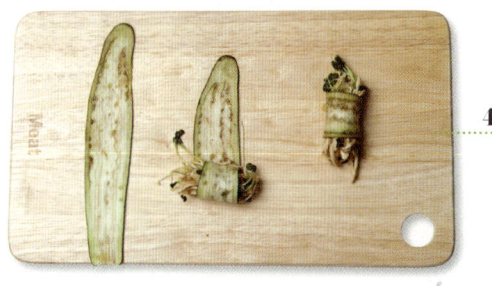

4

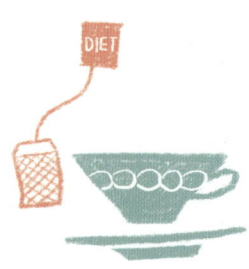

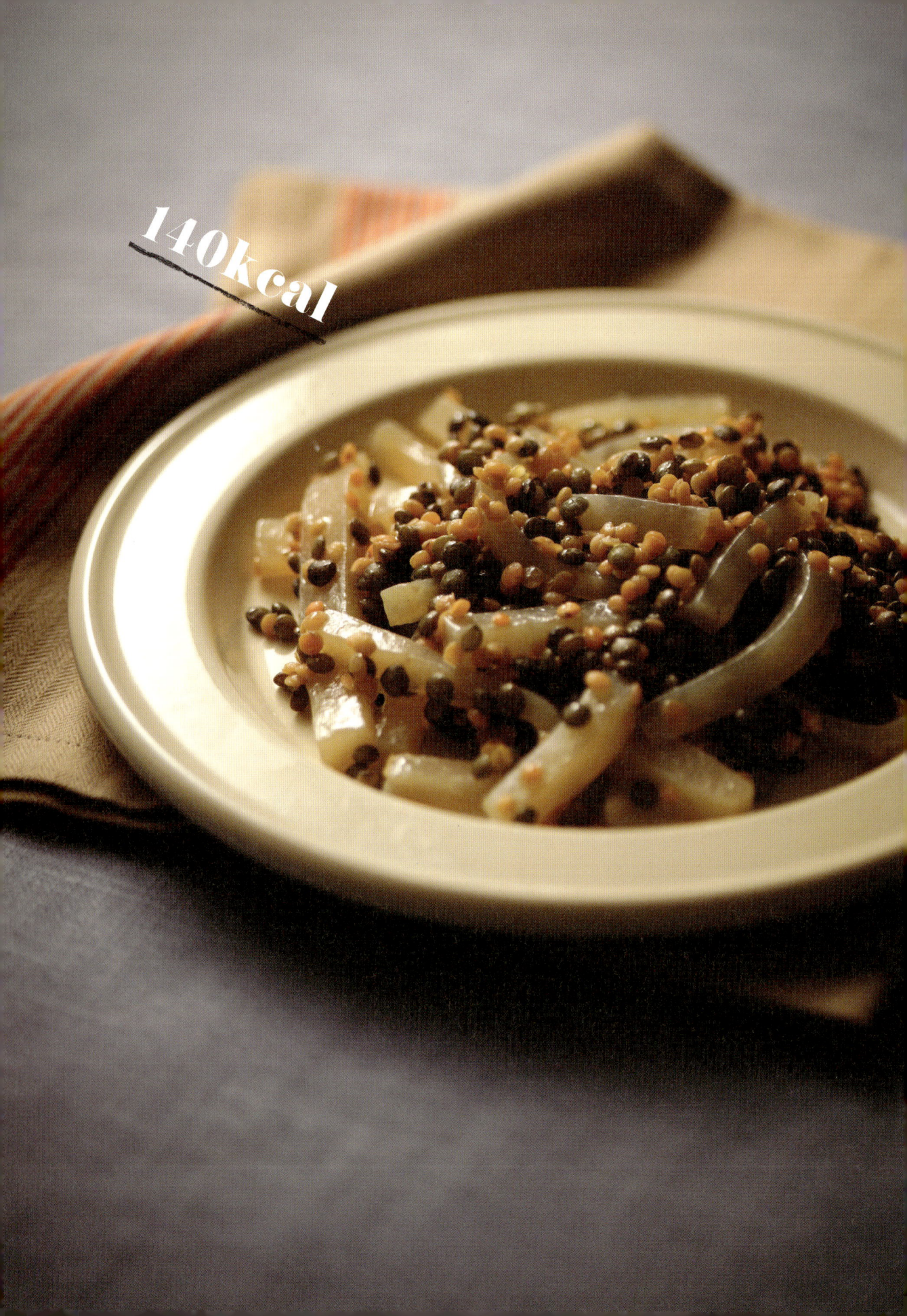

140kcal

렌틸콩곤약볶음

브라운 ●
그린 ○
레드 ●

재료

렌틸콩	1/4컵
곤약	300그램
피망	1/4개
청양고추	1/2개
간장	2큰술
깨	약간

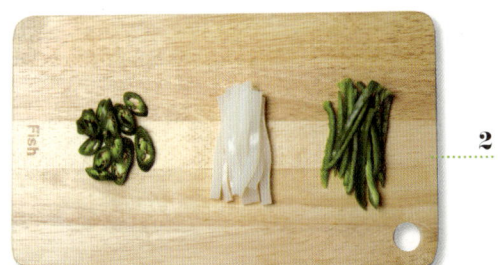

2

만드는법

1 렌틸콩을 끓는 물에 10분간 삶는다.

2 곤약, 피망은 가늘게 채를 썰고 청양고추는 어슷썰기를 한다.

3 렌틸콩을 1분 정도 볶은 후 곤약을 넣어 조금 더 볶는다.

4 3에 피망, 청양고추를 넣어 30초 정도 더 볶다가 간장, 깨를 넣어 마무리한다.

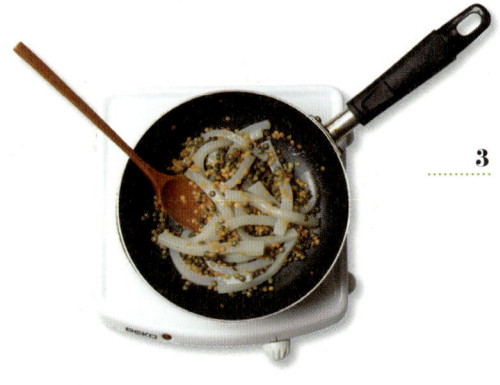

3

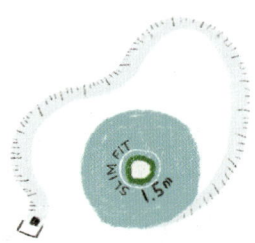

173

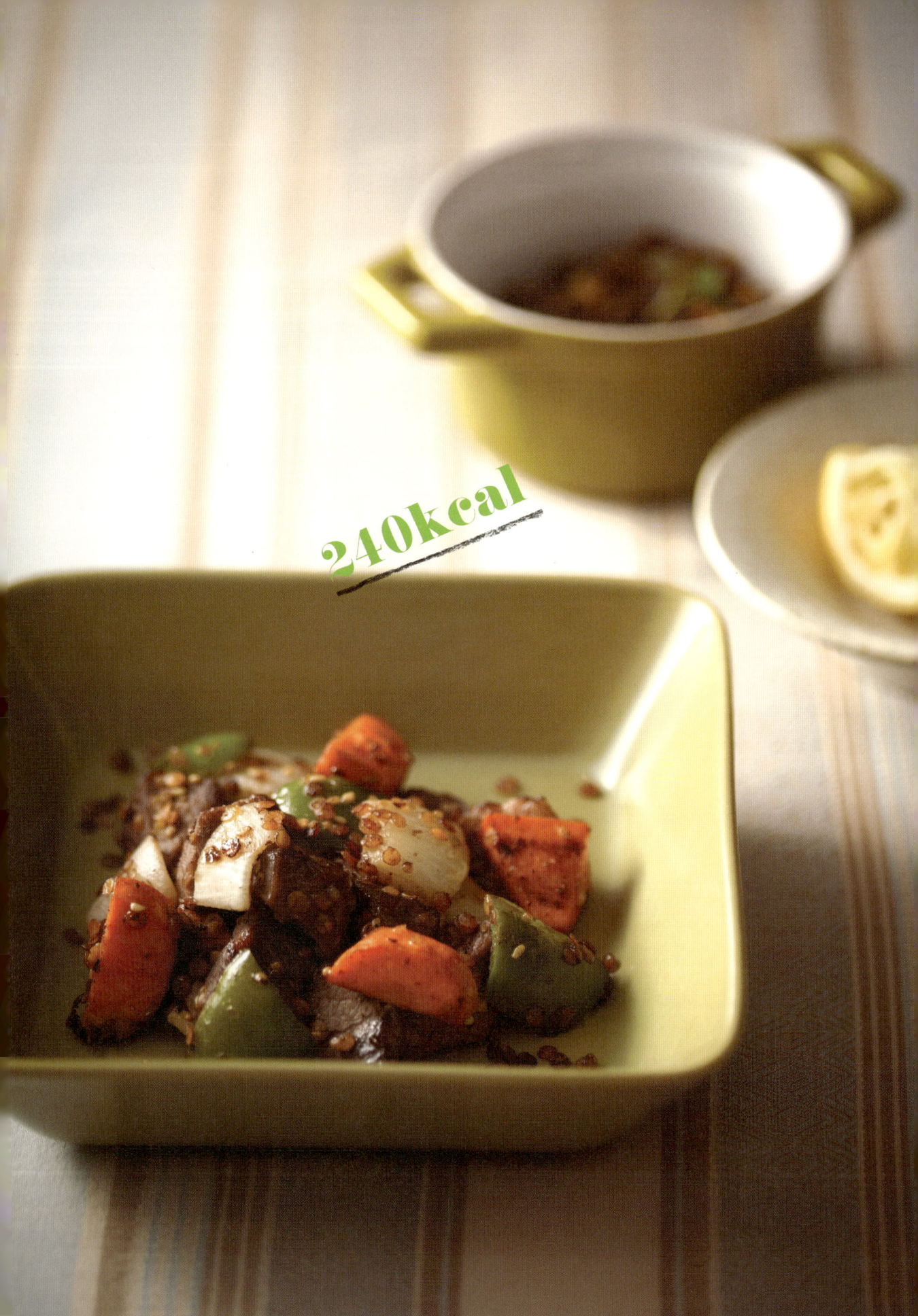

240kcal

렌틸콩소고기볶음

재료

렌틸콩	1/4컵
소고기(우둔살)	100그램
양파	1/8개
피망	1/6개
당근	15그램
들깨 가루	1큰술
소금·후춧가루	약간씩

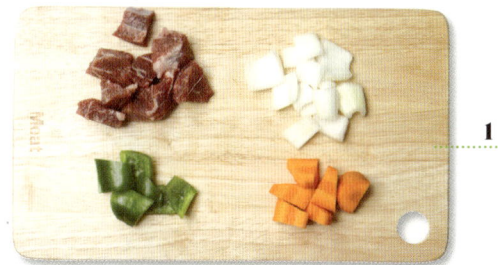

1

만드는법

1 소고기, 양파, 피망, 당근 모두 한입 크기로 썬다.

2 달군 팬에 렌틸콩을 2분간 볶다가 **1**을 넣고
노릇할 때까지 함께 볶는다.

3 들깨 가루, 소금, 후춧가루를 넣어 마무리한다.

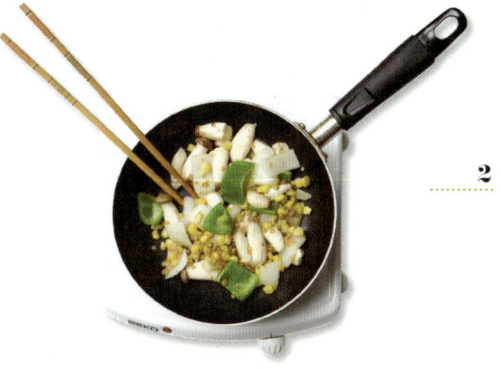

2

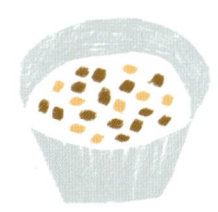

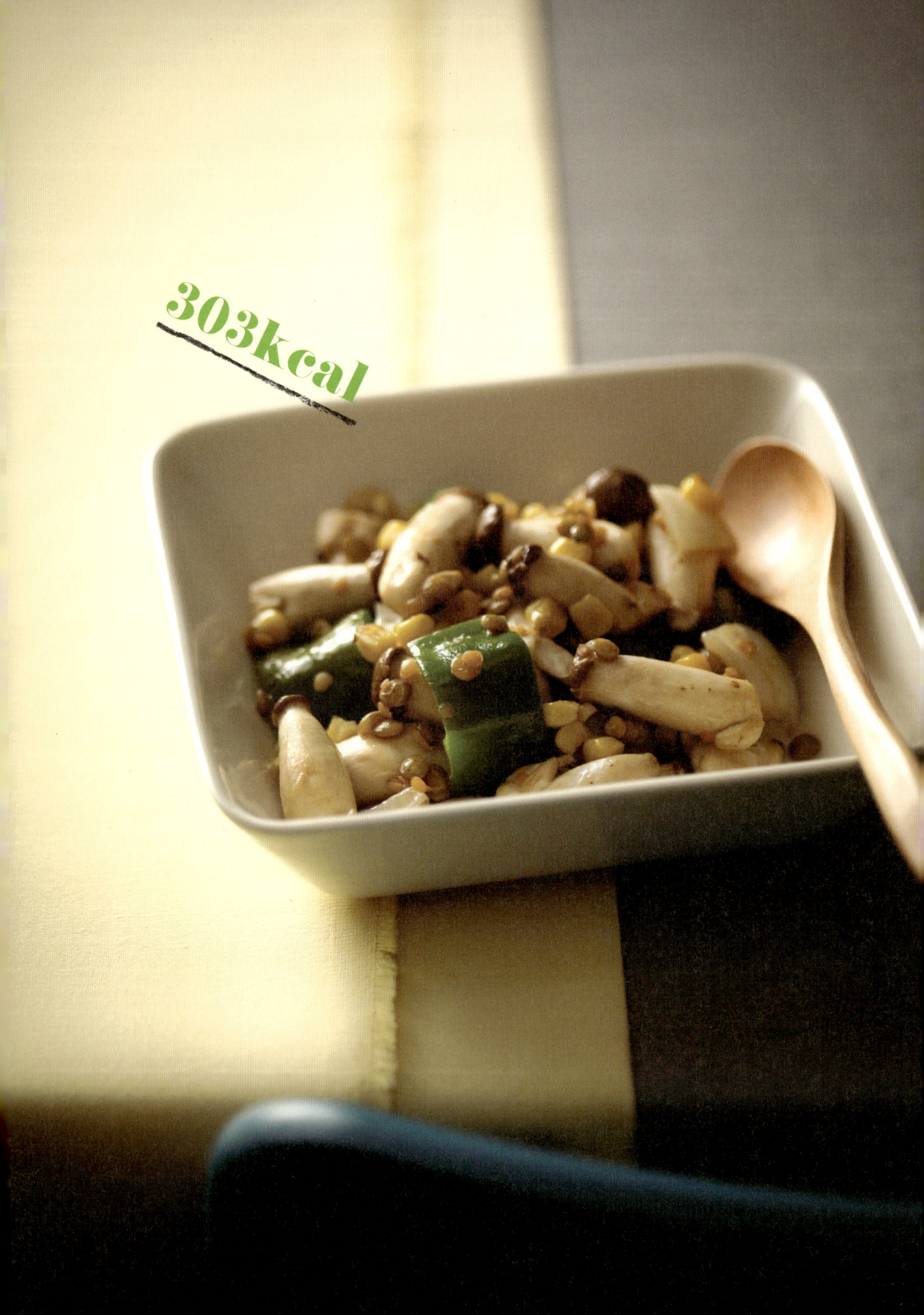

303kcal

렌틸콩새송이볶음

재료

렌틸콩 ……………………………… 1/4컵
미니새송이 ……………………… 50그램
양파 ……………………………… 1/8개
피망 ……………………………… 1/4개
캔 옥수수 ……………………… 2큰술
올리브유 ………………………… 1큰술
소금·후춧가루·참기름 …………… 약간씩

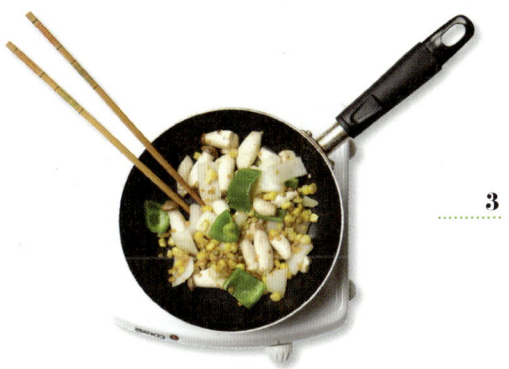

………… **3**

만드는법

1 양파, 피망은 한입 크기로 썬다.

2 팬에 올리브유를 두르고 중불에서 렌틸콩을
2분간 볶다가 양파, 피망을 넣고 2분간 더 볶는다.

3 **2**에 미니새송이를 넣고 3분간 볶은 후 캔 옥수수,
소금, 후춧가루, 참기름을 넣어 마무리한다.

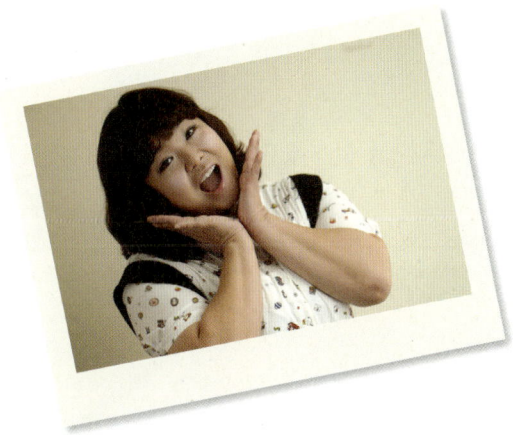

177

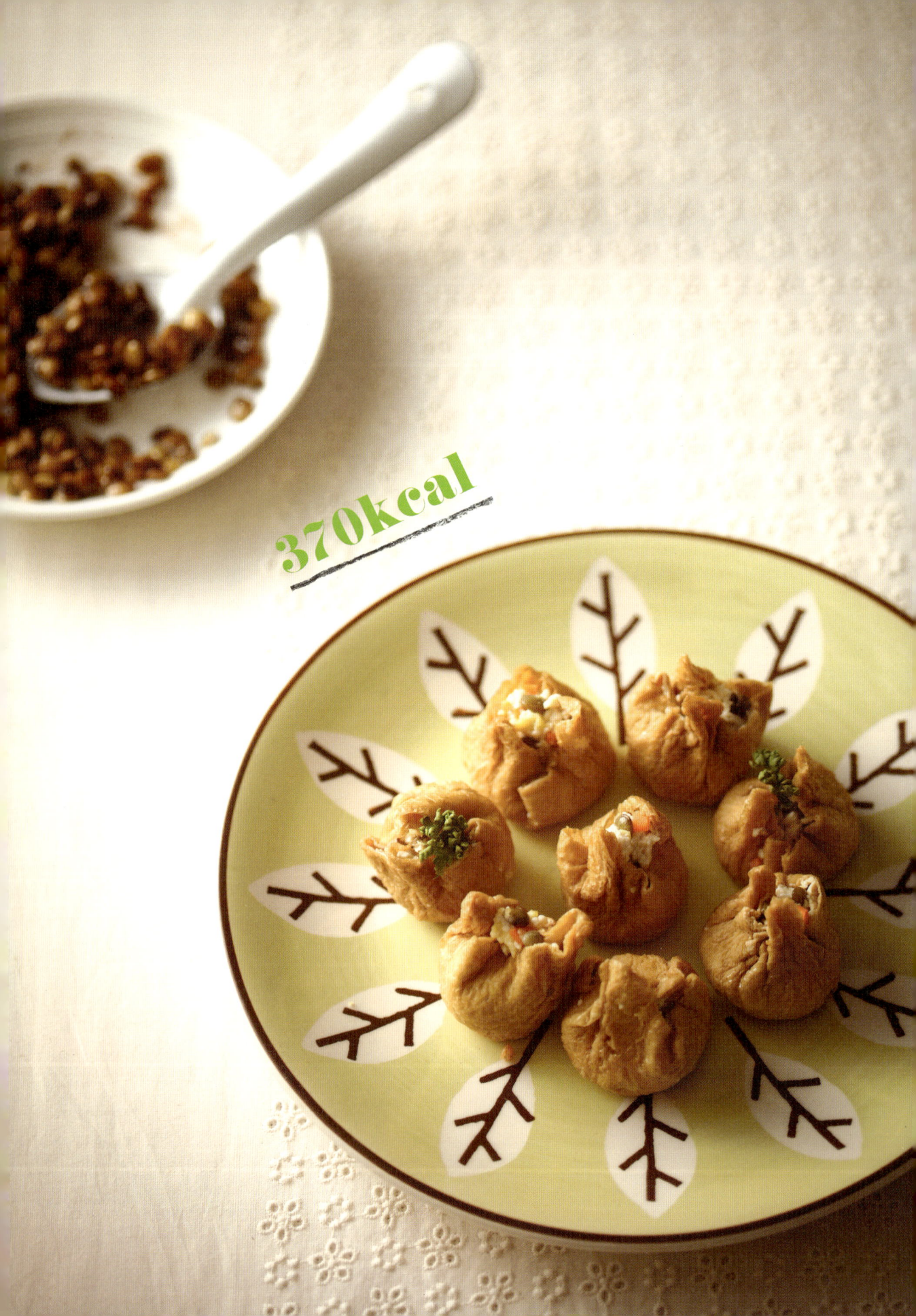

370kcal

렌틸콩두부유부쌈

재료

렌틸콩	1/4컵
두부	1/2모
조미 유부	6개
당근	15그램
달걀	1개

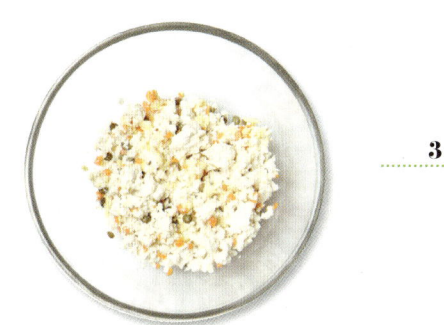

3

만드는법

1 렌틸콩과 두부를 각각 끓는 물에 한소끔 삶는다.

2 당근을 잘게 다진다.

3 삶은 두부를 으깬 후, 삶은 렌틸콩과 당근을 함께 버무린다.

4 유부를 한 번 짠 후, 안에 **3**을 채우고 모양을 잡는다.

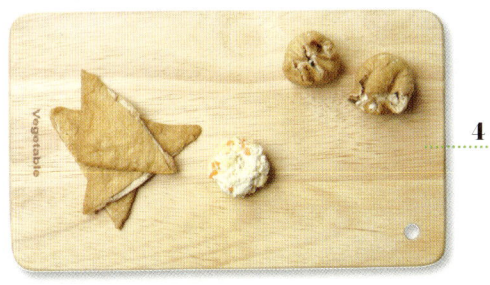

4

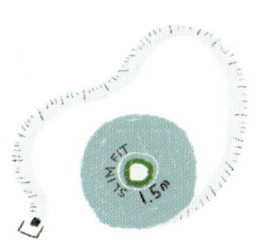

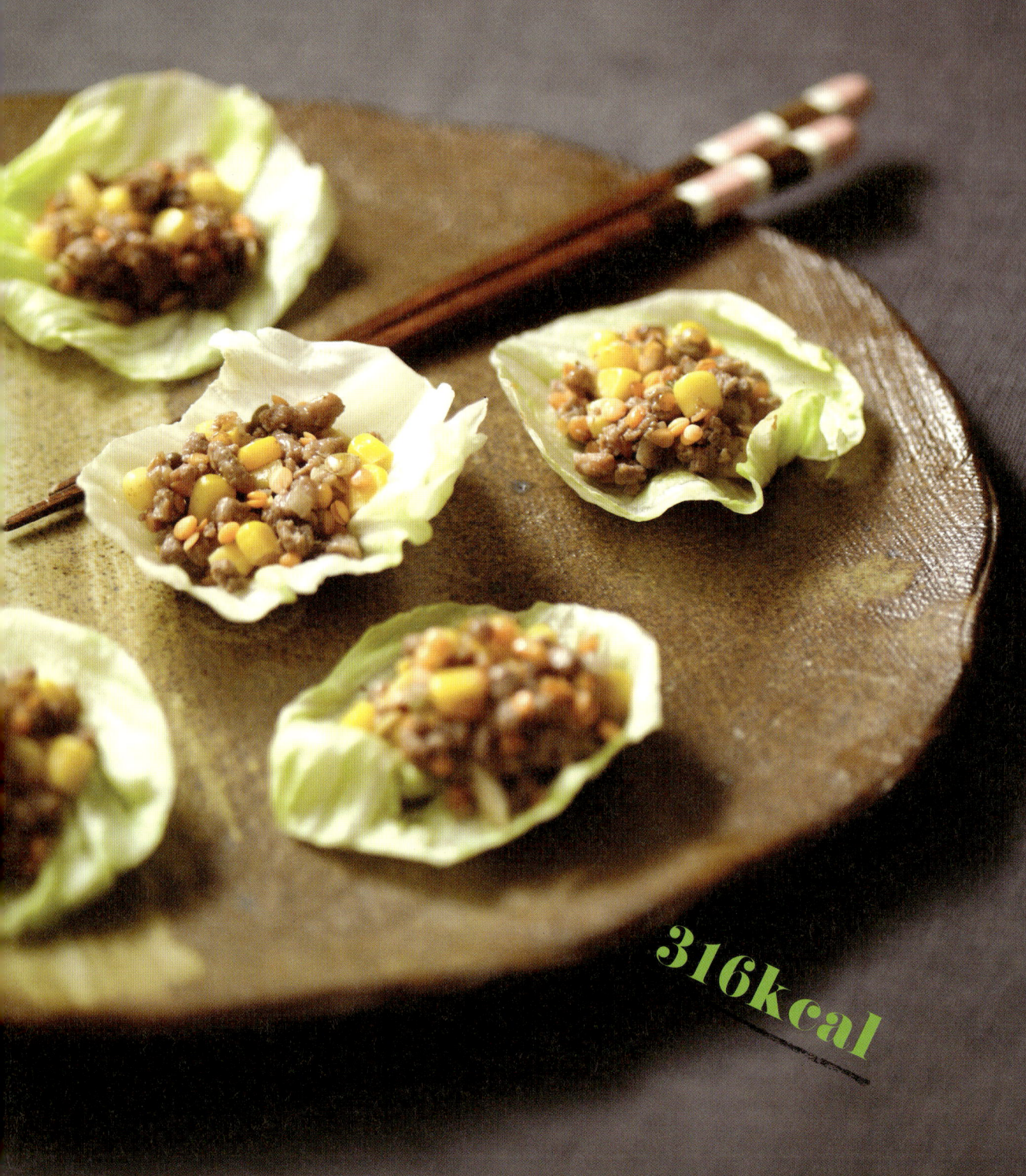

316kcal

렌틸콩양상추쌈

재료

렌틸콩	1/2컵
다진 소고기(우둔살)	50그램
양상추	3장
양파	1/8개
캔 옥수수	3큰술
다진 마늘	1작은술
굴소스	1작은술
후춧가루	약간

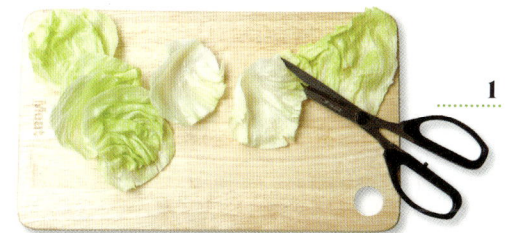

1

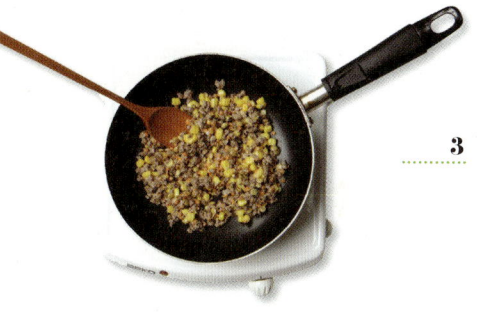

3

만드는법

1 양상추를 한입 크기로 자른다.

2 양파를 잘게 다진 후 달군 팬에 다진 마늘과
  함께 넣어 약 1분간 볶다가 다진 소고기를 넣고
  소고기의 핏기가 없어질 때까지 볶는다.

3 2에 렌틸콩을 넣고 골고루 볶다가 캔 옥수수를
  추가로 넣고 1분간 더 볶는다.

4 굴소스, 후춧가루를 넣고 양념이 잘 배도록
  버무리듯 볶은 후 양상추 위에 1큰술씩 얹는다.

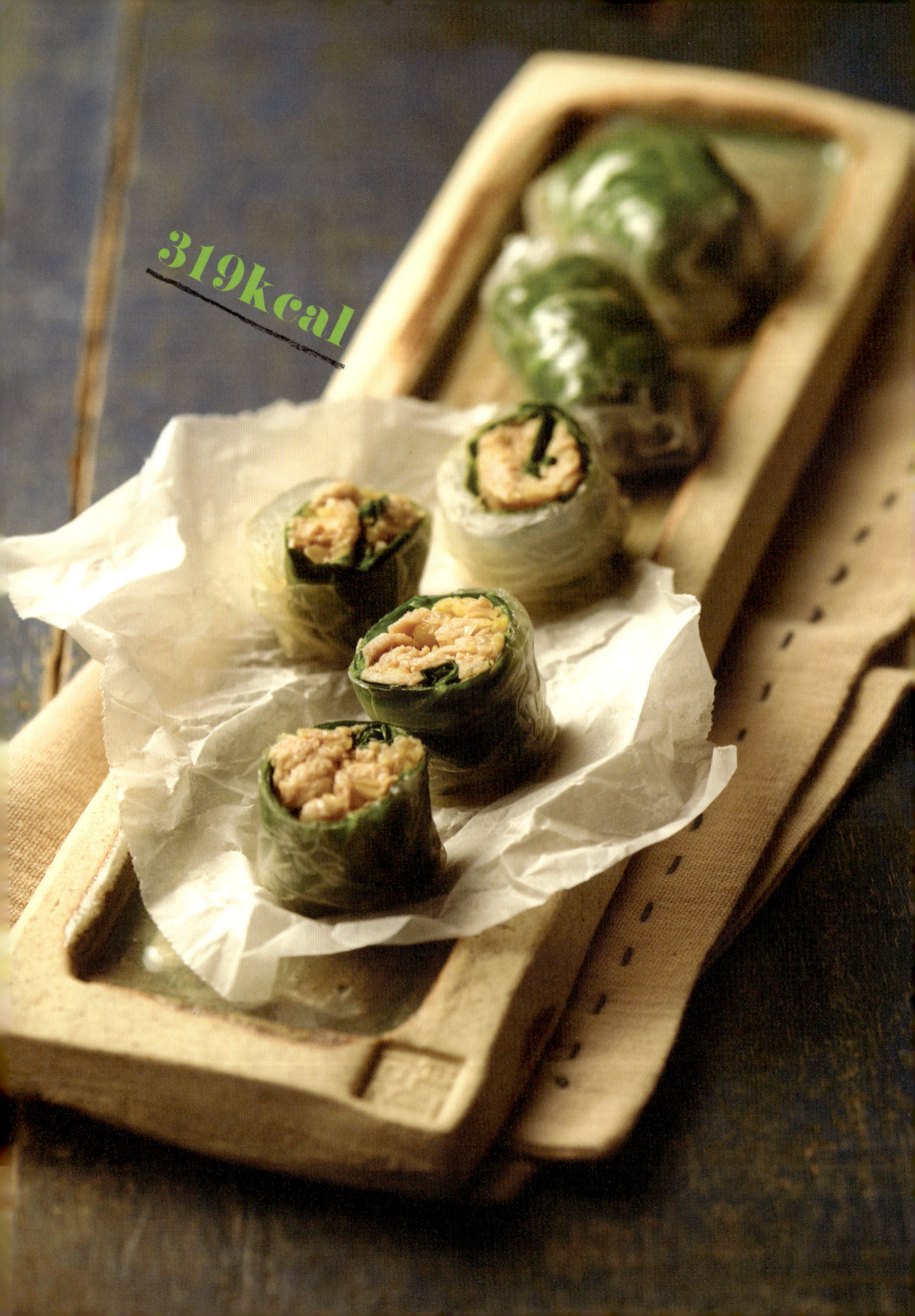

319kcal

렌틸콩케일쌈

브라운 ○
그린 ○
레드 ●

재료

렌틸콩	1/2컵
케일	6장
월남쌈피	6장
캔 참치	1/4컵
양파	1/8개

만드는법

1 렌틸콩은 끓는 물에 10분간 삶고, 케일은 찜통에 2분간 찐다.

2 캔 참치를 체에 걸러 기름을 뺀다.

3 양파를 다진 후 참치, 삶은 렌틸콩과 함께 섞는다.

4 찐 케일 위에 **3**을 1큰술씩 얹어 만다.

5 따뜻한 물에 불린 월남쌈피에 **4**를 얹어 만다.

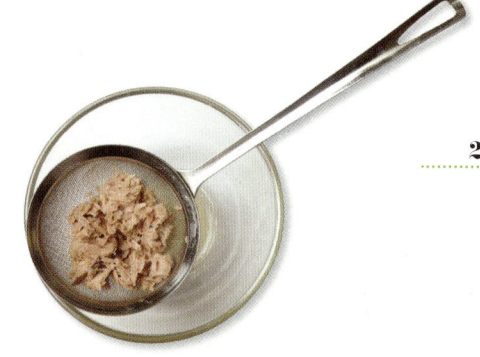

2

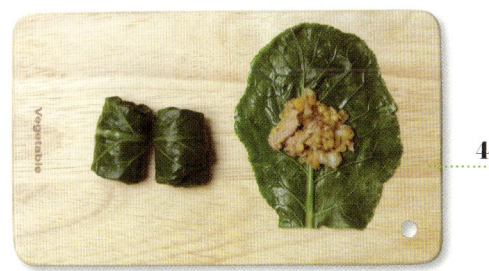

4

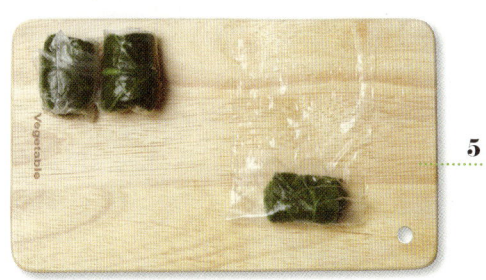

5

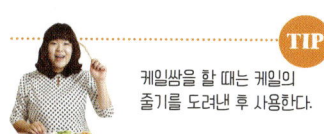

TIP
케일쌈을 할 때는 케일의 줄기를 도려낸 후 사용한다.

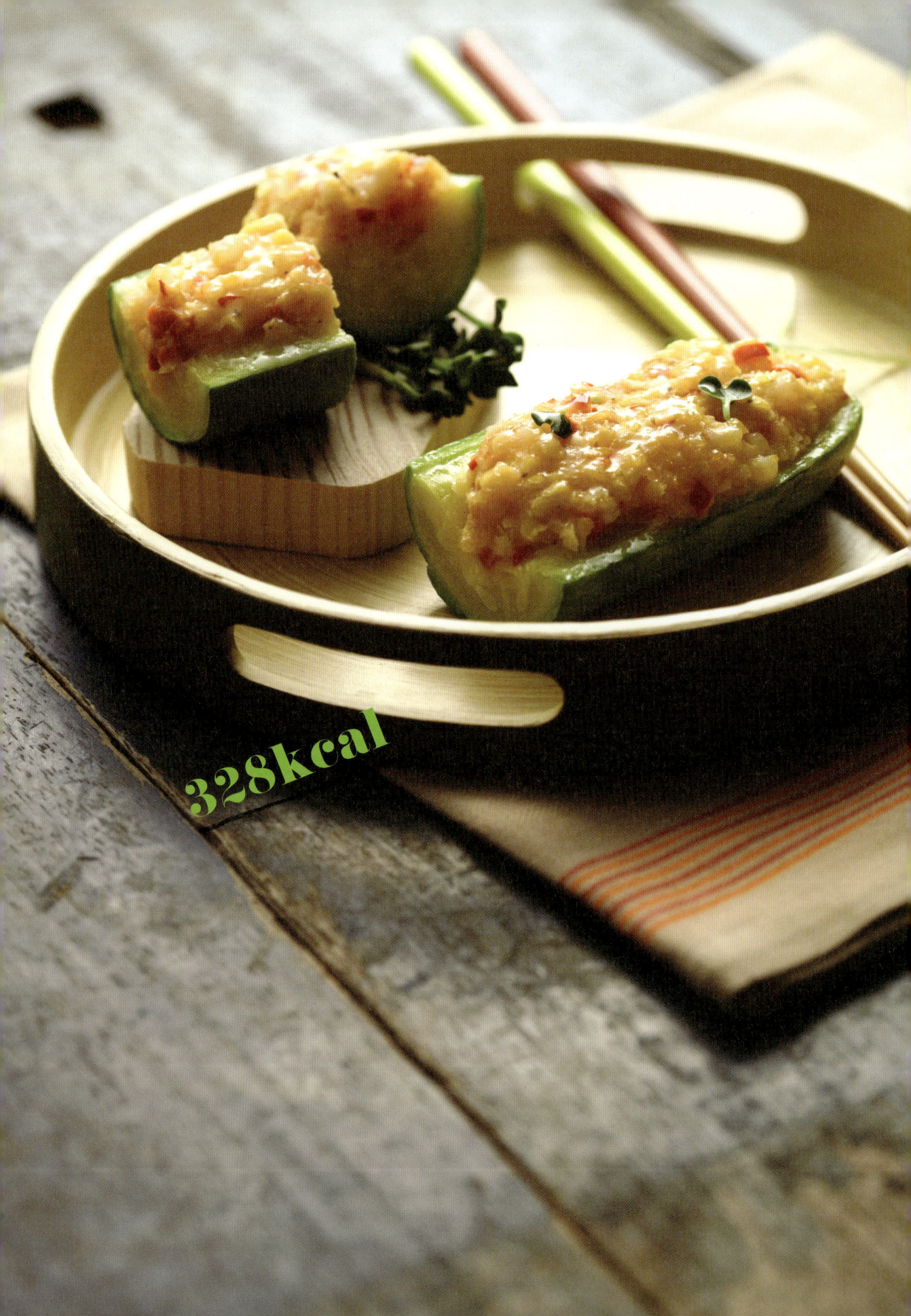

328kcal

렌틸콩애호박찜

브라운 ○
그린 ●
레드 ●

재 료

렌틸콩	1/2컵
애호박	1/2개
알새우	1/4컵
홍고추	1/2개
다진 마늘	1작은술
밀가루	1작은술
소금·후춧가루	약간씩

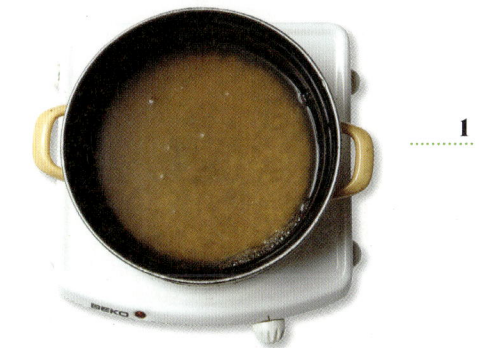

만 드 는 법

1 렌틸콩을 끓는 물에 약 2분간 삶는다.

2 애호박은 반 갈라 가운데 씨 부분을 브이(V)자로 도려낸다.

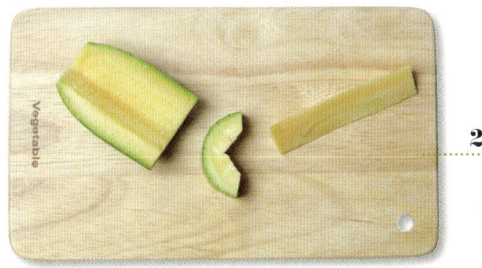

3 알새우와 홍고추를 다진 후 삶은 렌틸콩, 다진 마늘, 밀가루, 소금, 후춧가루과 함께 섞는다.

4 애호박 가운데 부분에 밀가루를 살짝 뿌렸다 털어낸 후 **3**을 얹어 김이 오른 찜통에 7분 정도 찐다.

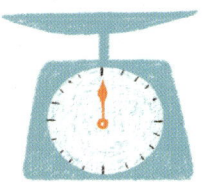

185

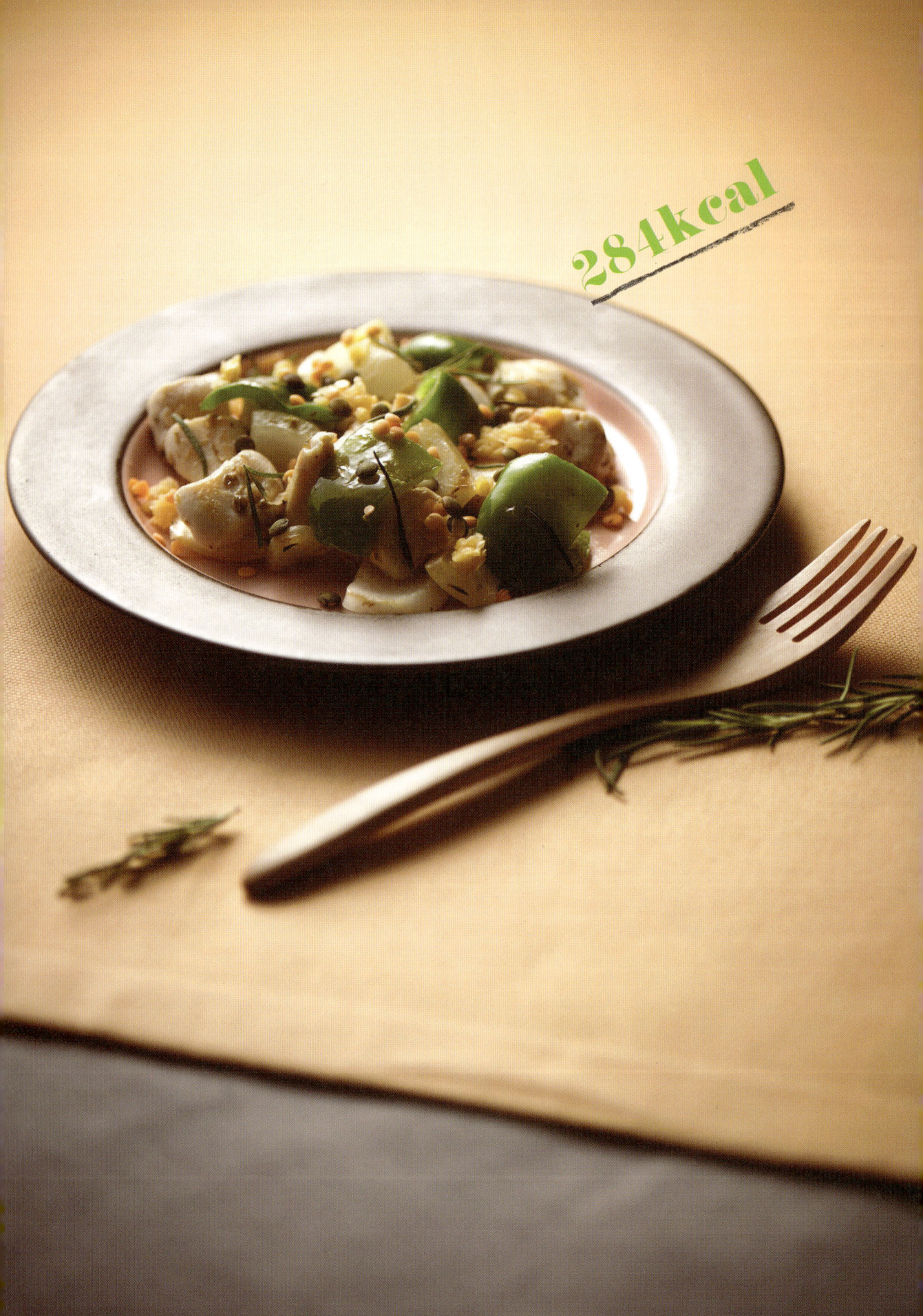

284kcal

렌틸콩닭가슴살구이

재료

렌틸콩	1/4컵
닭가슴살	150그램
피망	1/6개
양파	1/8개
소금·후춧가루·허브 가루	약간씩

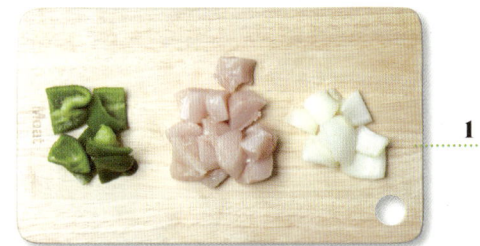

1

만드는법

1 닭가슴살, 피망, 양파는 한입 크기로 썬다.

2 끓는 물에 렌틸콩, 닭가슴살을 각각 약 5분간
 삶는다.

3 팬을 달군 후 중불에서 닭가슴살을 노릇하게
 굽다가 양파, 피망을 함께 넣어 굽는다.

4 3에 삶은 렌틸콩을 넣어 렌틸콩의 물기가 없어질
 정도로 볶은 후 소금, 후춧가루, 허브 가루를 넣어
 마무리한다.

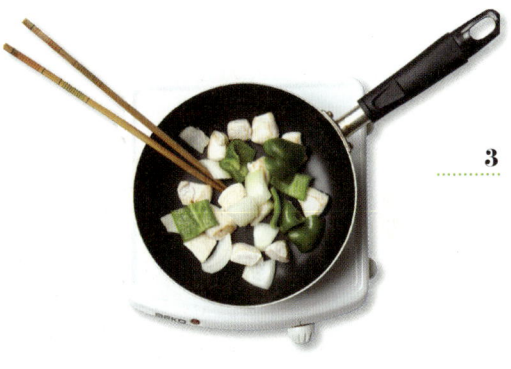

3

187

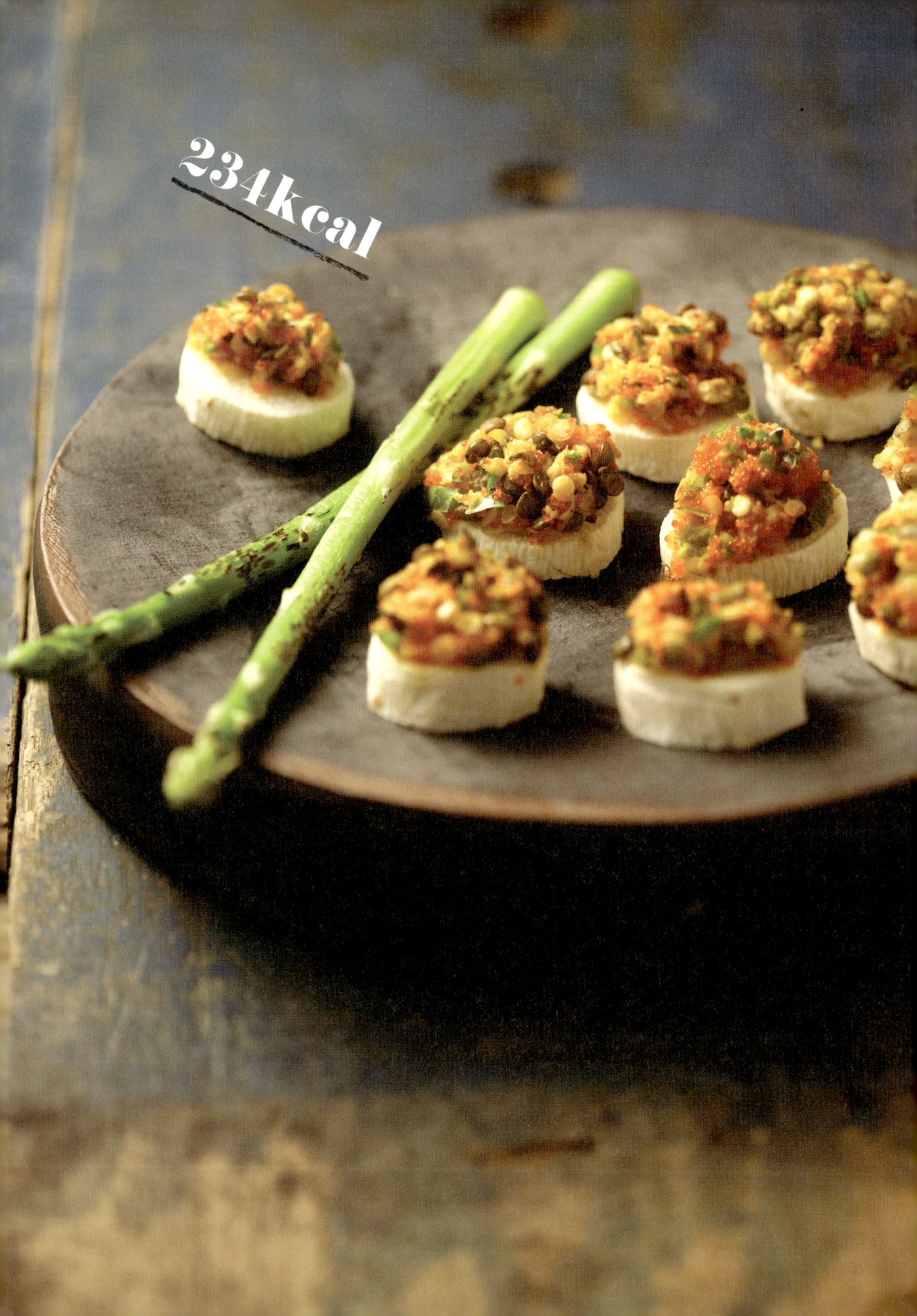
234kcal

렌틸콩마구이

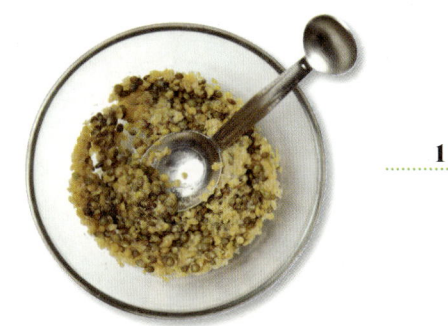

1

재료

렌틸콩	1/4컵
마	100g
피망	1/4개
날치알	2큰술
허니머스타드	1작은술

만드는법

1 렌틸콩을 끓는 물에 10분간 푹 삶아 으깬다.

2 마를 1cm 두께로 썬다.

3 피망을 다진 후 으깬 렌틸콩, 날치알,
  허니머스타드와 섞는다.

4 **3**을 마 위에 얹어 190도 예열된 오븐에 7분 정도
  굽는다.

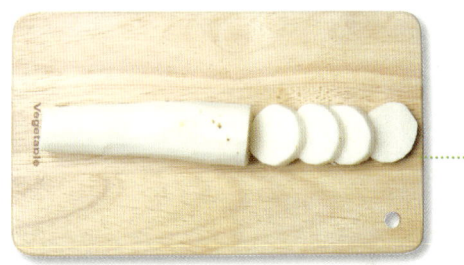

2

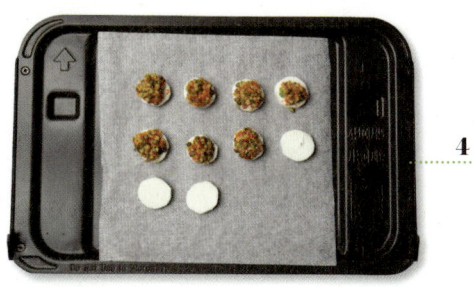

4

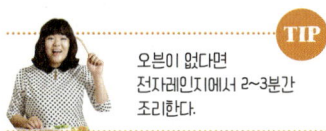

TIP
오븐이 없다면
전자레인지에서 2~3분간
조리한다.

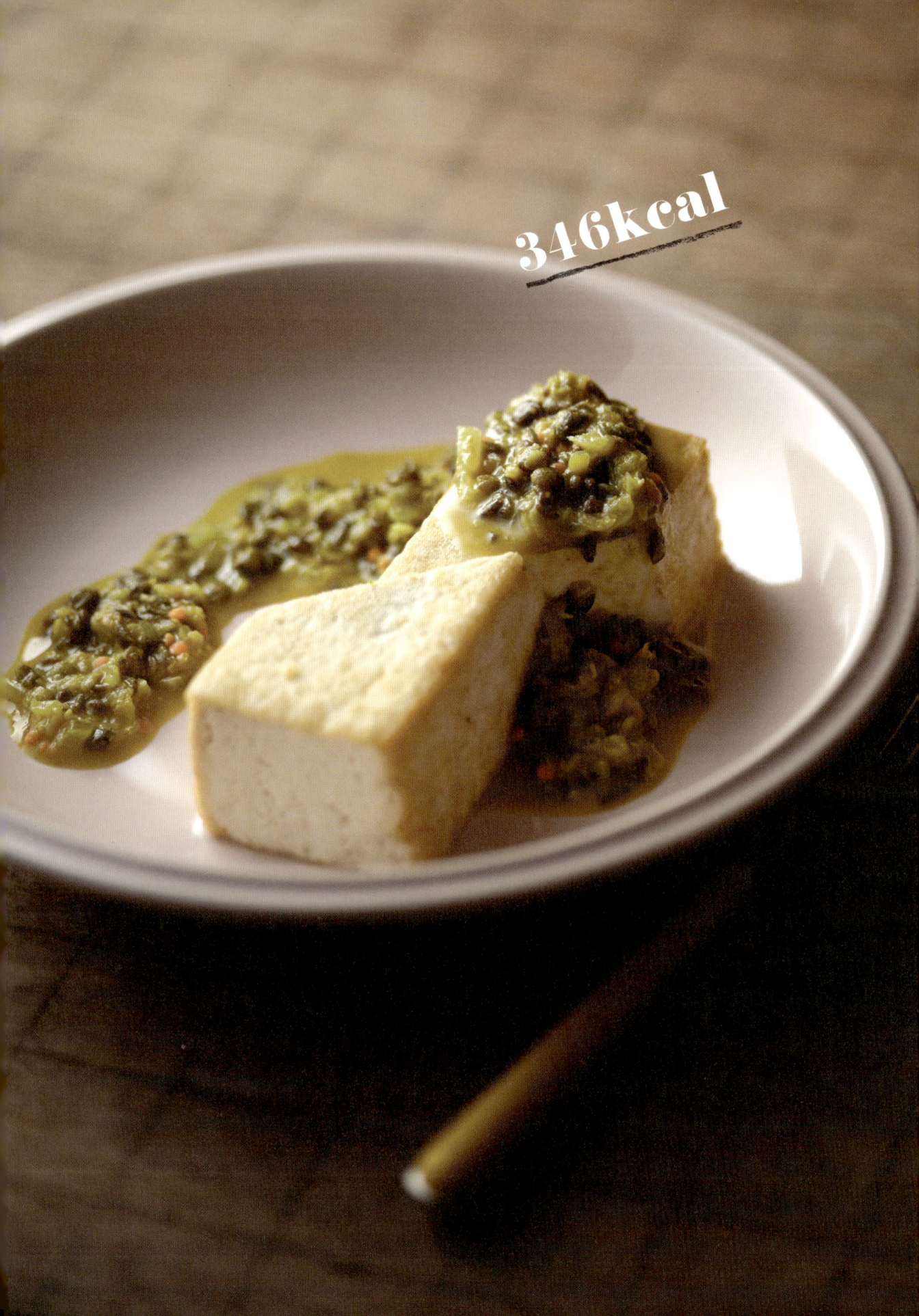

346kcal

렌틸콩카레두부구이

브라운 ○
그린 ●
레드 ●

재료

렌틸콩	1/2컵
두부	1/2모
양파	1/8개
카레 가루	1큰술

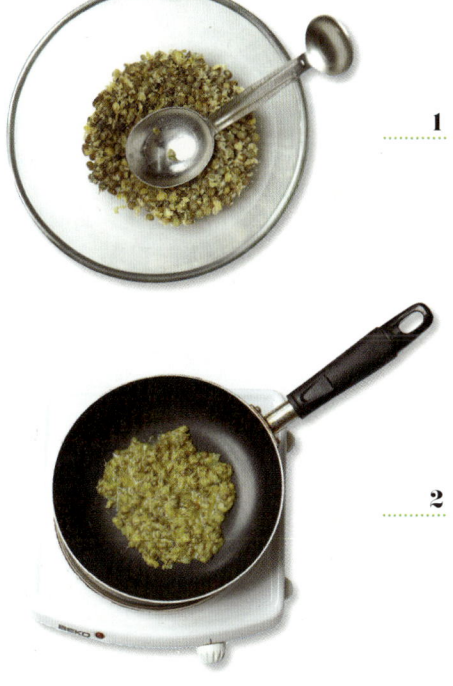

1

만드는법

1 렌틸콩은 끓는 물에 10분 정도 삶아 으깬다.

2 양파를 잘게 다진 후 으깬 렌틸콩, 카레 가루와 함께 팬에 넣고 물을 부어가며 걸쭉하게 끓인다.

3 두부를 센불에서 노릇하게 구워낸 후 **2**를 곁들인다.

2

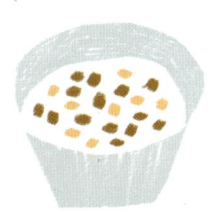

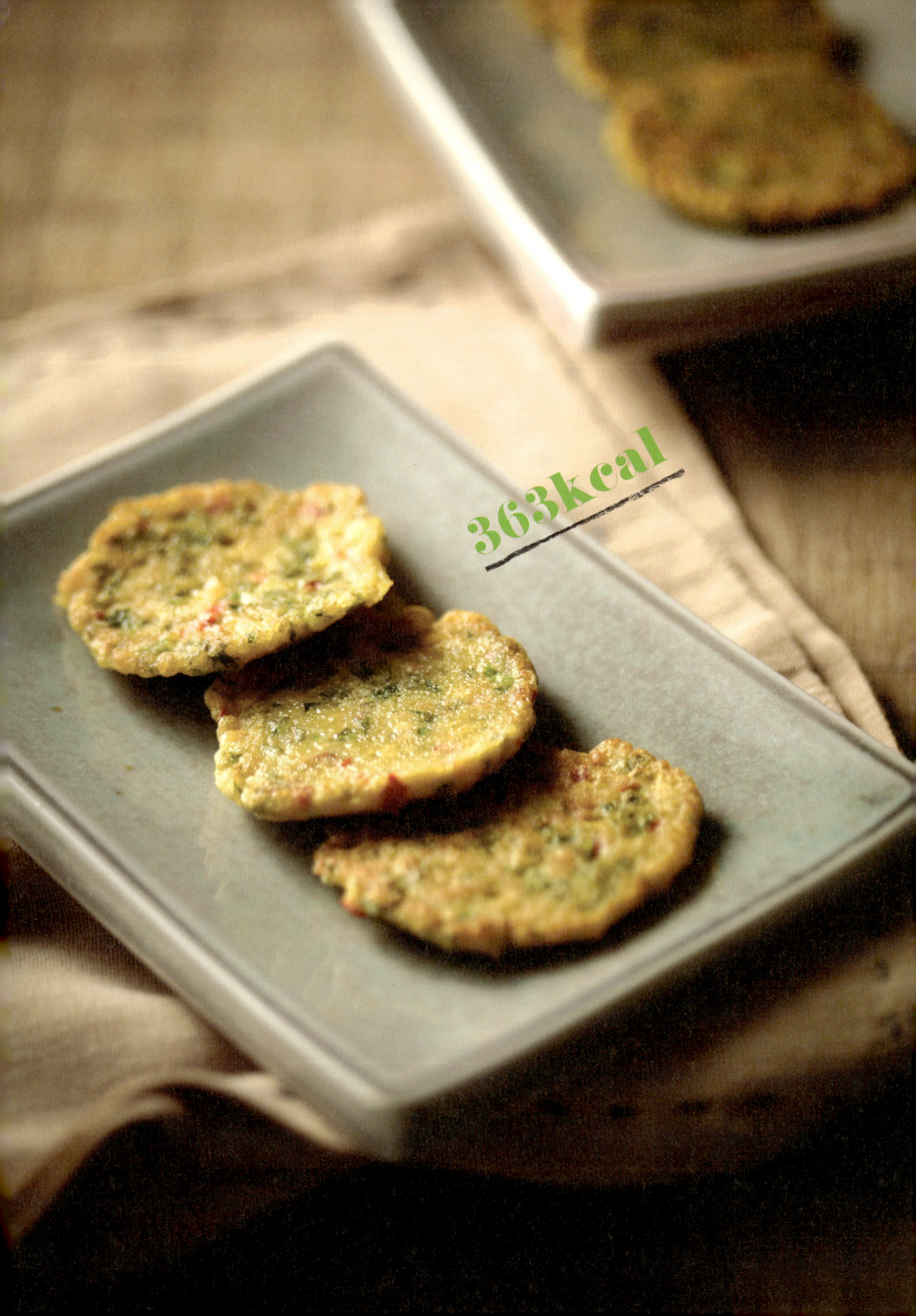

363kcal

렌틸콩지짐이

브라운 ○
그린 ○
레드 ●

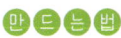 **재료**

렌틸콩	1/4컵
부추	3개
깻잎	2장
홍고추	1/2개
부침 가루	1/2컵
달걀	1개
다진 마늘	1작은술
올리브유	1작은술
소금·후춧가루	약간씩

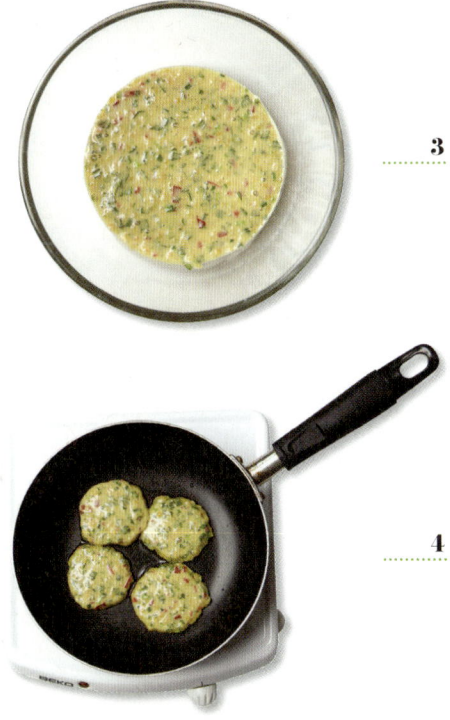

3

4

만드는법

1 렌틸콩을 끓는 물에 10분간 삶는다.

2 부추, 홍고추, 깻잎을 잘게 썬다.

3 올리브유를 제외한 모든 재료들을 한 곳에 담아 잘 섞는다.

4 팬에 올리브유를 두르고 중약불에서 노릇하게 부친다.

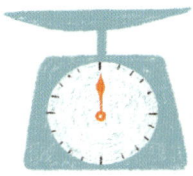

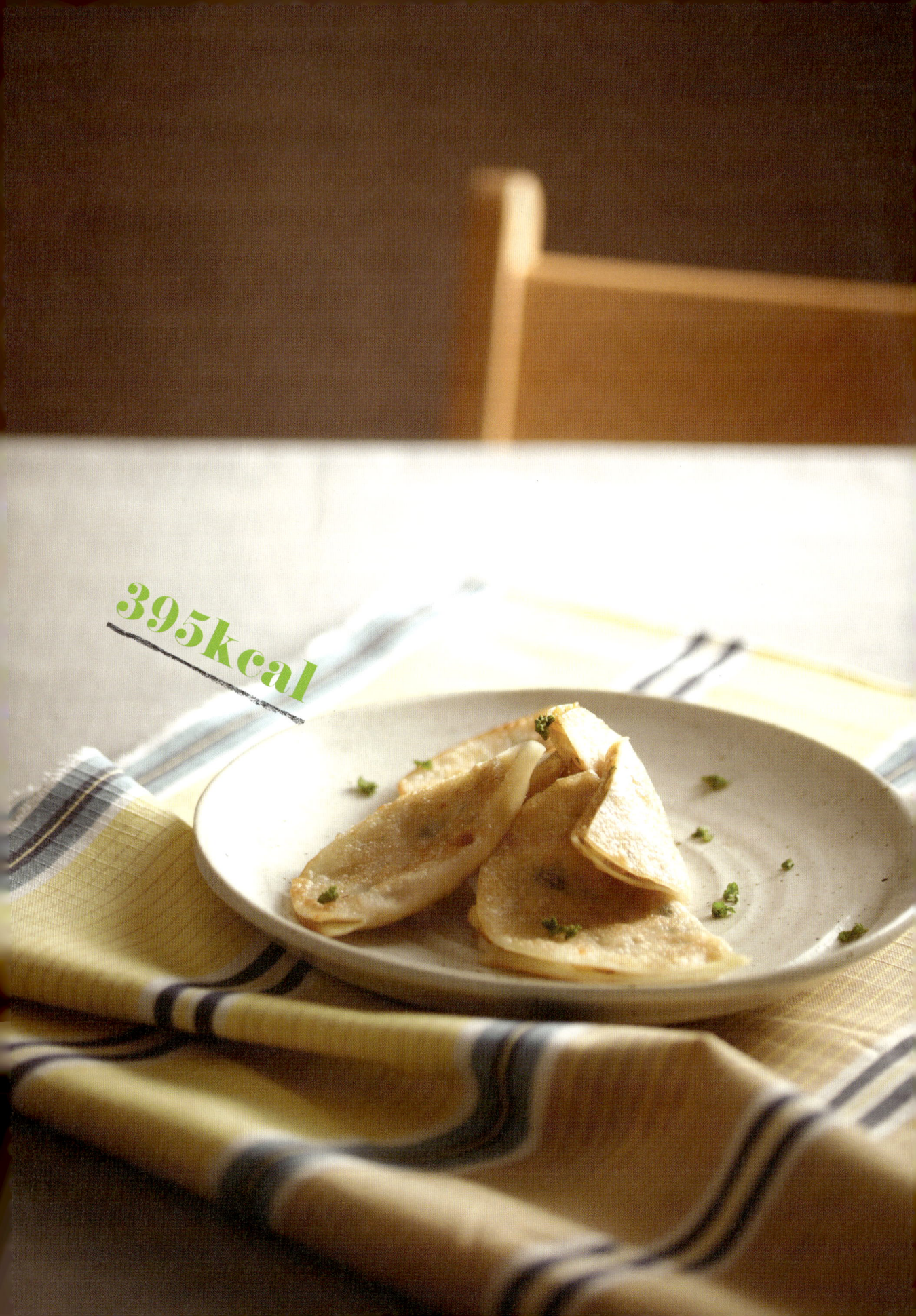

395kcal

렌틸콩납작만두

브라운 ○
그린 ●
레드 ●

재 료

렌틸콩	1/2컵
만두피	6장
두부	1/4모
양파	1/8개
부추	5줄
간장	1큰술
후춧가루	약간

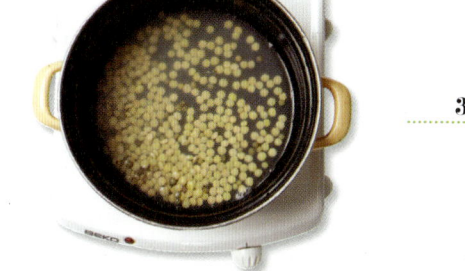

3

만 드 는 법

1 렌틸콩을 10분간 삶는다.

2 양파, 부추는 잘게 다지고 두부는 으깨어 삶은
렌틸콩, 간장, 후춧가루를 함께 넣고 버무려
만두소를 만든다.

3 만두피에 만두소를 넣고 반달 모양으로 접어
모양을 낸다.

3

4 달군 팬에 **3**을 노릇하게 굽는다.

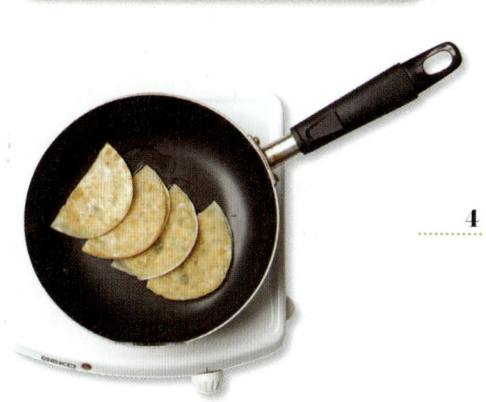

4

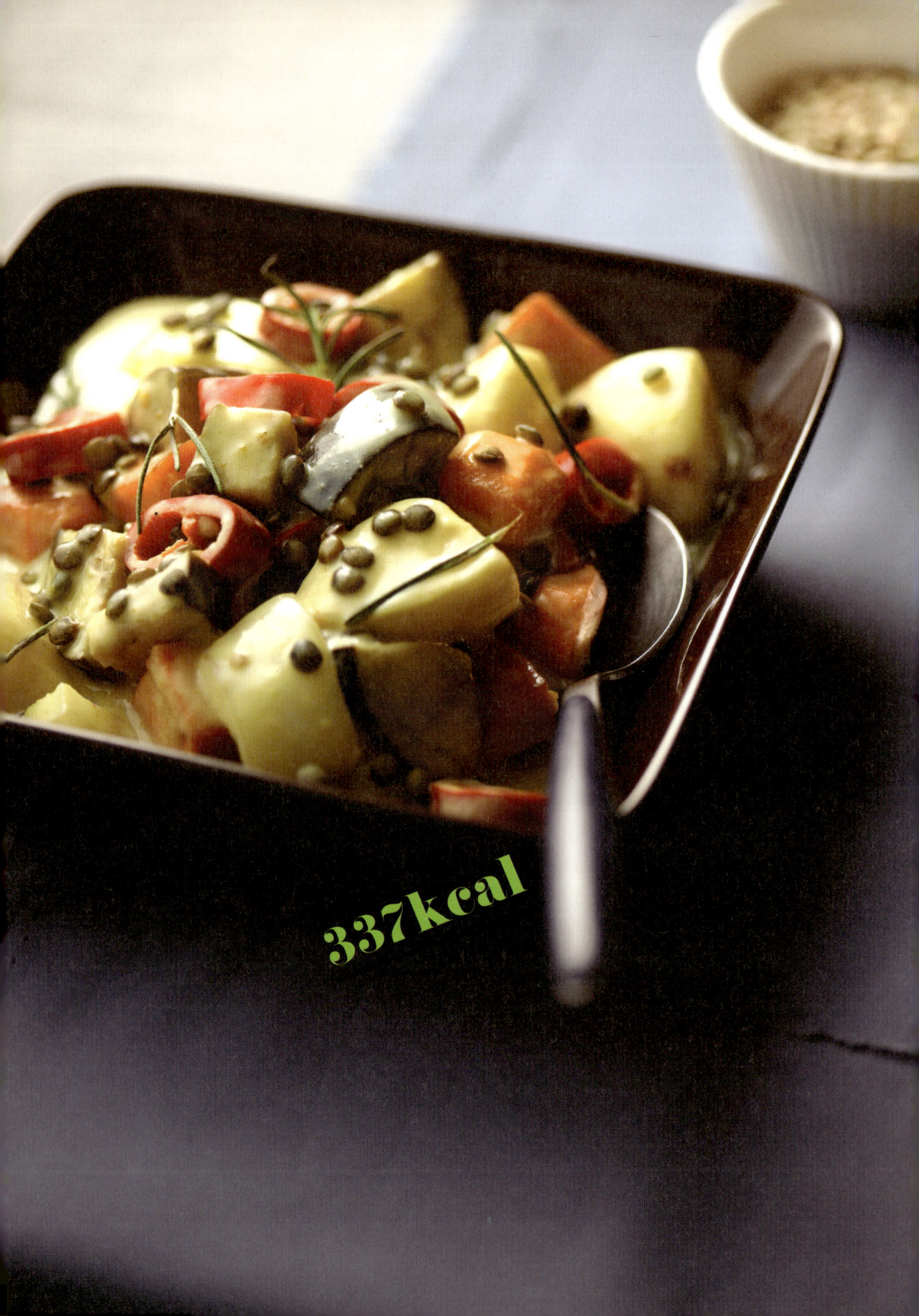

337kcal

렌틸콩코코넛카레스튜

브라운 ○
그린 ●
레드 ○

재료

렌틸콩	1/4컵
양파	1/8개
가지	1/6개
당근	15그램
감자	1/2개
홍고추	1/2개
코코넛밀크	1/2컵
물	1/2컵
카레 가루	1큰술
다진 마늘	1작은술

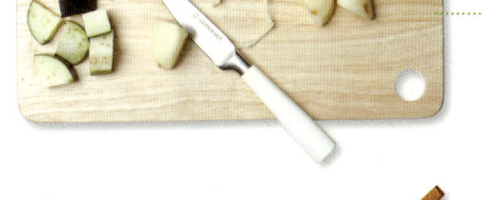

1

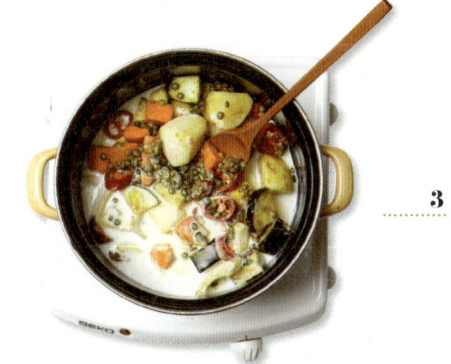

3

만드는법

1 양파, 가지, 홍고추, 감자, 당근을 한입 크기로
썬다. 이때, 감자, 당근의 모서리는 돌려깎기 한다.

2 냄비에 다진 마늘과 **1**의 재료들을 살짝 볶다가
렌틸콩을 넣고 약 30초간 더 볶는다.

3 카레 가루를 넣어 가루가 스며들 때까지 볶다가
코코넛밀크와 물을 넣고 한소끔 끓인다.

4 중불에서 재료가 익고 걸쭉해질 때까지 저어가며
끓인다.

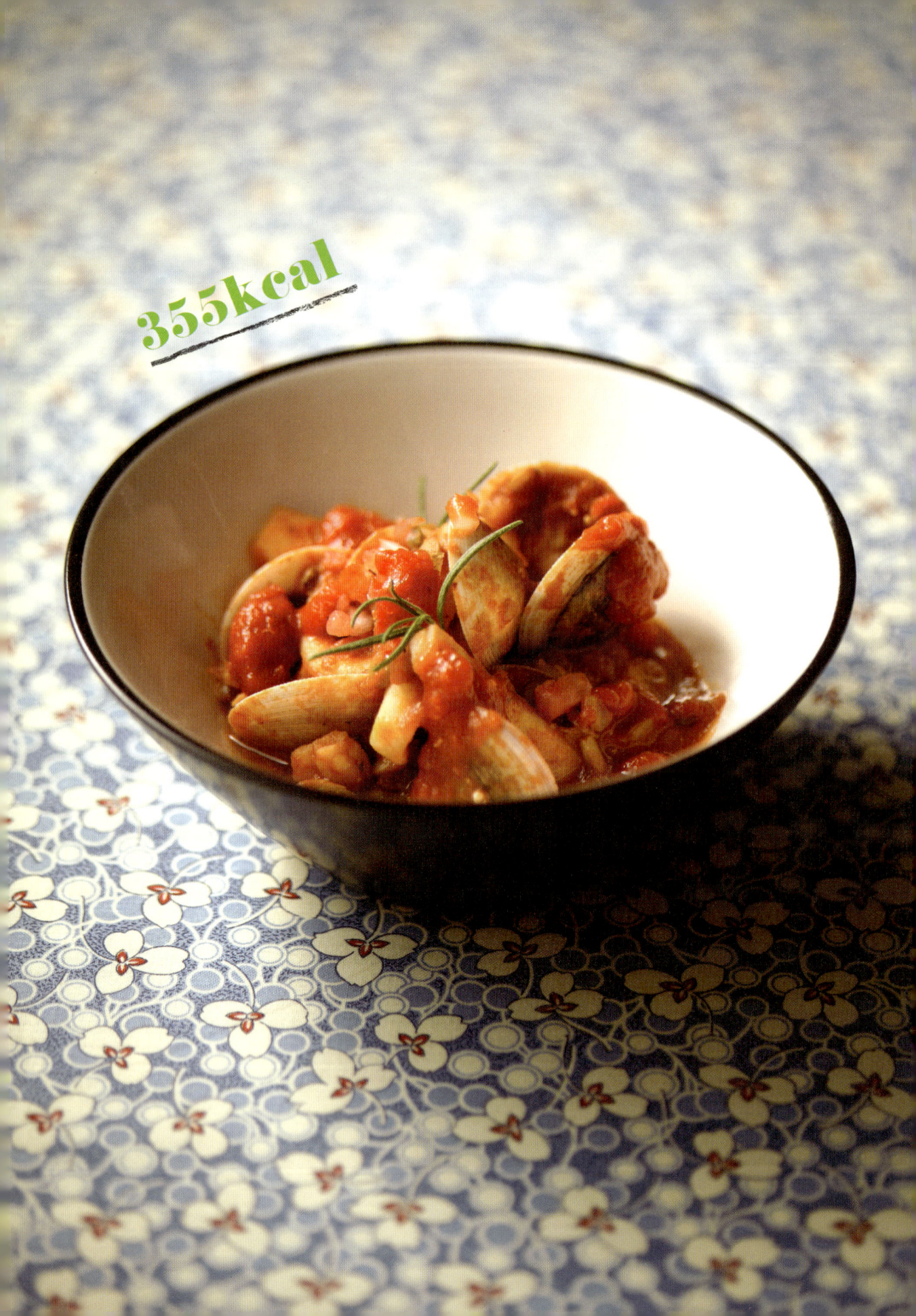
355kcal

렌틸콩해물스튜

재료

렌틸콩	1/2컵
모둠 해물(오징어, 조개, 새우 등)	1컵
양파	1/8개
청양고추	1/2개
토마토페이스트	1/4컵
후춧가루	약간

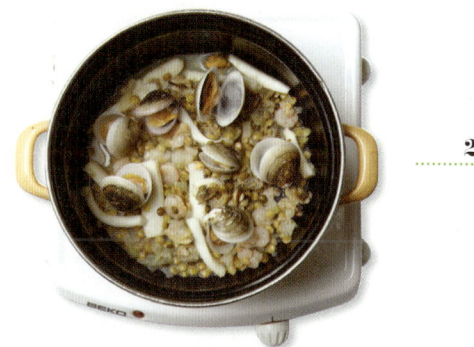

2

만드는법

1 양파, 청양고추를 잘게 다진다.

2 냄비를 달군 후 다진 양파, 모둠 해물을 넣고
2분간 볶은 후 렌틸콩을 넣는다.

3 토마토페이스트를 넣은 후 물로 농도를 맞춰가며
약불에서 자작하게 10분간 끓인다.

4 다진 청양고추와 후춧가루를 넣어 마무리한다.

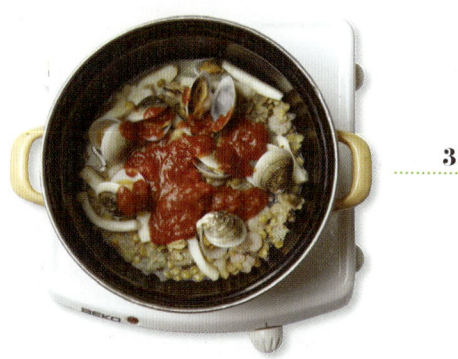

3

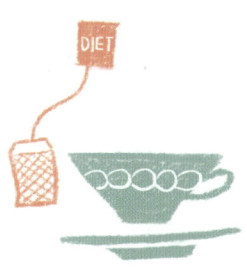

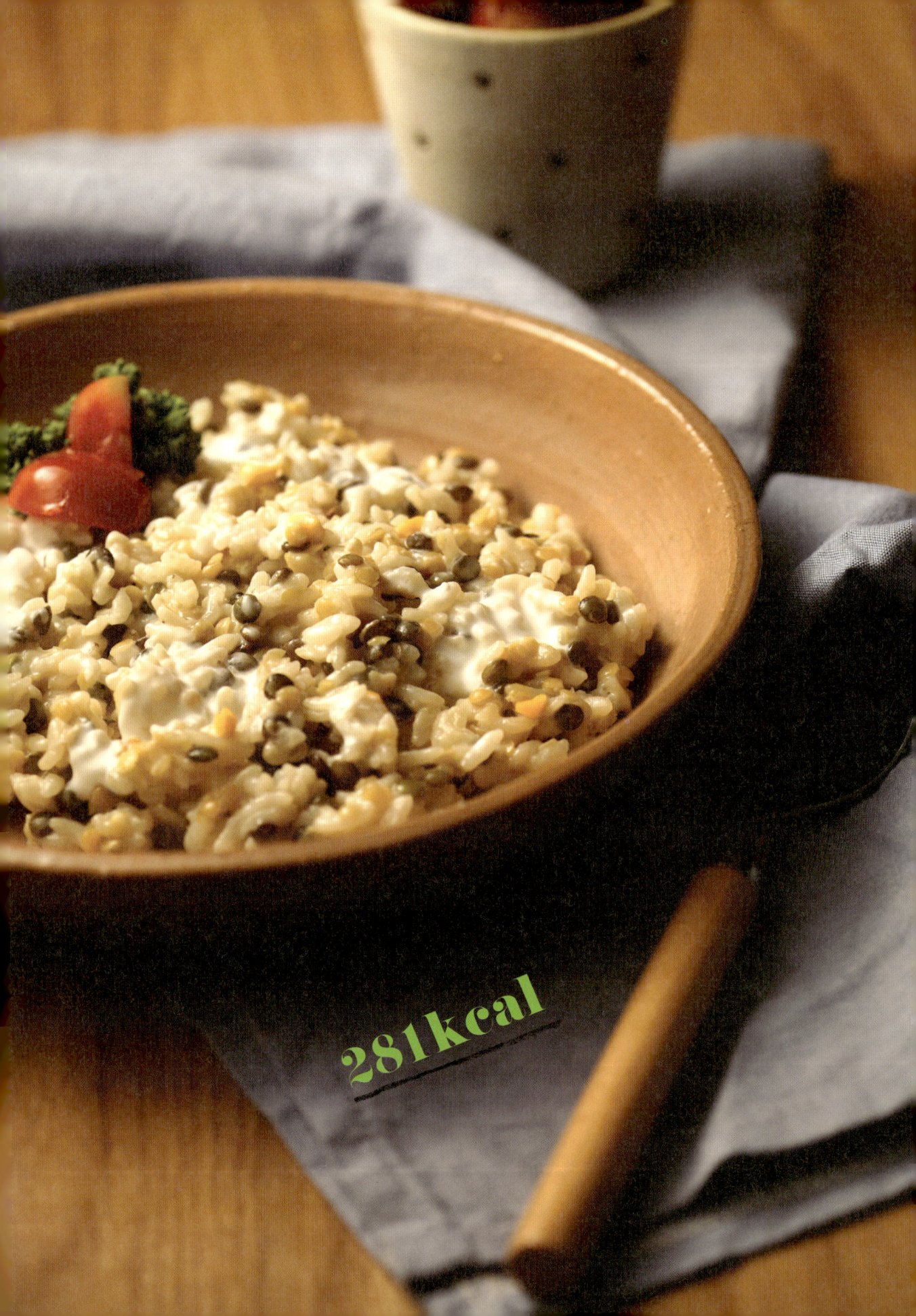

281kcal

렌틸콩리조또

재료

렌틸콩	1/4컵
밥	1/2공기
우유	1/2컵
물	1/2컵
슬라이스치즈	1/2장
소금·후춧가루	약간씩

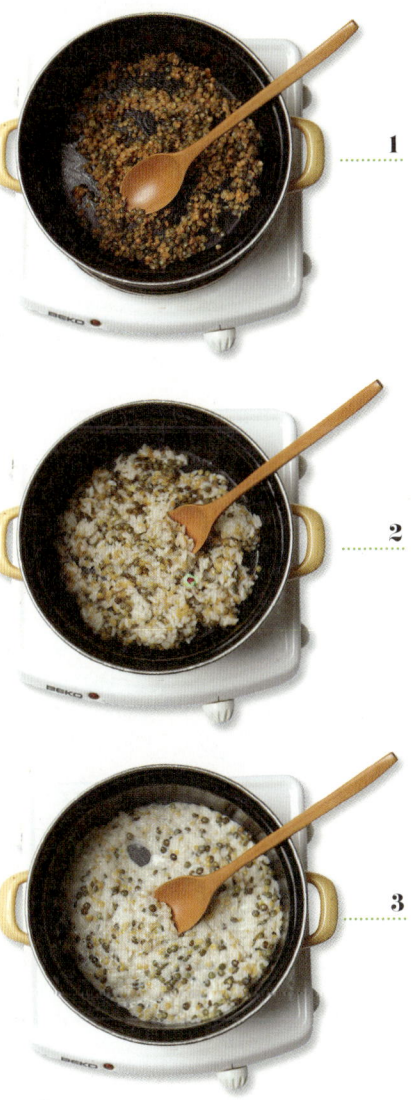

1

2

3

만드는법

1 냄비에 렌틸콩을 넣고 물을 부어가며 1분간 볶는다.

2 밥을 넣고 렌틸콩과 섞이도록 젓는다.

3 우유를 넣고 약불로 걸쭉해질 때까지 끓인 후 슬라이스치즈, 소금, 후춧가루를 넣어 마무리한다.

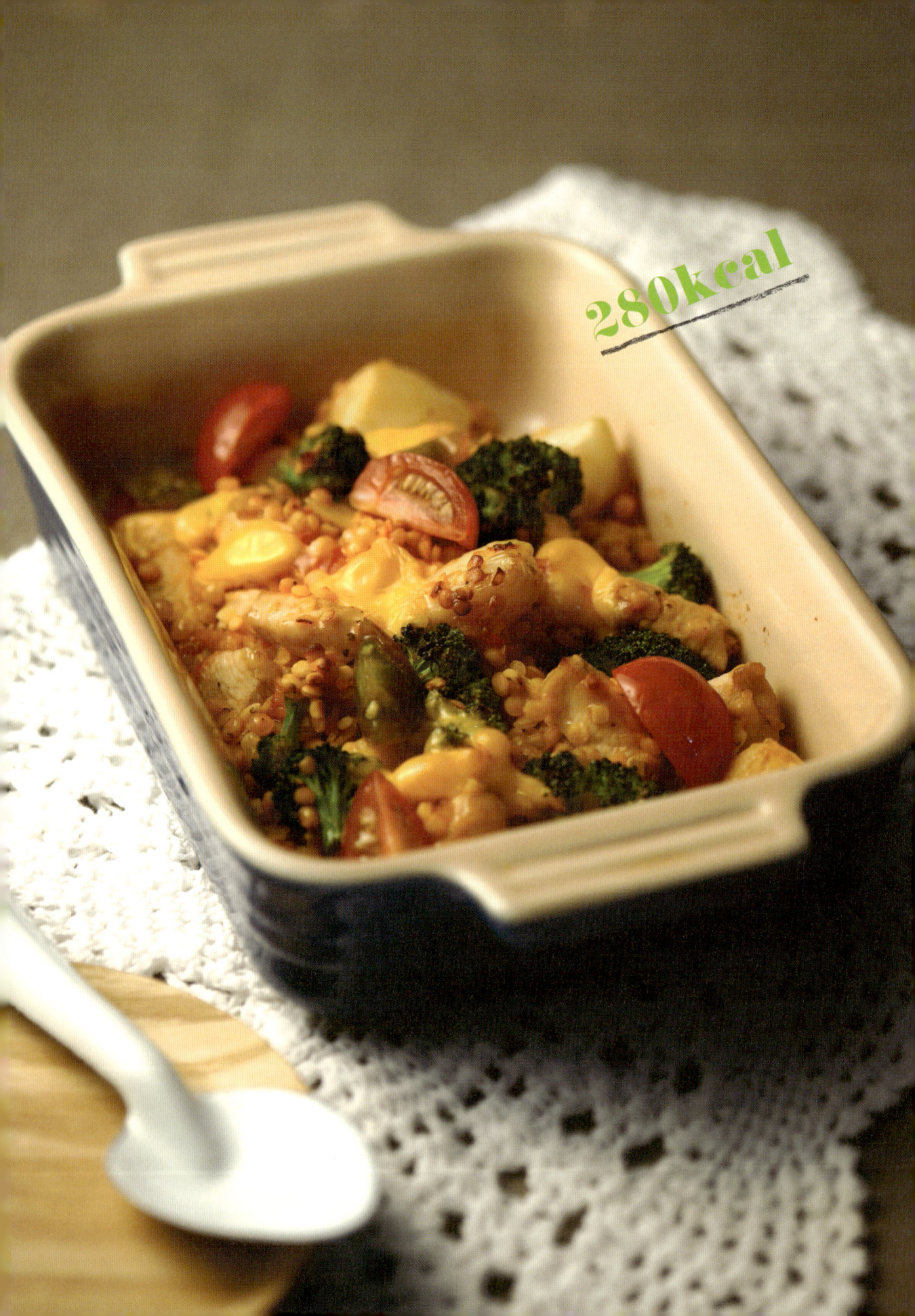

280kcal

렌틸콩토마토그라탕

브라운 ○
그린 ○
레드 ●

재료

렌틸콩	1/4컵
닭가슴살	75그램
통마늘	5개
브로콜리	1/6송이
토마토	1/2개
슬라이스치즈	1/2장
올리브유	1작은술
허브 가루·소금·후춧가루	약간씩

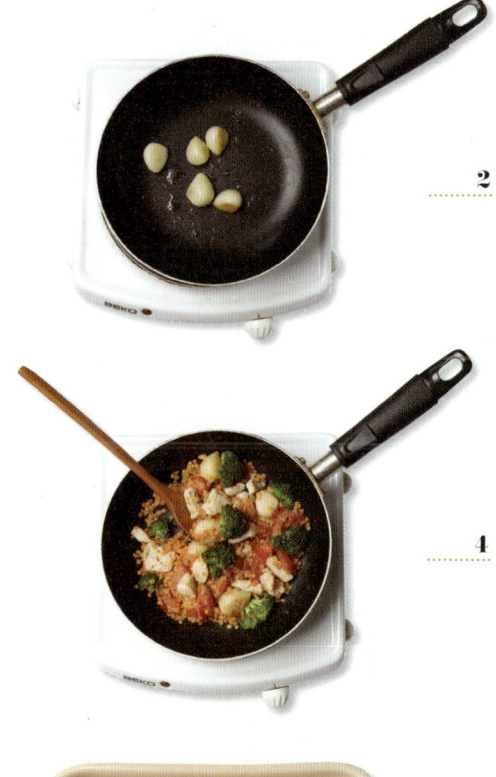

2

4

5

만드는법

1 닭가슴살, 브로콜리, 토마토를 모두 한입 크기로 썬다.

2 팬에 올리브유를 두르고 중불에서 통마늘이 노릇해질 때까지 볶는다.

3 렌틸콩을 먼저 넣어 10초간 볶다가 닭가슴살을 넣어 함께 볶는다.

4 브로콜리, 토마토를 넣고 1분 정도 볶은 후 허브 가루, 소금, 후춧가루로 간을 한다.

5 그라탕 용기에 옮겨 담고 슬라이스치즈를 손으로 찢어 얹은 후 190도 예열된 오븐에 5분 정도 굽는다.

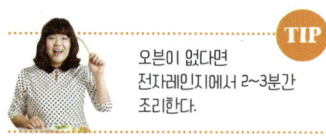

TIP
오븐이 없다면 전자레인지에서 2~3분간 조리한다.

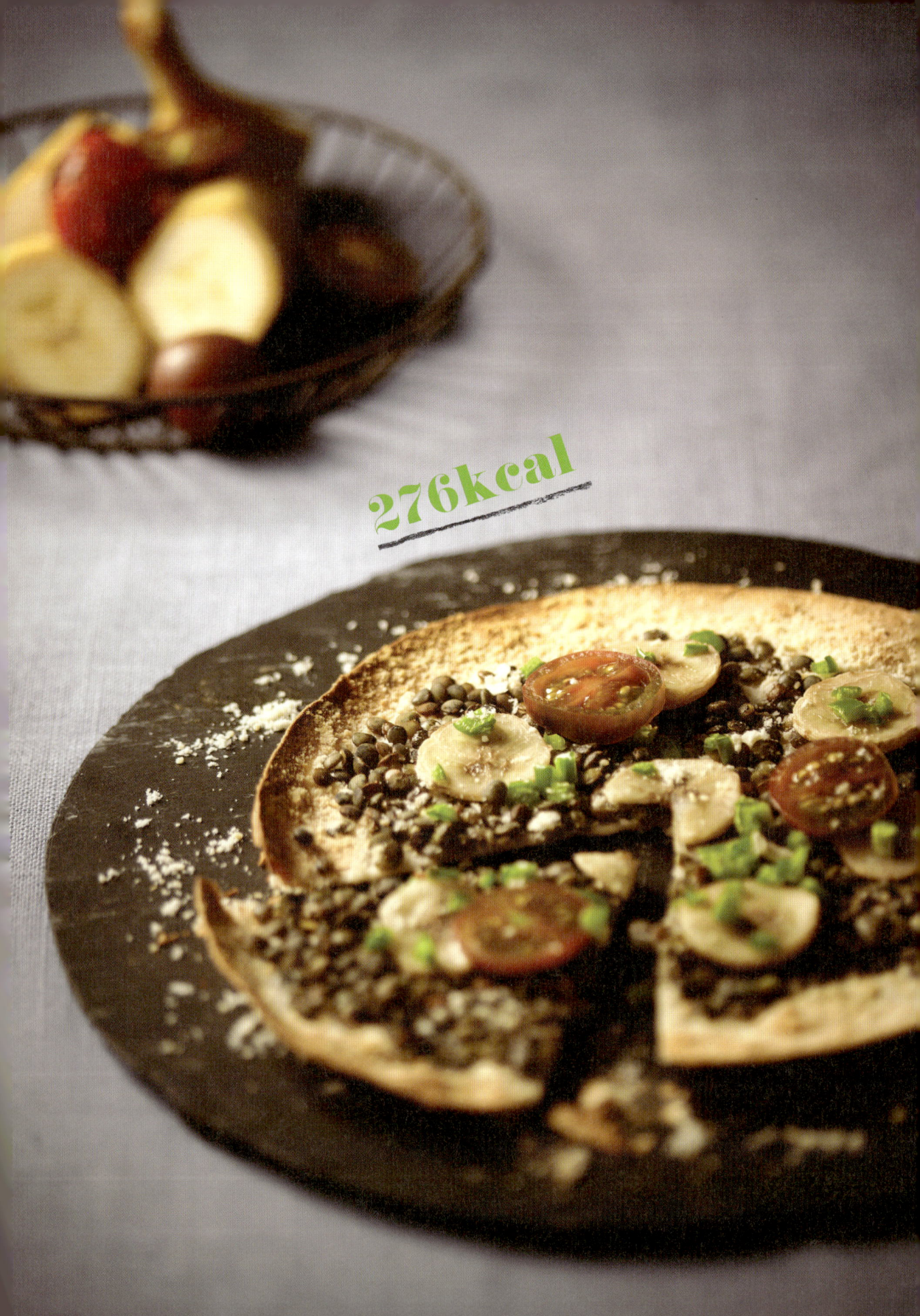

276kcal

렌틸콩또띠아피자

브라운 ●
그린 ●
레드 ○

재료

렌틸콩	1/2컵
또띠아	1장
바나나	1/2개
피망	1/4개
방울토마토	2개
계피 가루	1/2작은술
파마산치즈 가루	1큰술
소금·후춧가루	약간씩

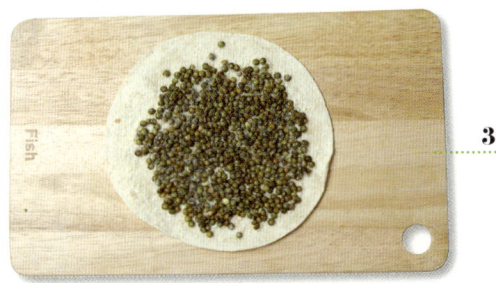

만드는법

1 렌틸콩을 끓는 물에 10분간 삶는다.

2 바나나는 얇게 썰고 피망은 잘게 다진다.

3 또띠아 위에 파마산치즈 가루를 뿌리고 삶은 렌틸콩을 얹는다.

4 2에 바나나, 피망을 얹고 계피 가루, 소금, 후춧가루를 뿌려 180도로 예열된 오븐에서 10분 정도 굽는다.

5 방울토마토를 반으로 잘라 장식한다.

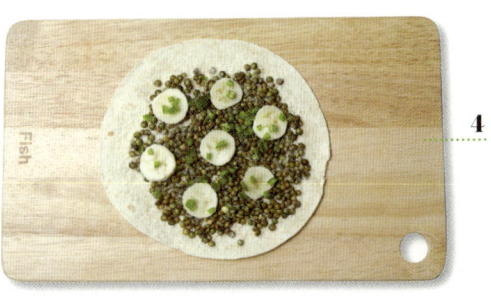

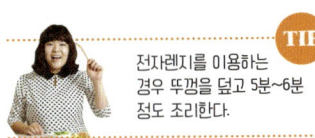

TIP 전자렌지를 이용하는 경우 뚜껑을 덮고 5분~6분 정도 조리한다.

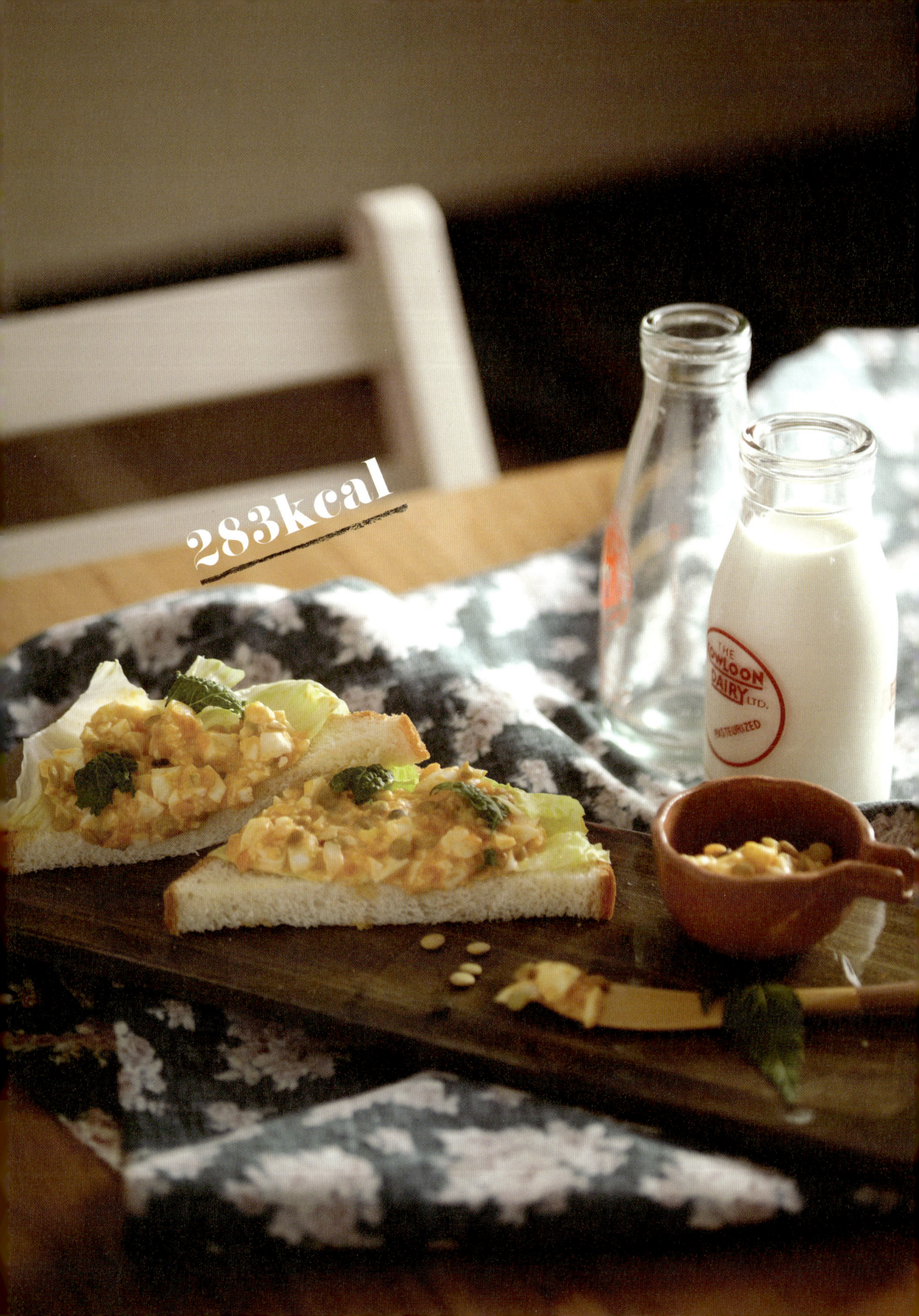

283kcal

렌틸콩샌드위치

재 료

렌틸콩	1/4컵
식빵	1장
삶은 달걀	1개
양파	1/8개
양상추	1장
마요네즈	1작은술
칠리소스	1큰술

만 드 는 법

1 렌틸콩을 끓는 물에 2분간 삶는다.

2 양파와 삶은 달걀을 잘게 다진다.

3 삶은 렌틸콩, 다진 양파, 삶은 달걀과 마요네즈를
잘 섞는다.

4 **3**을 칠리소스로 다시 버무린다.

5 식빵 위에 양상추를 깔고 **4**를 올린다.

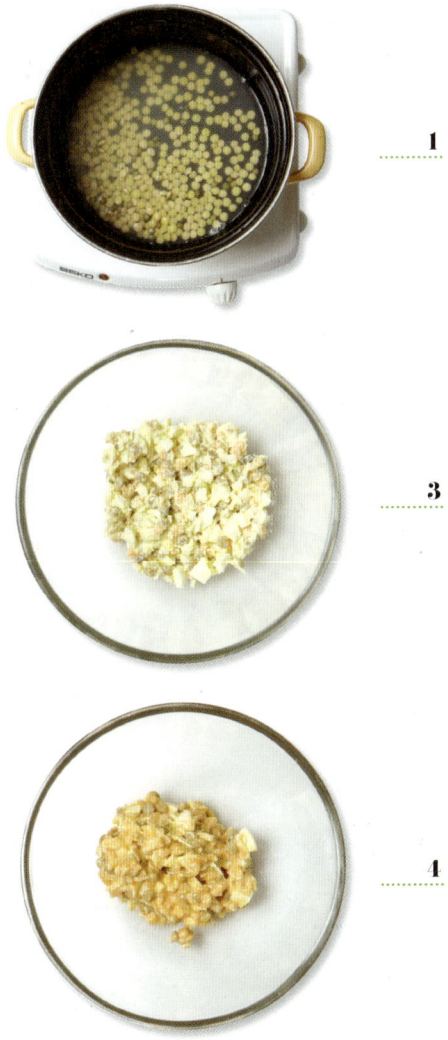

1

3

4

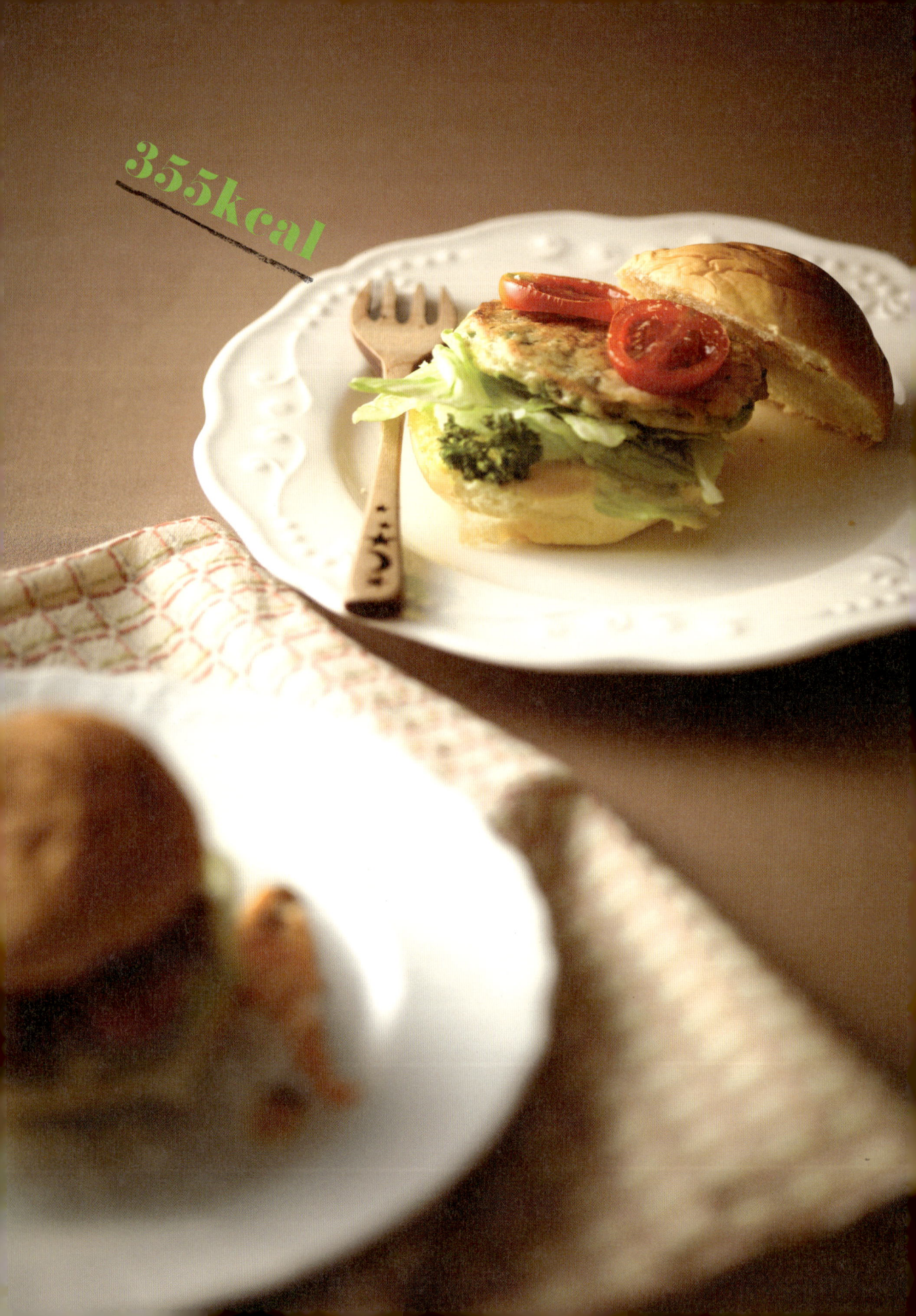

355kcal

렌틸콩버거

브라운 ○
그린 ●
레드 ●

재료

렌틸콩	1/4컵
모닝빵	2개
양파	1/8개
피망	1/6개
양상추	1장
방울토마토	2개
달걀	1개
허니머스타드	1큰술
소금·후춧가루	약간씩

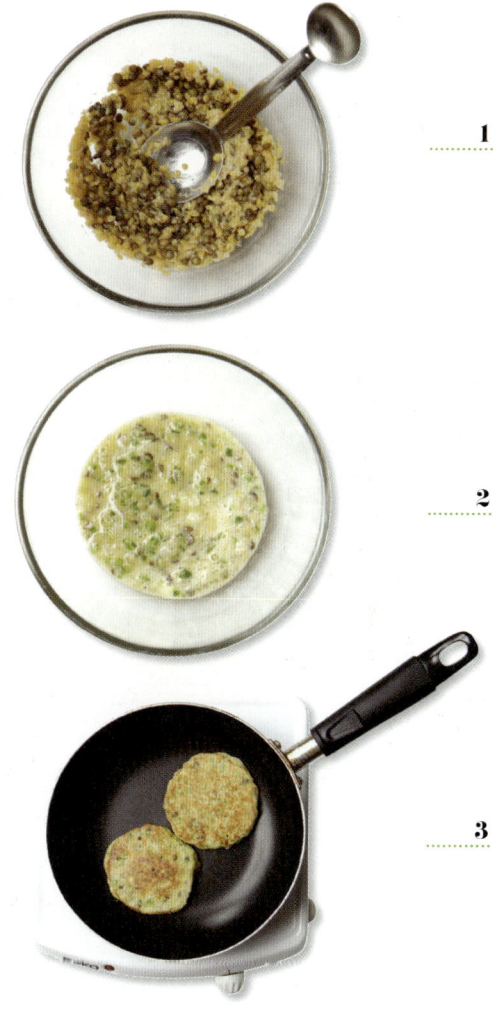

1

2

3

만드는법

1 렌틸콩을 끓는 물에 10분간 삶은 후 으깬다.

2 양파, 피망은 잘게 다진 후 으깬 렌틸콩과 달걀,
소금, 후춧가루와 함께 넣고 반죽한다.

3 달궈진 팬에 2를 패티 모양으로 만들어 노릇하게
양면을 굽는다.

4 모닝빵을 반으로 자른 후 허니머스타드를 바르고
양상추와 방울토마토, 패티를 얹는다.

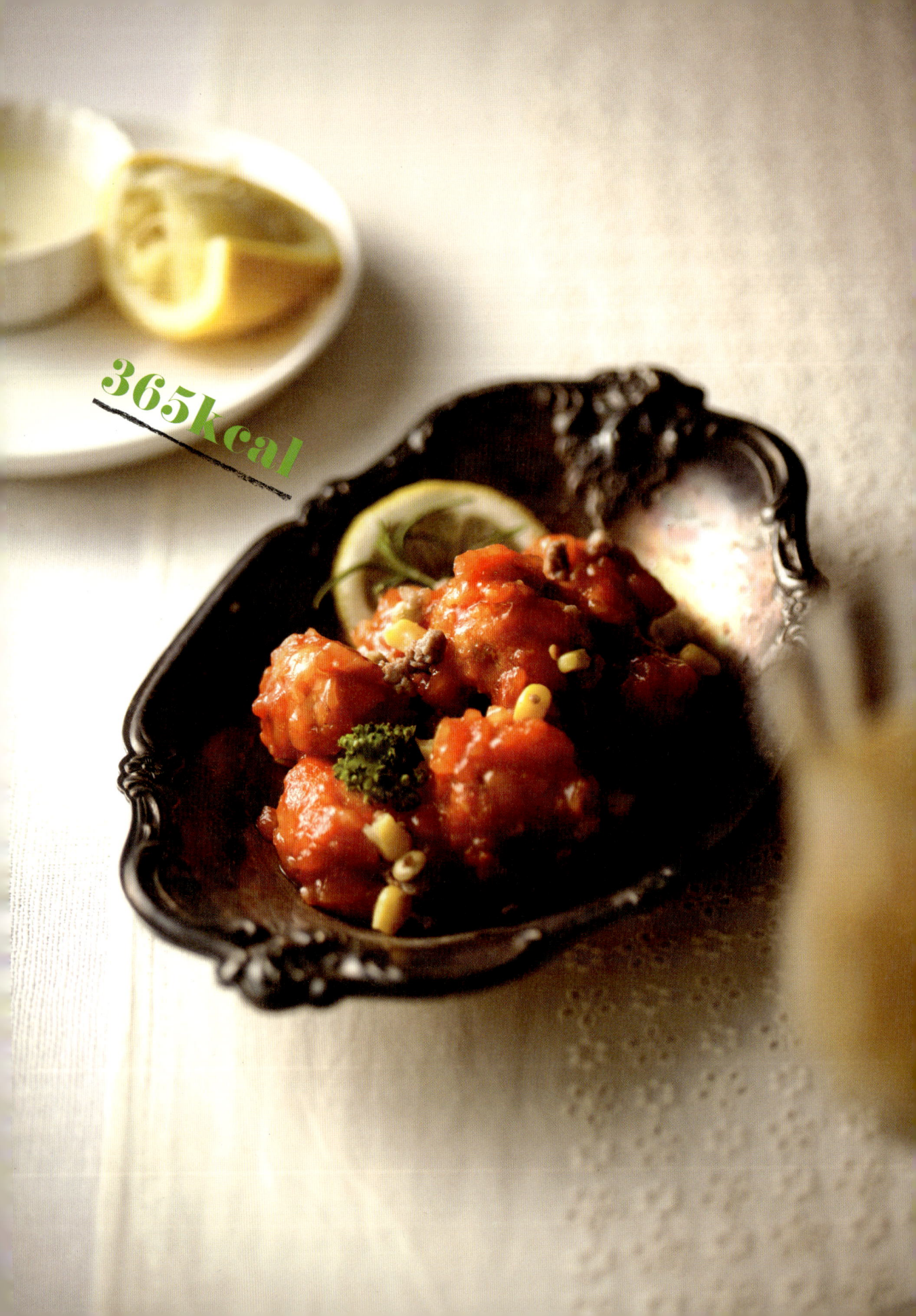

365kcal

렌틸콩미트볼

브라운 ○
그린 ○
레드 ●

재료

렌틸콩	1/2컵
닭가슴살	75그램
양파	1/8개
피망	1/8개
다진 마늘	1작은술
케첩	3큰술
핫소스	1큰술
올리브유	1작은술
소금·후춧가루	약간씩

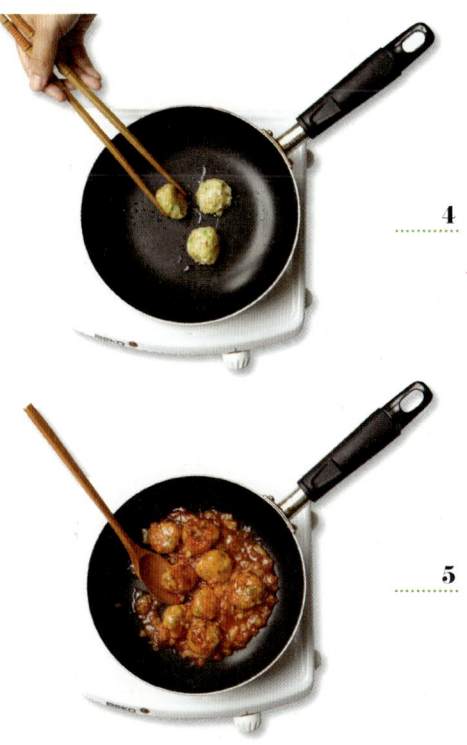

3

4

5

만드는법

1 렌틸콩은 끓는 물에 10분간 삶은 후 으깬다.

2 닭가슴살, 양파, 피망을 잘게 다진다.

3 으깬 렌틸콩, 다진 닭가슴살, 다진 마늘, 소금,
후춧가루를 넣어 반죽한 뒤 동그랗게 모양을
잡는다.

4 팬에 올리브유를 두른 후 중약불에서 **3**을
굴려가며 노릇하게 익힌다.

5 다진 양파, 피망, 케첩, 핫소스를 모두 넣고
걸쭉해질 때까지 볶듯이 버무린다.

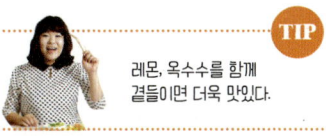

TIP
레몬, 옥수수를 함께
곁들이면 더욱 맛있다.

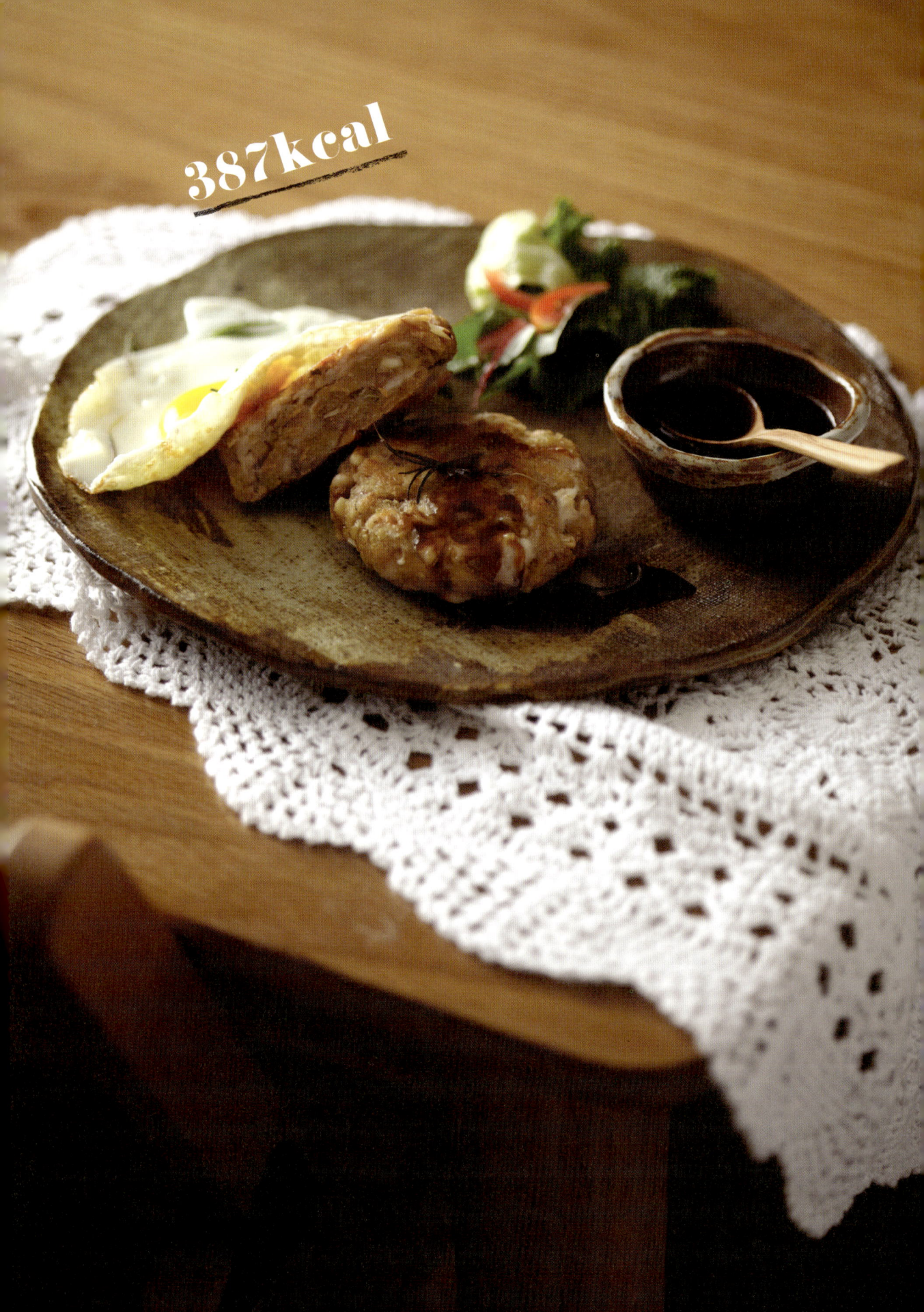

387kcal

렌틸콩스테이크

브라운 ○
그린 ○
레드 ●

재료

렌틸콩	1/2컵
닭가슴살	75그램
콩가루	3큰술
다진 견과류(땅콩, 호두, 잣 등)	3큰술
다진 마늘	1작은술
간장	2큰술
꿀	1큰술
물	2큰술
소금·후춧가루	약간씩

만드는법

1 렌틸콩은 10분간 삶은 후 으깬다.

2 닭가슴살을 잘게 다진 후 으깬 렌틸콩, 콩가루,
다진 견과류, 다진 마늘, 소금, 후춧가루를 넣어
반죽한다.

3 동그랗게 패티 모양을 잡아 달군 팬에 노릇하게
굽는다.

4 간장, 꿀, 물을 넣고 졸여 소스를 만들어 곁들인다.

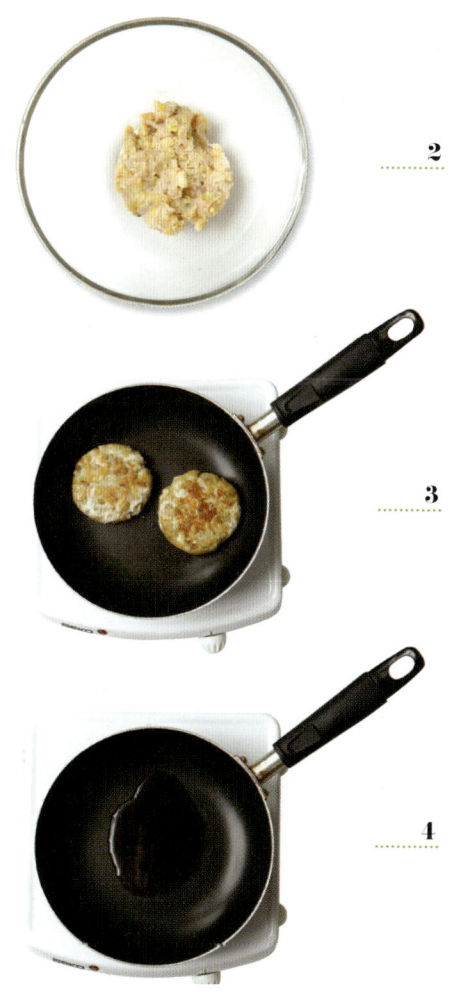

2

3

4

한 그릇에 담은 렌틸콩 다이어트 이야기

저는 365일 다이어트를 하고 있어요. 종종 "지금 다이어트 중이에요."라고 말하면 주변에서 살 뺄 곳이 어디 있느냐며 놀라곤 합니다. 기분 좋은 반응이지만 이게 다 매일 다이어트를 하고 있기 때문에 들을 수 있는 말이랍니다.

먹는 것을 매우 좋아하는 저는 먹으면 그대로 살이 찌는 체질입니다. 그런데 직업이 요리연구가다 보니 다른 사람보다 많은 것을 먹고 또 먹어봐야 하죠. 그래서 조금만 방심하면 3kg쯤은 우습게 찌곤 합니다. 그래서 365일 다이어트를 의식하며 살 수밖에 없어요.

운동을 좋아해서 에어로빅도 하고 헬스장에 가기도 하지만 일이 바쁠 때면 제일 먼저 안 하는 것이 운동이에요. 그럴 땐 식단을 신경 쓰죠. 일단 저염식이 가능하도록 한 그릇 음식을 먹습니다. 그리고 식재료를 가급적 식이섬유가 많고 지방이 적은 것을 선택하여 요리하지요. 이렇게 식단을 조금만 신경 써도 몸에서 금방 반응이 나타납니다.

요즘 저의 다이어트 음식은 렌틸콩이에요. 이전에도 렌틸콩을 몰랐던 것은 아니지만 이번 책을 준비하며 공부를 하고 완전히 반해버렸거든요. 요리하는 사람의 입장에서 렌틸콩은 참 기특한 식재료입니다. 특유의 맛이나 향이 강하지 않아 어떤 음식과도 맛이 어울리거든요. 또 영양적인 면에서도 육류면 육류, 채소류면 채소류 어떤 식재료와도 상호 보완적이에요.

이 책에서는 이런 렌틸콩의 장점을 최대한 돋보일 수 있도록 레시피를 구성하였습니다. 먼저 우리가 즐겨먹는 쌀을 바탕으로 조리하여 쉽게 렌틸콩에 익숙해지도록 했어요. 그리고 샐러드, 시리얼, 셰이크 등 간편하게 즐길 수 있는 음식과 한 끼 제대로 먹고 싶은 날 선택하면 좋을 스테이크, 미트볼 등도 있습니다. 물론 이 모든 음식은 400kcal 안팎의 저칼로리 요리입니다. 물론 저염식 요리이기도 하고요.

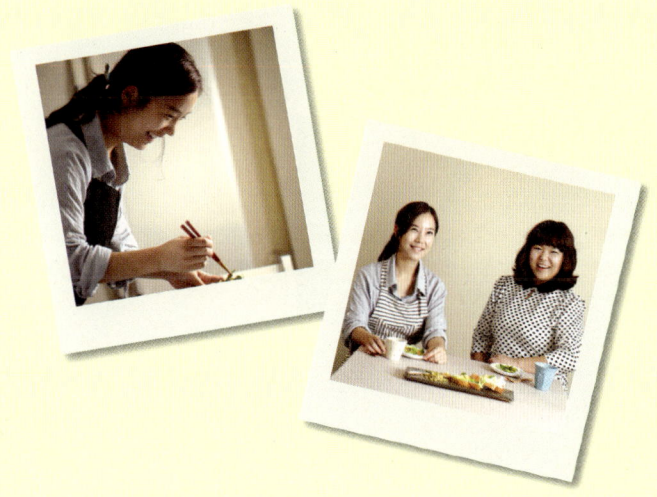

이 책에는 요리마다 추천 렌틸콩이 표기되어 있습니다. 이 표기는 렌틸콩을 처음 요리하시는 분들을 위한 것입니다. 많은 분들이 렌틸콩을 색깔에 따라 맛이 다르다고 생각하시더라고요. 렌틸콩은 브라운, 그린, 레드 어떤 색이든 모두 맛과 영양이 같습니다. 그러니 음식에 넣어 조리했을 때 어떤 렌틸콩을 넣어도 맛의 차이는 없어요. 다만 도정에 따라 색깔별로 익는 시간이 다르고 또 익는 정도에 따라 씹는 느낌이나, 다른 식재료와의 조화가 달라집니다. 그러니 우선 추천 렌틸콩으로 요리를 해보고 렌틸콩 요리에 익숙해졌다면 자신의 취향에 따라 다른 색의 렌틸콩으로 요리를 해보는 것도 또 다른 즐거움이 될 것 같습니다.

이 책은 제 두 번째 요리책입니다. 공교롭게도 두 권 모두 다이어트 요리책이에요. 어릴 때부터 잘 붓기도 하고 살이 찌기도 해서 다이어트에 관심이 많아 친구들 사이에서 다이어트 박사로 통했습니다. 이제는 다이어트 책을 2권이나 낸 저자로서 더욱 책임감과 자부심을 갖고 다이어트 요리법을 연구하려고 합니다.

마지막으로 나의 스승님이시자 국내 채소소믈리에 1호이신 김은경 선생님께 늘 감사하다는 인사를 드립니다. 또 늘 성장할 수 있도록 도와주시는 주변의 모든 분께 사랑과 감사의 인사를 전합니다.

2014년 가을
홍성란

렌틸콩 다이어트 레시피

1판 1쇄 인쇄 2014년 10월 10일
1판 1쇄 발행 2014년 10월 15일

지은이 양해림 · 홍성란
펴낸이 고영수

기획편집 장선희 이선일 양춘미
경영기획 고병욱 | **마케팅** 유경민 김재욱 | **제작** 김기창
총무 문준기 노재경 송민진 | **관리** 주동은 조재언 신현민

펴낸곳 청림Life | **출판등록** 제2010-000315호
주소 135-816 서울시 강남구 도산대로 38길 11번지(논현동 63)
    413-756 경기도 파주시 교하읍 문발리 파주출판도시 518-6번지 청림아트스페이스
전화 02)546-4341 | **팩스** 02)546-8053
홈페이지 www.chungrim.com | **이메일** life@chungrim.com
블로그 cr_life.blog.me | **페이스북** www.facebook.com/chungrimlife
트위터 @chungrimLife

ⓒ 양해림 · 홍성란, 2014

디자인 DesignGroup ALL | **사진** 박유빈(Studio NEWbin) | **일러스트** 박지연
요리 어시스트 조은별 노진주 | **그릇 협찬** 미앤미공방(010.3369.5283)

ISBN 978-89-97195-55-8 (13510)

※ 책값은 뒤표지에 있습니다. 잘못된 책은 바꾸어 드립니다.
※ 청림Life는 청림출판(주)의 논픽션 · 실용도서 전문 브랜드입니다.